utb 6229

Eine Arbeitsgemeinschaft der Verlage

Brill | Schöningh – Fink · Paderborn
Brill | Vandenhoeck & Ruprecht · Göttingen – Böhlau · Wien · Köln
Verlag Barbara Budrich · Opladen · Toronto
facultas · Wien
Haupt Verlag · Bern
Verlag Julius Klinkhardt · Bad Heilbrunn
Mohr Siebeck · Tübingen
Narr Francke Attempto Verlag – expert verlag · Tübingen
Psychiatrie Verlag · Köln
Ernst Reinhardt Verlag · München
transcript Verlag · Bielefeld
Verlag Eugen Ulmer · Stuttgart
UVK Verlag · München
Waxmann · Münster · New York
wbv Publikation · Bielefeld
Wochenschau Verlag · Frankfurt am Main

PsychoMed compact – Band 13

Die Reihe wurde begründet von Prof. Dr. Hans Peter Rosemeier (†) und Prof. Dr. Nicole von Steinbüchel; sie wird herausgegeben von Prof. Dr. Elmar Brähler und Prof. Dr. Nicole von Steinbüchel.

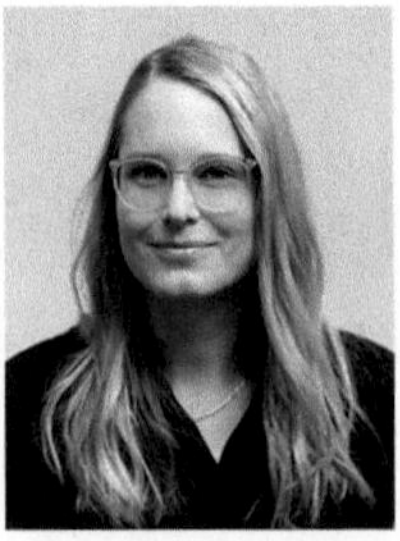

Dr. phil. MSc. Psych. *Mareike Ernst,* Tenure-Track-Laufbahnprofessorin für psychodynamisch-orientierte Psychotherapieforschung, lehrt und forscht in der Abteilung für Klinische Psychologie, Psychotherapie und Psychoanalyse der Alpen-Adria-Universität Klagenfurt in Österreich. Sie befindet sich in fortgeschrittener Weiterbildung zur Psychologischen Psychotherapeutin. Forschungsschwerpunkte: Einsamkeit, Psychotherapieforschung, Suizidprävention.

Mareike Ernst

Einsamkeit – Modelle, Ursachen, Interventionen

Mit 22 Abbildungen und 9 Tabellen

Ernst Reinhardt Verlag München

Bibliografische Information der Deutschen Nationalbibliothek

Die Deutsche Nationalbibliothek verzeichnet diese Publikation in der Deutschen Nationalbibliografie; detaillierte bibliografische Daten sind im Internet über <http://dnb.d-nb.de> abrufbar.

UTB-Band-Nr.: 6229
ISBN 978-3-8252-6229-7 (Print)
ISBN 978-3-8385-6229-2 (PDF-E-Book)
ISBN 978-3-8463-6229-7 (EPUB)

Printed in EU
Einbandgestaltung: siegel konzeption | gestaltung, Stuttgart
Covermotiv: © BOOCYS/stock.adobe.com (Agenturfoto. Mit Model gestellt)
Satz: Bernd Burkart; www.form-und-produktion.de

Ernst Reinhardt Verlag, Kemnatenstr. 46, D-80639 München
Net: www.reinhardt-verlag.de E-Mail: info@reinhardt-verlag.de

Inhalt

Hinweise zur Benutzung dieses Lehrbuches

Zur schnelleren Orientierung werden in den Randspalten Piktogramme benutzt, die folgende Bedeutung haben:

Literaturempfehlung

Begriffserklärung, Definition

Merksatz

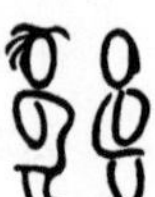

Beispiel

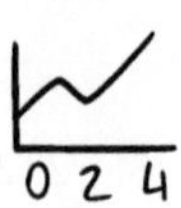

Forschungen, Studien

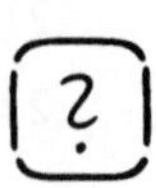

Fragen zur Wiederholung am Ende des Kapitels

1 Was ist Einsamkeit?

Wahrscheinlich haben Sie als Leser:in dieses Buchs schon eine gewisse Vorstellung davon, was *Einsamkeit* bedeutet. Schließlich kommt dieser Begriff auch in unserer Alltagssprache vor. Daraus folgt jedoch auch, dass er recht unscharf verwendet wird und unterschiedliche Personen damit unterschiedliche Situationen und Empfindungen assoziieren. Deshalb lohnt es, sich damit auseinanderzusetzen, wie Einsamkeit eigentlich *im wissenschaftlichen Sinne* definiert wird. Dieses Buch befasst sich primär mit den aktuell gültigen bzw. in der (vorrangig sozialwissenschaftlichen) Forschung relevanten Definitionen. Für einen historischen Zugang und Einbezug von Perspektiven aus Philosophie, Religion und Politik sei an dieser Stelle auf Wegener und Jacobs (2021) verwiesen.

1.1 Definitionen

Die intuitive Auffassung des Begriffs Einsamkeit, die Lai:innen äußern, ist tatsächlich kongruent mit einem ganz entscheidenden Kriterium, das die Einsamkeit auch aus Sicht der Wissenschaft ausmacht: und zwar, dass es dabei um ein *unangenehmes Gefühl* geht.

Teilnehmer:innen einer internationalen, qualitativen Studie sprachen von Traurigkeit, Schmerz, Leere, Unverständnis, Frustration und Gefühlen von Verlorenheit (Heu et al., 2021). Bezogen auf das Zustandekommen (und eventuelle Möglichkeiten der Linderung) dieser negativen Affektivität fokussieren etablierte Definitionen und Modelle in der Folge verschiedene Faktoren. Betrachtet werden in diesem Kapitel die existentielle Einsamkeit, die Unerfülltheit sozialer Bedürfnisse und die sog. → Diskrepanzdefinition.

Existentielle Einsamkeit

Existentielle Einsamkeit bezeichnet eine tiefgreifende Form der emotionalen Isolation, die sich aus der Betrachtung der eigenen Existenz und der inhärenten Natur des menschlichen Seins ergibt. Sie findet Ausdruck in Hesses berühmten Gedicht „Im Nebel“ (Hesse, 1977), in dem der Autor feststellt, dass jeder Mensch allein und unüberwindbar getrennt von anderen Menschen ist. Beschreibungen existentieller Einsamkeit aus philosophischer Sicht rekurrieren vor allem auf die Analysen Heideggers, Jaspers und Sartres.

Existentialismus

Die philosophische Strömung des Existentialismus beschäftigt sich, sehr grob zusammengefasst, mit Fragen nach dem Sinn des Lebens, der individuellen Existenz und dem menschlichen Dasein. Existentielle Einsamkeit entsteht vor diesem Hintergrund nicht aus einem Mangel an sozialen Beziehungen, sondern bezieht sich auf die fundamentale Unverbundenheit der Menschen untereinander. Dieses Gefühl des Getrenntseins ist niemals komplett überwindbar, da es alle Lebensbereiche durchdringt und auch durch die Anwesenheit anderer Menschen bzw. den Kontakt mit ihnen nicht reduziert werden kann. Sie stellt einen unvermeidbaren Teil des Erlebens der menschlichen Existenz dar, so dass einige Theoretiker:innen die Haltung vertreten, dass der Mensch letztlich notwendigerweise und für immer einsam ist und dass jeder Versuch, dieser Einsamkeit zu entkommen, zur Selbstentfremdung führt (für eine Diskussion des Konstrukts existentielle Einsamkeit siehe Gallagher, 2023).

existentielle Psychotherapie

Auch Yalom (1980) beschrieb mit Bezug auf philosophische Perspektiven die unüberwindbare Trennung zwischen der einzelnen Person und der Welt, in der sie lebt (als „existenzielle Isolation"). Aus der Bewusstwerdung, dass man selbst für sein Leben verantwortlich ist, ohne es frei gewählt zu haben, kann ein Gefühl tiefer Einsamkeit entstehen. Doch genauso, wie wir gewissermaßen uns selbst erschaffen, bauen wir auch Beziehungen zu anderen auf. Wenngleich Yalom davon ausgeht, dass die Isolation ein Stück weit ausgehalten und ertragen werden kann, ja, muss, statt sie zu verdrängen, so schaffen es in diesen Beziehungen erlebte Gefühle wie Geborgenheit dennoch, die erlebte Leere zu füllen. Diese Auffassung beeinflusste seine Erarbeitung der sog. „existentiellen Psychotherapie", die er als Sonderform der psychodynamischen Psychotherapie einführte.

psychologisch-sozialwissenschaftliche Sicht

Die existentielle Perspektive ist somit nicht komplett kongruent zu den Zugängen zur Einsamkeit aus psychologischer bzw. allgemeiner sozialwissenschaftlicher Sicht, mit denen wir uns in den weiteren Kapiteln beschäftigen werden und die Einsamkeit als vorübergehend oder zumindest als grundsätzlich linder-/behandelbar verstehen. Eine wichtige Parallele besteht jedoch darin, dass auch die existentielle Einsamkeit ein subjektives Erleben beschreibt. Zum Teil wurde sie gar als nicht kommunizierbar begriffen, da sie ein Gefühl eines inneren Nichts sei (Ettema et al., 2010). In den letzten Jahrzehnten gab es jedoch verschiedene Forschungsbemühungen zu ihrer Erhebung, die sich auf spezielle Populationen wie körperlich oder psychisch schwer kranke Personen konzentrierten, inklusive Personen, die kurz vor dem Tod standen und/oder palliativ behandelt wurden (z. B. Krebspatient:innen). Ein beispielhafter Selbstberichtsfragebogen ist die Existential Loneliness Scale von Pinel et al. (2017), die Aussagen enthält wie „Die anderen Menschen verstehen meine Erfahrungen meist nicht".

Einsamkeit als Folge unerfüllter sozialer Bedürfnisse

Wir Menschen sind soziale Wesen und brauchen die Einbindung in eine Gemeinschaft, um psychisch und körperlich gesund zu bleiben. Dafür haben wir auch selbst ein gutes Verständnis: Fragt man Studienteilnehmer:innen, was für sie am meisten zum Glücklichsein beiträgt, so nennen die meisten Personen Liebe, Vertrautheit und soziale Bindungen (noch vor z.B. finanziellem Wohlstand) (Berscheid, 1984). Passend dazu erklärten gute Beziehungen und ein reiches Sozialleben in groß angelegten Umfragestudien statistisch die Zugehörigkeit zur Gruppe der „sehr glücklichen" (im Vergleich zu weniger glücklichen) Personen (Diener et al., 2018). Maslow et al. (1970) stellten das Sozialbedürfnis (im Original „Need of Love and Belonging") hierarchisch gleich unter basale Bedürfnisse wie die Grund- und Existenzbedürfnisse sowie das Bedürfnis nach Sicherheit. Auch Baumeister und Leary (1995) verstehen den Wunsch nach stabilen, reziproken sozialen Beziehungen als biologisches Grundbedürfnis („Need to belong"). Dieses ist ein angeborener und starker Antrieb, der verschiedene Aspekte des menschlichen Verhaltens, der Emotionen und der Kognition beeinflusst.

Soziometer

Sie schlugen die → Soziometer-Theorie vor: Wie ein Thermometer, das die Temperatur misst, stellt das innere Soziometer einen Gradmesser für soziale Eingebundenheit dar. Als Indikator fungiert hier unser Selbstwert. Er wird dadurch beeinflusst, inwiefern wir Anerkennung bzw. Ablehnung durch andere Menschen erleben. Schätzen wir unsere Zugehörigkeit zu anderen aufgrund dieser Informationen als gefährdet ein, so schlägt das innere Überwachungssystem Alarm – der sich als emotionaler → Stress äußert (Leary & Baumeister, 2000).

Die enorme subjektive Bedrohlichkeit, nicht in die Gruppe integriert zu sein, sowie das Vorhandensein universeller sozialer Bedürfnisse wird im Einklang mit der → evolutionären Theorie der Einsamkeit (Kapitel 3.1) als Folge natürlicher Selektion erklärt, da unsere Vorfahren am besten in der Gruppe überlebten bzw. der Ausschluss aus der Gruppe tatsächlich lebensgefährliche Konsequenzen haben konnte.

Diskrepanzdefinition

Die heutzutage am breitesten akzeptierte und am häufigsten herangezogene wissenschaftliche Definition der Einsamkeit nach Perlman und Peplau (1981), S. 31 (Übersetzung der Autorin), ist noch etwas differenzierter als die „einfache" Unerfülltheit sozialer Bedürfnisse:

> Einsamkeit ist ein unangenehmes Gefühl. Es entsteht in Situationen, in denen die sozialen Beziehungen einer Person in irgendeiner wichtigen Weise unzureichend sind, entweder quantitativ oder qualitativ.

Sie wird auch als →Diskrepanzdefinition bezeichnet: Die Einsamkeit ergibt sich aus der wahrgenommenen Lücke zwischen den gewünschten und den tatsächlich vorhandenen Beziehungen. Diese Einschätzung orientiert sich dabei sowohl an der *Quantität*, also der Anzahl an Kontakten und gemeinsam verbrachter Zeit, als auch an der *Qualität* der Beziehungen, also der Beziehungszufriedenheit und Merkmalen wie Tiefe, Harmonie und Vertrauen. Es gibt Hinweise darauf, dass die Qualität im Vergleich der wichtigere Aspekt für die körperliche und psychische Gesundheit ist (z. B. Fiorillo & Sabatini, 2011).

Die Diskrepanzdefinition der Einsamkeit bezieht sich sowohl auf die Qualität als auch die Quantität sozialer Kontakte und deren (Nicht-)Passung mit den individuellen Beziehungswünschen.

Die individuellen Bedürfnisse und das Ausmaß, in dem sie gerade erfüllt sind, ergeben sich dabei aus der Biographie, den Eigenschaften und der kulturell-sozialen Eingebundenheit einer Person. Diese Einflüsse werden als Teil des Modells deshalb auch prädisponierende Faktoren genannt. Kommt nun ein auslösendes Moment hinzu, also z. B. eine Lebensveränderung (wie eine Trennung), durch die wir (als Ergebnis kognitiver Bewertungsprozesse) zu dem Schluss kommen, dass unsere gewünschten von den tatsächlich vorhandenen Beziehungen abweichen, so entsteht Einsamkeit. Dieses Modell ist in seiner Gesamtheit in Abbildung 1 dargestellt.

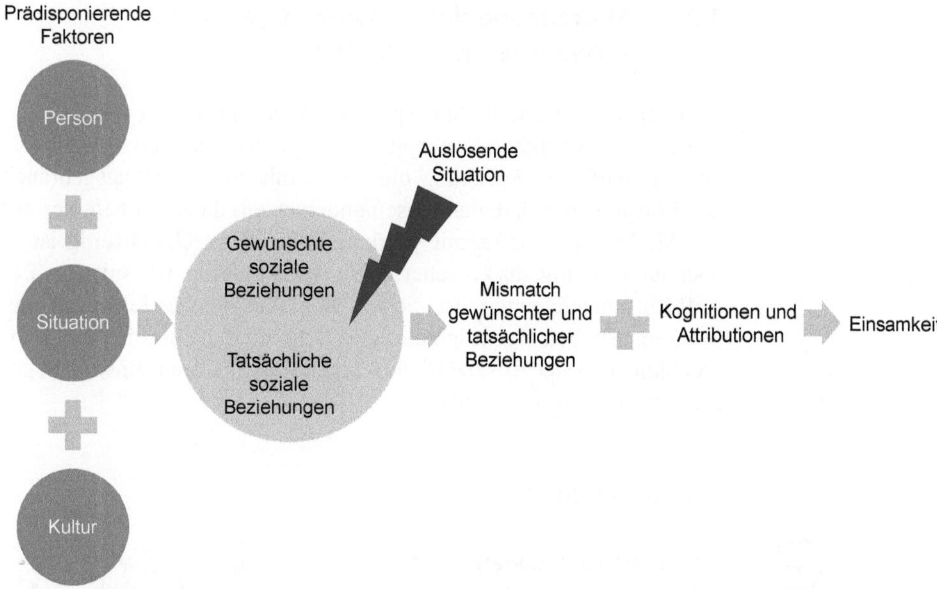

Abb. 1: Darstellung der Entstehung von Einsamkeit im Sinne des Diskrepanzmodells von Perlman und Peplau (1981)

Einsamkeit ist somit das Ergebnis eines innerpsychischen, kognitiv-emotionalen Prozesses, bei dem Menschen ihre tatsächlichen sozialen Kontakte mit ihren eigenen sozialen Erwartungen abgleichen. Beide genannten Aspekte sind in der Folge relevant, um zu verstehen, wie Einsamkeit entsteht und wie ihr entgegengetreten werden kann, da sie zwischen Personen variieren: Obwohl angenommen wird, dass alle Menschen ein Grundbedürfnis nach Beziehung und Zugehörigkeit haben, unterscheiden sich die gewünschten sozialen Beziehungen bzw. sozialen Erwartungen zwischen Personen (Kapitel 3). Darüber hinaus können sich die Vorstellungen der idealen Art und Anzahl sozialer Beziehungen über die Lebensspanne verändern. Schließlich ergeben sich über die Zeit auch Veränderungen in den objektiv vorhandenen Beziehungen und Möglichkeiten sozialen Austauschs, weshalb Einschnitte wie z. B. Umzüge, Trennungen oder Elternschaft auch Implikationen für die Zufriedenheit mit dem sozialen Umfeld haben können (Kapitel 2). Die Reflexion und Veränderung unrealistischer bzw. dysfunktionaler Erwartungen an Beziehungen und andere Menschen können auch ein Ziel psychotherapeutischer → Interventionen sein (Kapitel 8).

1.2 Abgrenzung der Einsamkeit gegenüber verwandten Konstrukten

Im nicht-wissenschaftlichen Sprechen über Einsamkeit wird sie zuweilen mit verwandten Konzepten gleichgesetzt oder verwechselt. Die wissenschaftliche Forschung muss sich mit diesem Alltagsgebrauch des Einsamkeitsvokabulars auseinandersetzen, da sie fast immer auf das Medium der Befragung zurückgreifen muss. Gleichzeitig ist es aber auch wichtig, als Forscher:in klar zu definieren, was mit dem Begriff Einsamkeit gemeint ist und was nicht und welches Konstrukt man in seinen Studien eigentlich adressiert, da mit der Einsamkeit zusammenhängende, spezifische Risiko- und Schutzfaktoren sonst nicht gezielt ermittelt werden können.

Soziales Netzwerk

Ein **soziales Netzwerk** ist eine definierte Menge von Individuen oder Akteur:innen (dies können in der empirischen Sozialforschung auch Organisationen sein), die durch verschiedene Arten sozialer Beziehungen miteinander verbunden sind. Aus wissenschaftlicher Sicht interessieren die Größe und Struktur des Netzwerks sowie die Rollen der involvierten Personen.

Formell werden Netzwerke als Graph (siehe Abbildung 2) dargestellt, Personen bzw. Akteur:innen als Knoten und deren Beziehungen als Kanten.

Komplexe statistische Analysen erlauben dann beispielsweise Aussagen über die Zentralität einzelner Knoten, d. h., wie viele Verbindungen sie zu anderen haben, und über die Dichte des Netzwerks als Ganzes, d. h., wie viele Beziehungen beobachtet werden können (im Verhältnis zur maximal möglichen Anzahl an Beziehungen).

Wahrgenommene soziale Unterstützung

Hilfen durch soziales Umfeld

Manchmal auch als erwartete soziale Unterstützung bezeichnet, umfasst die → wahrgenommene soziale Unterstützung all diejenigen Hilfen, die eine Person glaubt, durch ihr soziales Umfeld erhalten zu können. Es geht hier explizit um den subjektiven Eindruck, dass andere bereit und in der Lage sind zu helfen und nicht um eine objektive Ana-

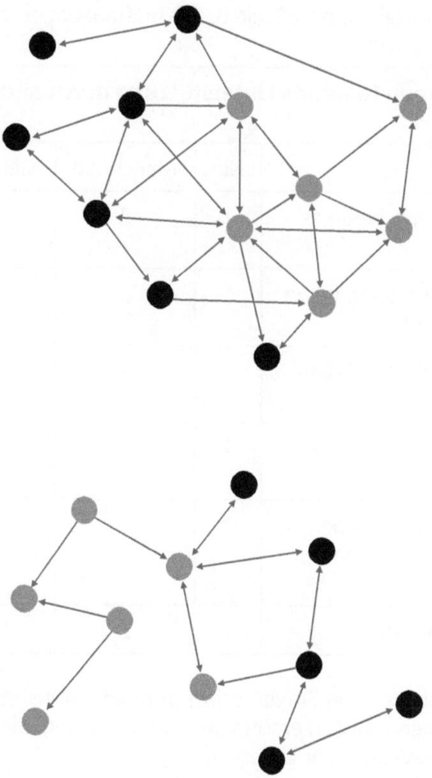

Abb. 2: Beispiele für Darstellungen sozialer Netzwerke: obenstehend ein größeres, dichteres Netzwerk (mit mehr Akteur:innen und Verbindungen untereinander) als untenstehend

lyse (z. B. wie viele Personen sie kennt). Das Ausmaß wahrgenommener sozialer Unterstützung bezieht sich dabei einerseits auf die Anzahl der Personen, die bei Bedarf verfügbar wären, andererseits werden auch verschiedene Dimensionen der Unterstützung durch andere unterschieden, die verschieden stark ausgeprägt sein können: So könnte jemand durchaus praktisch-instrumentelle Unterstützung erwarten (z. B., dass man von jemandem zum Arzt gefahren wird, wenn es nötig ist), aber gleichzeitig einen Mangel an emotionaler Unterstützung ausdrücken (z. B., dass man niemanden hat, dem/der man sich anvertrauen kann). Ein beispielhaftes Verfahren für die Erhebung wahrgenommener sozialer Unterstützung stellt die Brief Social Support Scale (BS6) in Tabelle 1 dar (Beutel, Brähler et al., 2017):

Tab. 1: Deutsche Version der Brief Social Support Scale BS6 (Kurzfragebogen zur Messung wahrgenommener sozialer Unterstützung)

Instruktion: Wie häufig steht Ihnen folgende Unterstützung durch andere Menschen zur Verfügung?					
Nr.		Nie	Manchmal	Meistens	Immer
1	Jemand, der Sie zum Arzt fährt, wenn es nötig ist	1	2	3	4
2	Jemand, der Ihnen Essen zubereitet, wenn Sie dazu nicht in der Lage sind	1	2	3	4
3	Jemand, der Ihnen bei alltäglichen Arbeiten hilft, wenn Sie krank sind	1	2	3	4
4	Jemand, der Ihnen in schwierigen Situationen gute Ratschläge gibt	1	2	3	4
5	Jemand, dem Sie sich anvertrauen oder mit dem Sie über persönliche Probleme sprechen können	1	2	3	4
6	Jemand, der Ihre Probleme versteht	1	2	3	4

Hinweise zur Auswertung: Die oberen drei Fragen erfassen praktisch-instrumentelle soziale Unterstützung, die unteren drei Fragen erfassen emotionale Unterstützung. Sie werden separat summiert. Höhere Werte bedeuten jeweils mehr Unterstützung.

Soziale Exklusion

Ablehnung vs. Ausgrenzung

→Soziale Exklusion ist ein Oberbegriff für verschiedene Formen des Ausschlusses, die eine Entwertung der betroffenen Person transportieren. Sie wird weiterhin unterteilt in →Ablehnung und →Ausgrenzung. Im Falle der *Ablehnung* (englisch: „rejection“) wird der betroffenen Person direkte negative Aufmerksamkeit zuteil und ihr wird vermittelt, dass sie nicht erwünscht ist, z. B. durch Diskriminierung, Beschimpfung, Herabwürdigung und Verächtlichmachung. *Ausgrenzung* (englisch: „ostracism“) hingegen ist primär dadurch charakterisiert, dass die betroffene Person ignoriert wird (z. B. Williams, 2009). Dies kann auf subtilere Arten geschehen, muss aber nicht weniger schmerzhaft sein, z. B. der Ausschluss aus der Kommunikation der Gruppe (auch digital, man denke an Chatgruppen und Email-Verteiler), oder dass „vergessen“ wird, die Person zu sozialen Zusammenkünften einzuladen.

Soziale Isolation

Einsamkeit ist etwas anderes als →soziale Isolation bzw. →Alleinsein. Diese Begriffe beschreiben, dass eine Person sich – ganz objektiv – aktuell nicht in Gesellschaft befindet oder generell nur wenige soziale Kontakte hat. Zwar fühlen sich viele Menschen, die sozial isoliert sind, auch einsam, aber das muss nicht zwangsläufig so sein. Das Alleinsein kann durchaus als angenehm erlebt werden und aktiv aufgesucht werden. Zudem kann Einsamkeit auch dann entstehen, wenn Menschen *nicht* sozial isoliert sind, z. B. weil sie in einer Partnerschaft leben oder im beruflichen Alltag viele Situationen haben, in denen sie andere Menschen treffen. Stellen Sie sich beispielsweise Lehrer:innen oder Mitarbeiter:innen in der Gastronomie vor, die den ganzen Tag mit anderen zu tun haben, aber dabei vielleicht nur wenige freundliche oder erfüllende Interaktionen.

Soziale Isolation beschreibt die von außen sichtbare Situation, Einsamkeit das innere Gefühl.

Es geht bei der Einsamkeit also weniger um die Situation an sich als um das Erleben dieser und die Passung dieses Erlebens zu den individuellen Wünschen und Präferenzen. Menschen unterscheiden sich schließlich auch hinsichtlich ihres Bedarfs nach Austausch mit anderen (z. B. introvertierte vs. extravertierte, sicher vs. unsicher gebundene Personen, Kapitel 3). Tabelle 2 fasst die unterschiedlichen Kombinationen der äußeren Situation und des inneren Empfindens zusammen.

Tab. 2: Kontrastierung der Konstrukte objektiver sozialer Isolation und subjektiver Einsamkeitsgefühle

Wie fühlt sich die Person?	Person hat keine oder nur wenige soziale Kontakte	Einige oder viele soziale Kontakte
einsam	Diese Person ist sozial isoliert und einsam	Diese Person ist nicht sozial isoliert, aber fühlt sich einsam
nicht einsam	Diese Person ist sozial isoliert, aber nicht einsam	Diese Person ist nicht sozial isoliert und nicht einsam

Die Zustände in der unteren Hälfte der Tabelle sind als nicht bedenklich einzustufen. Die Person, die sozial isoliert ist, aber nicht einsam, könnte evtl. sogar Solitude empfinden. Kritischer ist die obere Zeile: Die Person, die sowohl sozial isoliert als auch einsam ist, hat ein hohes Risiko, auf Dauer zu vereinsamen. Auch die Person, die nicht sozial isoliert ist, sich aber einsam fühlt, könnte Unterstützung gebrauchen, falls es kein temporäres Empfinden ist, das sich wieder legt (z. B. wenn sie mit anderen Menschen zusammen ist, mit denen sie sich wohler fühlt).

Vereinsamung

Um der möglichen Gleichzeitigkeit und Aufeinanderbezogenheit von sozialer Isolation und Einsamkeit stärker Rechnung zu tragen, wurde aus soziologischer Perspektive der Begriff der → Vereinsamung eingeführt. Dieser betont den Prozess einer sich verstetigenden sozialen Isolation, die von intensivem Einsamkeitsempfinden begleitet ist.

5 Gefährdungsprofile

Schobin et al. (2021) unterscheiden vor diesem Hintergrund fünf Gruppen mit unterschiedlichen Gefährdungsprofilen:

1. Nicht-vereinsamte Personen sind weder sozial isoliert, noch erleben sie Einsamkeit.
2. Vereinsamte Personen sind sozial sehr isoliert und erleben starke Einsamkeit.
3. Von Vereinsamung bedrohte Personen sind entweder sozial sehr isoliert oder fühlen sich moderat einsam, oder sie fühlen sich stark einsam und sind moderat sozial isoliert.
4. Sozial isolierte Personen mit hoher Isolationstoleranz sind stark sozial isoliert, erleben dabei aber keine Einsamkeit.
5. Sozial inkludierte einsame Personen sind sozial gut eingebunden, erleben dabei aber starke Einsamkeit.

Gelegentlich wird auch zwischen emotionaler und geselliger Vereinsamung unterschieden. Emotionale Vereinsamung liegt dann vor, wenn ein Mangel an erfüllenden, engen und intimen Beziehungen zu Verwandten, Familienangehörigen oder Partner:innen besteht. Geselliger Vereinsamung hingegen liegen eher zu wenige Kontakte im direkten Lebensumfeld, wie der Nachbarschaft, dem Arbeitsplatz oder in der Freizeit zugrunde.

Solitude

Im Englischen wird der Begriff „loneliness“ gewählt, wenn das Alleinsein negativ wahrgenommen wird – er entspricht damit der etablierten Einsamkeitsdefinition, auf die sich auch die meisten Wissenschaftler:innen beziehen.

Der Begriff **„Solitude“** hingegen wird verwendet, wenn das Alleinsein als angenehm wahrgenommen wird, z. B. entspannend und anregend und auch selbst aufgesucht wird. Er hat keine deutsche Entsprechung.

So ist der Rückzug aus der Gesellschaft Teil religiöser Traditionen und Praktiken, die Introspektion und Reflexion fördern sollen: In vielen Religionen gibt es Formen der Meditation oder Kontemplation, bei denen Gläubige sich zurückziehen (an abgeschiedene Orte wie Klöster oder Tempel und/oder in die Natur), um in Stille zu sitzen und innere Ruhe sowie spirituelles Wachstum zu erlangen. Die erste einflussreiche Beschreibung dieses Zustands stammt von dem Religionsphilosophen Tillich (1963), S. 131 (Übersetzung der Autorin):

> *„Unsere Sprache hat klugerweise die beiden Seiten des Alleinseins wahrgenommen. Sie hat das Wort Einsamkeit geschaffen, um den Schmerz des Alleinseins auszudrücken. Und sie hat das Wort Solitude geschaffen, um die Herrlichkeit des Alleinseins auszudrücken.“*

Aber auch abseits des Spirituellen ist Solitude als ein erstrebenswerter Zustand beschrieben worden. Studien zufolge verbringen Menschen im Schnitt knapp ein Drittel ihrer wachen Zeit allein und viele würden sich wünschen, dass es noch mehr wäre (Long & Averill, 2003). Alleinsein kann dabei helfen, Kraft zu sammeln und zur Ruhe zu kommen, auch indem es (sozialer) Überstimulation vorbeugt. Insbesondere in Situationen psychischer Verletzlichkeit kann dieser Aspekt von Bedeutung sein. Eine Teilnehmerin der Studie von Heu et al. (2021; Supplement 2, S. 3) sagte (Übersetzung der Autorin): „Ich denke, das Alleinsein hilft tatsächlich. Manchmal muss man sich zurückziehen, mit sich selbst allein sein, um mit Dingen fertig zu werden, um mit sich selbst zu reden, zu denken.“

Wahlfreiheit

Weitere positive Attribute und Funktionen des glücklichen Alleinseins umfassen die Stimulation von Kreativität und Schaffung eines Raums für die Auseinandersetzung mit der eigenen inneren Welt. Solitude gewährt auch Freiheit, indem sie Gelegenheiten schafft, die unser übliches soziales Umfeld nicht bereithält, um sich mit Aktivitäten oder Gedanken zu beschäftigen, die wir intrinsisch interessant finden. Studienteilnehmer:innen nannten diese Wahlfreiheit („freedom of choice") als wichtigsten bereits erlebten wertvollen Aspekt des Alleinseins. Festzustellen, dass Freiheit ein Vorteil der Einsamkeit ist, mag trivial erscheinen. Long und Averill (2003) differenzieren diesen Gedanken jedoch weiter: Erstens ist Freiheit eine Voraussetzung für viele der anderen Vorteile von Solitude (wie Kreativität und Vorstellungskraft), zweitens hat Einsamkeit mehrere Bedeutungen.

positive vs. negative Freiheit

So kann zwischen „negativer" und „positiver" Freiheit unterschieden werden. Negative Freiheit bezeichnet die Freiheit von Zwängen, während positive Freiheit diejenige Freiheit ist, sich mit gewünschten Aktivitäten zu befassen – und zwar nicht aufgrund des Fehlens von Zwängen, sondern aufgrund des Vorhandenseins der notwendigen Ressourcen, seien es interne (z. B. Energie) oder externe (z. B. finanzielle). Sie verweisen auf Koch (1994) für ein Beispiel einer Art von negativer Freiheit, die durch Solitude entsteht. Er stellt fest, dass die bloße Anwesenheit anderer Menschen uns dazu zwingt, unser Erleben und Verhalten mit dem anderer Menschen abzustimmen, wodurch der Spielraum für unsere Handlungen eingeschränkt wird. So wie sich die Erfahrung beim Betrachten eines Gemäldes in einem Museum ändert, wenn eine andere Person hinzukommt, wird unsere subjektive Erfahrung durch die kleinste Interaktion mit einer anderen Person beeinflusst. Wir werden uns nicht nur des Objekts bewusst, das wir betrachten, sondern auch unserer selbst als Betrachter:in. Solitude kann dieses sich aufdrängende Selbstgewahrsein zerstreuen, da in diesem Zustand die unmittelbar wirksamen Anforderungen entfallen, die sich aus der Erfahrung ergeben, dass wir das Objekt der Gedanken und Handlungen eines anderen Menschen sind.

Long und Averill (2003) haben weiterhin auf Basis der empirischen Forschung Faktoren herausgearbeitet, die Solitude fördern bzw. ihr entgegenstehen. Unterstützende Faktoren beziehen sich einerseits auf *äußere* Aspekte, d. h. die Umgebung. Vor allem Aufenthalte in der Natur (am Strand, in den Bergen, im Wald) ermöglichen Solitude. Ob Solitude erlebt werden kann oder ob man sich in Situationen, in denen man allein ist, eher einsam fühlt, hängt andererseits aber auch von *inneren* Faktoren ab, inklusive Persönlichkeitsvariablen, auf die im Folgenden noch eingegangen wird (z. B. Kapitel 3.3).

1.3 Kategorien der Einsamkeit

Einsamkeit kann im Laufe des Lebens aus unterschiedlichen Quellen entstehen und sich infolgedessen auch qualitativ unterschiedlich anfühlen. In der Forschung haben sich einige übergreifende Kategorien etabliert, in die das subjektive Einsamkeitserleben eingeordnet werden kann.

Emotionale und soziale Einsamkeit

Die Unterscheidung emotionaler und sozialer Einsamkeit geht ursprünglich auf Weiss (1974) zurück. Für ihn bedeutete soziale Einsamkeit Alleinsein, also die physische Abwesenheit anderer Menschen. In diesem Sinne war soziale Einsamkeit also weder ein psychologisches noch ein emotionales Konstrukt. Emotionale Einsamkeit bedeutete dagegen das Fehlen einer engen Bindung, beschrieb also einen emotionalen Zustand – so, wie wir heute in der Forschung ganz allgemein den Begriff Einsamkeit verwenden. Wenn die beiden Facetten in aktuellen Forschungsvorhaben zur Anwendung kommen, werden sie folgendermaßen definiert:

Von *sozialer* Einsamkeit wird gesprochen, wenn eine Person unter mangelnder Einbindung in ein → soziales Netzwerk leidet, das mehr Personen umfasst (vor allem Familie und Freund:innen). Sie bezieht sich auch auf das Fehlen der mit Beziehungen verbundenen sozialen Rolle, über die das Gefühl von Zugehörigkeit, Teilhabe, Verbundenheit, das Teilen von ähnlichen Zielen und Interessen und das Empfinden, selbst wichtig zu sein, vermittelt wird.

In Heu et al. (2021; Supplement 2, S. 6) kam soziale Einsamkeit in den Worten einer Teilnehmerin z. B. so zur Sprache: „Ich habe mich darüber geärgert, dass andere Leute an einem Freitagabend ausgehen und ich zu Hause sitze und nicht weiß, was ich tun soll. Und ein bisschen traurig war ich darüber auch".

Emotionale Einsamkeit bezieht sich auch in der modernen Verwendung des Begriffs weiterhin auf das Fehlen einer engen Bindung, z. B. die Abwesenheit einer romantischen Partner:innenbeziehung, aus der man Unterstützung und Bestätigung ziehen kann. Diese Form der Einsamkeit wird manchmal auch als *intime* Einsamkeit bezeichnet. Eine Probandin in der Studie von Heu et al. (2021; Supplement 2, S. 5) formulierte ihre emotionale Einsamkeit so:

„Ja, einen Partner zu haben, das fehlt mir. Das ist der Mangel in meinem Leben, der mich jetzt einsam fühlen lässt. Jemanden zu haben,

der ein Lebenspartner ist – der dann alles mit mir teilt. Dem ich alles erzählen kann. Der muss auch nicht alles spannend finden, was ich zu sagen habe [lacht] – wir können einander auch ein bisschen nerven. Aber einfach jemand, der da ist."

Die Unterscheidung zwischen sozialer und emotionaler Einsamkeit findet sich auch in dem in der internationalen Forschung weit verbreiteten, von De Jong-Gierveld und Kamphuis (1985) entwickelten Fragebogen wieder (Kapitel 7.1). Studien, die diesen eingesetzt haben, unterstützen divergierende Assoziationen beider Faktoren mit anderen Aspekten psychischer und körperlicher Gesundheit (Dahlberg & McKee, 2014). Darüber hinaus legen sie nahe, dass sie sich unterschiedlich entwickeln und über die Zeit auch unterschiedlich verändern können.

Kollektive Einsamkeit

Kollektive Einsamkeit bezieht sich auf die von einer Person geschätzten sozialen Identitäten oder das „aktive Netzwerk" (z. B. Gruppe, Schule, Fußballmannschaft oder nationale Identität), in dem eine Person mit ähnlichen anderen in Verbindung treten kann. Damit sind vor allem größere Gruppen gemeint, die durch eher schwache Bindungen charakterisiert sind. Forscher:innen interpretieren das Auftreten einer kollektiven Dimension der Einsamkeit als Hinweis darauf, dass wir möglicherweise die Fähigkeit und die Motivation entwickelt haben, Beziehungen nicht nur zu anderen Individuen, sondern auch zu Gruppen zu knüpfen, in denen wir gar nicht jedes einzelne Mitglied persönlich kennen. Dies hat die Förderung der sozialen Identifikation und der Zusammenarbeit unter ungünstigen Bedingungen (z. B. Jagd oder Krieg) zur Folge. Die Identifikation mit und die Investitionen in die Gruppe können wiederum die Wahrscheinlichkeit des Fortbestands der Gruppe, das Überleben ihrer Mitglieder und ihre Fortpflanzungschancen erhöhen (Cacioppo et al., 2015).

Kulturelle Einsamkeit

Eine weitere spezifische Form der Einsamkeit, für die es empirische Belege gibt, ist kulturelle Einsamkeit (Sawir et al., 2008). Sie bezieht sich auf das Gefühl des Mangels an Zugehörigkeit aufgrund von Unterschieden in kultureller Zugehörigkeit, Identität oder Lebensweise.

Sie tritt auf, wenn eine Person sich in einer Umgebung befindet (ggf. auch über längere Zeit, wie im Falle von Migration und Flucht), in der ihre kulturellen Hintergründe, Überzeugungen, Werte oder Gewohnheiten stark von denen der Mehrheitsgesellschaft abweichen. Dies kann zu einem Gefühl der Trennung, des Nicht-Verstanden-Werdens und der Isolation führen.

Vorübergehende und chronische Einsamkeit

Ergänzend zu den oben dargestellten, qualitativ unterscheidbaren Formen der Einsamkeit, die sich an den jeweiligen (fehlenden) Beziehungen orientieren, lässt sich das Erleben von Einsamkeit auch anhand einer zeitlichen Dimension beschreiben. Die Differenzierung unterschiedlicher Verlaufsformen der Einsamkeit ist unter anderem deswegen relevant, da ihre negativen Folgen vor allem bei länger anhaltender Einsamkeit auftreten. Es gibt jedoch keine fest etablierten Regeln für die Unterscheidung vorübergehender und anhaltender bzw. chronischer Einsamkeit, aber Konventionen auf Basis früherer Forschung. So unterschied Young (1982) drei Formen der Einsamkeit:

1. Vorübergehende Einsamkeit (englisch: „transient loneliness") bezeichnet kurze Einsamkeitsepisoden, die nach kurzer Zeit vorübergehen.
2. Situationale Einsamkeit („situational loneliness") ist eine etwas länger bestehende Einsamkeit, die entsteht, wenn ehemals gute Beziehungen durch soziale Umbrüche verändert werden. In der Studie von Heu et al. (2021; Supplement 2, S. 7) beschrieb ein Teilnehmer situationale Einsamkeit folgendermaßen:

> *„Ja, eines Abends habe ich das Dojo [Anmerkung: Trainingsraum für verschiedene japanische Kampfsportarten] aufgebaut und war hochmotiviert und sechs Leute hatten gesagt, dass sie kommen würden – und dann kam niemand. Stell dir vor, du machst Aikido und keiner kommt. Und dann fühlte ich mich irgendwie hängen gelassen, allein gelassen … ignoriert, ja, da habe ich mich einsam gefühlt."*

3. Besteht der Zustand der Einsamkeit ohne Unterbrechung über eine Zeit von mehr als zwei Jahren, spricht Young von chronischer Einsamkeit („chronic loneliness").

In einer groß angelegten australischen Studie mit fünf Messzeitpunkten unterschieden die Autor:innen zwischen episodischer und chronischer Einsamkeit (Lim et al., 2023): Chronische Einsamkeit lag vor, wenn Teilnehmer:innen an mindestens zwei aufeinanderfolgenden der jährlichen Befragungen angaben, einsam zu sein. Episodische Einsamkeit lag vor, wenn Personen sich an nur einem Messzeitpunkt einsam fühlten oder, wenn es mehrere Messzeitpunkte betraf, diese nicht direkt aufeinander folgten. Episodische Einsamkeit war mit 21 % etwas häufiger als chronische Einsamkeit mit 13 %. Die Autor:innen legen dar, dass sie sich bei ihrer Definition chronischer Einsamkeit – genau wie Young (1982) als anhaltender Zustand – an gängige medizinische Definitionen von Chronizität anlehnten. Diese betonen den Kontrast zu akuten Zuständen, die nach kurzer Dauer von allein oder durch Behandlung wieder nachlassen (z. B. eine Erkältung, die nach wenigen Tagen abklingt). Chronische Erkrankungen hingegen bleiben über längere Zeit bestehen und sind möglicherweise auch nicht gänzlich heilbar, sondern nur behandelbar (z. B. Diabetes Typ 1). Die Unterscheidung, welche Erkrankungsdauer jeweils noch als akut oder als chronisch klassifiziert wird, variiert dabei auch zwischen Erkrankungen.

Eine exemplarische Darstellung verschiedener Verlaufsformen der Einsamkeit liefert Abbildung 3.

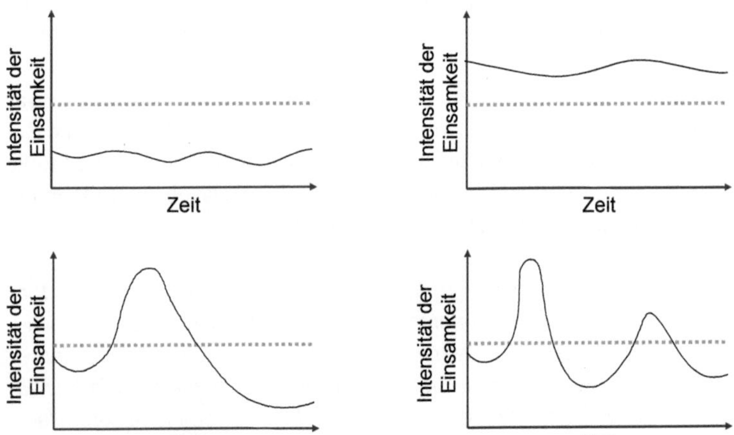

Abb. 3: Unterschiedliche Verlaufsformen der Einsamkeit

Stellen Sie sich vor, dass man verschiedene Personen zu mehreren Zeitpunkten befragt hat und den jeweils berichteten Einsamkeitswert im Koordinatensystem abgetragen hat. Auf der x-Achse finden Sie die

Zeit und auf der y-Achse die jeweils empfundene Intensität der Einsamkeit. Höhere Werte bedeuten stärkere Einsamkeit, und oberhalb der gestrichelten Linie wird ihre Intensität als quälend bzw. klinisch relevant eingestuft. Die Abbildung stellt oben links einen Verlauf dar, den man als stabil nicht einsam bezeichnen könnte – die empfundene Einsamkeit bleibt stets auf einem niedrigen Niveau und dabei unter der kritischen Schwelle. Anders ist das unten links: hier ist episodische bzw. situationale Einsamkeit gezeigt. Die betroffene Person ist zwar mal einsam, erholt sich dann jedoch wieder. Oben rechts sehen Sie den Verlauf einer chronisch einsamen Person, d. h. von jemandem, der stets hohe Einsamkeitswerte berichtet. Unten rechts ist ein Verlauf episodischer Einsamkeit dargestellt, in dem zwar nach einer Einsamkeitsepisode eine Erholung beobachtet wird, auf diese aber eine weitere Einsamkeitsepisode folgt.

Die divergierenden Herangehensweisen an die Feststellung chronischer Einsamkeit bringen leider mit sich, dass internationale Prävalenzschätzungen und -vergleiche kaum möglich sind. Die meisten Fragebögen stellen zudem die *Frequenz* ins Zentrum, d. h., Proband:innen sollen Auskunft geben, wie häufig sie sich in der letzten Zeit einsam gefühlt haben, aber nicht, wie lang dieses Gefühl anhielt.

In Deutschland wird der Anteil chronisch einsamer Personen an der Gesamtbevölkerung – je nach Studie – auf etwa 5–15 % geschätzt (Luhmann & Hawkley, 2016; Reinwarth et al., 2023.

Während vorübergehende Gefühle der Einsamkeit als normale Erfahrung betrachtet werden können, die fast alle Menschen machen (z. B. im Zusammenhang mit großen Lebensveränderungen), ist das bei chronischer Einsamkeit anders. Wenn sich Menschen häufig, sehr häufig oder immer und in diesem Sinne chronisch einsam fühlen, stellt dies für sich genommen einen Mangel an Lebensqualität und eine Einschränkung des subjektiven Wohlbefindens dar. Sich anderen Menschen niemals „so richtig“ nahe zu fühlen ist auch eine Beschwerde, die im Zusammenhang mit chronischen und schweren psychischen Erkrankungen wie →Persönlichkeitsstörungen geäußert wird (vgl. Kapitel 3.2). Zahlreiche Studien berichten über die negativen Auswirkungen von chronischer Einsamkeit, insbesondere auf die körperliche Gesundheit (Wang et al., 2023a).

Die Schwierigkeit, ein so inhärent subjektives Phänomen wie die Einsamkeit mit den Mitteln der objektiven Forschung zu greifen zu bekommen – seien diese Methoden quantitativ, qualitativ oder versuchen sie gar einen Blick ins Gehirn zu werfen – wird uns in diesem Buch immer wieder beschäftigen, nicht zuletzt im Kapitel 7 zu ihrer Erhebung.

Dabei finden wir in den letzten Jahrhunderten vielfach einfühlsame, berührende Charakterisierungen dieses universellen Gefühls in Kunst und Literatur. Zwei Publikationen, die diese auf gelungene Art und Weise zusammenstellen, sind Albertis emotionshistorische Untersuchung des Aufkommens und der Prägung des Begriffs in der Moderne und Laings Annäherung an die spezifische Einsamkeit in der Stadt, die niemals schläft, aus der Perspektive verschiedener großer Künstler:innen:
Alberti, F. B. (2019). A Biography of Loneliness: The History of an Emotion. Oxford: Oxford University Press.
Laing, O. (2023). Die einsame Stadt: Vom Abenteuer des Alleinseins. München: btb Verlag.

1.4 Was ist das Gegenteil von Einsamkeit?

So wie psychische Gesundheit mehr ausmacht als eine Abwesenheit von Symptomen psychischer Erkrankungen, gibt es auch positive Aspekte des Beziehungserlebens, die mehr sind als die schlichte Abwesenheit des Gefühls der Einsamkeit. Analog zu objektiven Indizes, die als Kontrast zur →sozialen Isolation etwas über das Ausmaß sozialer Integration und z. B. die Häufigkeit von Kontakten aussagen, wurde auch die subjektive Facette des Gegenteils der Einsamkeit beleuchtet. Studienteilnehmer:innen, die befragt wurden, was für sie persönlich das Antonym zur Einsamkeit ausmachte, nannten Verbundenheit, Zufriedenheit mit sozialen Beziehungen, Glück und Freude, Freundschaft und die Erreichbarkeit/Zugänglichkeit anderer Menschen (Victor et al., 2019).

Im englischen Sprachraum werden in der Erforschung des Gegenteils der Einsamkeit in den letzten Jahren immer häufiger die Begriffe „social connection“ oder „connectedness“ verwendet (etwa: Verbundenheit, Anschluss, Zusammenhalt), z. B. im jüngst erschienenen Bericht des US-amerikanischen Surgeon General (Murthy, 2023).

Soziale Verbundenheit

→Soziale Verbundenheit kann die Interaktionen, Beziehungen, Rollen und das Gefühl der Verbundenheit umfassen, die Einzelpersonen, Gemeinschaften oder die Gesellschaft als Ganzes erfahren.

Der Grad der sozialen Verbundenheit einer Person ergibt sich aus drei Komponenten: der Struktur, Funktion und Qualität ihrer Beziehungen.

Zur *Struktur* gehören die Anzahl und Vielfalt (z. B. Arbeitskolleg:innen, Freund:innen, Familie, Nachbar:innen) der Beziehungen sowie die Häufigkeit der Interaktionen mit anderen. Die *Funktion* wiederum bezeichnet das Ausmaß, in dem man sich hinsichtlich verschiedener Bedürfnisse auf andere verlassen kann. Die *Qualität* erfasst das Ausmaß, in dem man Beziehungen und Interaktionen mit anderen als positiv, hilfreich oder befriedigend erlebt. Diese drei wesentlichen Komponenten können die Gesundheit auf unterschiedliche Weise beeinflussen.

Weitere definierende Merkmale der sozialen Verbundenheit sind teilweise kongruent mit der Einsamkeit, jedoch nicht alle. Erstens wird sie als ein *Kontinuum* aufgefasst. Expert:innen zufolge befindet sich jeder Mensch irgendwo auf dem Kontinuum der sozialen Verbundenheit, wobei eine geringe soziale Verbundenheit im Allgemeinen mit schlechteren Gesundheitsfolgen und eine höhere soziale Verbundenheit mit besseren verbunden ist. Eine klare Grenzziehung zwischen betroffenen und nicht betroffenen Personen erscheint hier jedoch noch schwieriger als im Kontext der Einsamkeit, die noch einen gewissen Leidensdruck als Charakteristikum inkludiert. Zweitens ist die soziale Verbundenheit genauso wie die Einsamkeit *dynamisch*. Schließlich sind auch der Umfang und die Qualität der sozialen Bindungen in unserem Leben nicht statisch. Drittens ist das Fehlen eines empfundenen sozialen Defizits (z. B. Einsamkeit) nicht unbedingt gleichbedeutend mit einem hohen Maß an sozialer Verbundenheit. Obwohl einige Instrumente, die sich für die Erhebung sozialer Verbundenheit eignen, das gesamte Kontinuum abbilden, konzentrieren sich andere nur auf die negativen Seiten (z. B. das Gefühl, außen vor zu sein) und nicht deren positives Gegenstück (z. B. sich als ein Teil der Gruppe zu fühlen). Damit decken sie ggf. auch nicht die wichtigen Facetten von Beziehungen ab, die besonders hilfreich für uns sind und uns gesund halten.

Ein Blick auf die Emotionsforschung kann uns helfen, zu verstehen, warum es so wichtig ist, sich auch der explizit positiven Aspekte von Emotionen anzunehmen.

Bedeutung positiver Emotionen

So postuliert die →„Broaden-and-Build"-Theorie der positiven Emotionen (Fredrickson, 2004), dass diese nicht nur kurzfristige Gefühlszustände sind, sondern auch langfristige psychologische Ressourcen darstellen, die das individuelle Wohlbefinden und die psychologische Anpassung fördern. Im Gegensatz zu einem reinen Fokus auf die Abwesenheit von negativen Symptomen psychischer Erkrankungen erweitert diese Perspektive das Verständnis von emotionaler Gesundheit und psychologischer Funktionsfähigkeit.

Die „Broaden-and-Build“ Theorie betont, dass positive Emotionen wie Freude, Interesse, Neugier und Gelassenheit nicht nur unmittelbare angenehme Gefühle vermitteln, sondern auch eine breitere Wirkung auf kognitive, soziale und physische Funktionen haben, z.B. die kognitive Flexibilität fördern, indem sie das individuelle Denken und die Aufmerksamkeit verbreitern (deshalb: „broaden“). Indem sie das kognitive Repertoire erweitern, ermöglichen positive Emotionen eine effektivere Bewältigung von Herausforderungen und fördern kreatives Problemlösen.

Des Weiteren wird angenommen, dass positive Emotionen soziale Ressourcen aufbauen: Indem sie eine ansteckende Wirkung haben und die soziale Interaktion erleichtern, fördern sie soziale Bindungen und unterstützen das individuelle soziale Kapital. Positive Emotionen tragen somit zur Bildung und Aufrechterhaltung von unterstützenden sozialen Netzwerken bei, die wiederum Schutzfaktoren gegenüber psychischer Belastung darstellen. Dies ist der „Build“-Aspekt, der sich auf die langfristigen psychologischen und physischen Ressourcen bezieht, die durch die Erfahrung positiver Emotionen aufgebaut werden. Die langfristige Stabilisierung und das sich selbst perpetuierende Anwachsen positiver Emotionen wird als ein Prozess beschrieben, der die psychologische Widerstandsfähigkeit, das → Selbstvertrauen und die persönliche Entwicklung stärkt. Diese Ressourcen wiederum beeinflussen die individuelle Resilienz gegenüber Stressoren und wirken protektiv gegenüber psychischen Erkrankungen.

Bezogen auf die Einsamkeit bzw. soziale Verbundenheit erscheint es deshalb nützlich, beide Zustände in ihrer qualitativen Unterschiedlichkeit und die jeweils aus ihnen entstehenden Konsequenzen zu betrachten.

Als Arzt und Leiter des öffentlichen Gesundheitsdienstes (Surgeon General) der USA verwebt Vivek Murthy wissenschaftliche und politische Perspektiven auf die Einsamkeit miteinander. Neben der empirischen Evidenz berichtet er aus seiner Arbeit der letzten Jahre und analysiert die (drohenden) Folgen von Einsamkeit für das Individuum und die Gesellschaft gleichermaßen. Dennoch stimmt das Buch optimistisch, nicht zuletzt durch kreative Lösungsstrategien:
Murthy, V. (2020). Together: The Healing Power of Human Connection in a Sometimes Lonely. New York: Harper

1.5 Zusammenfassung

Im ersten Kapitel ging es darum, zu verstehen, was die Einsamkeit ausmacht – und was nicht. Zu Beginn wurden verschiedene Definitionen von Einsamkeit beleuchtet, die auch verschiedene historische bzw. Forschungsperspektiven widerspiegeln.

Der allgemeine Konsens unter Forschenden besteht heutzutage darin, Einsamkeit als subjektiv erlebtes, unangenehmes Gefühl zu konzeptualisieren. Dieses entsteht nicht nur aus einem Mangel an Kontakten, sondern kann auch in der erlebten Qualität der vorhandenen sozialen Beziehungen begründet liegen, insofern diese nicht unseren Bedürfnissen oder Vorstellungen entspricht. Demzufolge geht es nicht nur um die Situation, sondern auch um die Person und wie sie ihre Situation wahrnimmt: Einsamkeit beschreibt also ein inneres Erleben, nicht die äußere Situation (wie die soziale Isolation es tut). Im Konstrukt der Vereinsamung kommen beide Aspekte zusammen zum Tragen.

Im Kontrast wurde schließlich → Solitude als Begriff eingeführt, der einen Zustand glücklichen Alleinseins bezeichnet, für den wir im Deutschen keine äquivalente Vokabel besitzen. Wiederum abzugrenzen ist ein Gefühl sozialer Verbundenheit als das Gegenteil von Einsamkeit.

In der Folge wurden Kategorien der Einsamkeit beleuchtet, unter denen die emotionale und soziale Einsamkeit, die am häufigsten beforschten qualitativ unterschiedlichen Varianten darstellen. Die Unterscheidung vorübergehender und länger anhaltender bzw. chronischer Einsamkeit ist vor allem hinsichtlich ihrer möglichen negativen Gesundheitsfolgen relevant.

1.6 Fallbeispiele

Mona

Mona ist 39 Jahre alt und lebt in einer großen Stadt in Norddeutschland. Sie ist alleinerziehend und hat zwei Kinder im Alter von sieben und zehn Jahren. Aufgrund ihrer schlechten psychischen Gesundheit ist sie derzeit nicht in der Lage zu arbeiten. Dafür schämt sie sich, auch vor den anderen Eltern, die sie trifft, wenn sie morgens ihre Kinder zur Schule bringt. Aus diesem Grund versucht sie auch, Gespräche nach Möglichkeit zu vermeiden und schnell wieder zu gehen. Überhaupt kennt sie die anderen Eltern nicht gut, sie hat auch sonst wenige Kontakte in der Gegend. Mona stammt ursprünglich aus Süddeutschland und hatte während ihres Studiums ihren späteren Mann und Vater der Kinder kennengelernt, mit dem sie schließlich in die Nähe seiner Familie zog. Nach der Scheidung sind die wenigen sozialen Kontakte, die sie hier hatte, weggebrochen. Mona verbringt viel Zeit allein, findet es aber schwierig, sich sinnvoll zu beschäftigen. Sie sehnt sich nach einem Partner, mit dem sie ihr Leben teilen kann, ist antriebslos und unglücklich. Mona sagt über sich selbst, dass sie schon immer eine Neigung zur Melancholie hatte und sozial eher ängstlich ist. Die Trennung hat sie dann in eine tiefe Depression rutschen lassen. Mona hilft es, sich online mit ihrer besten Freundin aus Studienzeiten auszutauschen. Sie findet es entlastend, dass sie sich jemandem anvertrauen kann. Ihre Freundin hat Mona auch motiviert, sich um psychotherapeutische Hilfe zu bemühen.

Fragen zum Fall Mona:

- Welche Kategorien der Einsamkeit finden Sie hier wieder?
- Würden Sie Mona als sozial isoliert beschreiben?
- Erlebt Mona soziale Exklusion?
- Finden sich Anhaltspunkte, dass Mona ein Risiko hat, zu vereinsamen?
- Können Sie sich vorstellen, dass Mona Solitude empfindet?

William

William ist 23 Jahre alt und studiert Soziologie an einer Universität in Kalifornien, wo er auch aufgewachsen ist. Er war voller Vorfreude, für ein Auslandssemester nach Japan zu reisen. Doch als er dort ankam, fand er sich in einer Welt wieder, die zunächst fremd und überwältigend schien. Die Sprachbarriere erwies sich als größer als erwartet, und die einfachsten Alltagssituationen, wie Einkäufe im Supermarkt, wurden zu Herausforderungen. Trotz seines Enthusiasmus fühlte William sich zunehmend fehl am Platz. Sein Mitbewohner war zwar freundlich, aber eher zurückhaltend. Mit den Kommiliton:innen ging es ihm genauso – alle verhielten sich ihm gegenüber sehr viel reservierter als er es von seinen extravertierten amerikanischen Freund:innen kannte, was das Gefühl der Entfremdung, das William plagte, nur verstärkte. Trotzdem überwand er sich, an einem Baseballkurs der Uni teilzunehmen. Hier fand er Gleichgesinnte, die sogar Fans desselben Teams waren wie er, und nach ein paar Wochen entwickelten sich auch Gefühle von Vertrautheit und Zugehörigkeit. Er vermisst nun zwar immer noch seinen Partner, der in den USA geblieben ist, fühlt sich in Japan aber nicht mehr so außen vor wie noch zu Anfang seines Aufenthalts. Er freut sich auf die verbleibenden Wochen, aber auch auf seine Rückkehr in die Heimat.

Fragen zum Fall William:

- Ist William sozial isoliert?
- Erlebt William irgendeine Form der sozialen Exklusion?
- Wie schätzen Sie Williams Risiko ein, zu vereinsamen?
- Würden Sie sagen, dass William sich einsam fühlt? Falls ja, welche Kategorien der Einsamkeit stellen Sie fest?
- Lässt sich aus dem Fallbeispiel herauslesen, ob diese verschiedenen Kategorien der Einsamkeit sich bei William in ihrem zeitlichen Verlauf unterscheiden?

1.7 Fragen zu Kapitel 1

1. Was ist der Unterschied zwischen Einsamkeit – so wie sie wissenschaftlich definiert wird – und Solitude?

2. Beschreiben Sie, was mit existentieller Einsamkeit gemeint ist.

3. Auf Basis welcher Charakteristika würde man einer Person ein hohes Risiko für Vereinsamung zuschreiben?

4. Um welche Diskrepanz geht es bei der sog. Diskrepanzdefinition der Einsamkeit, die Sie in diesem Kapitel kennengelernt haben?

5. Inwiefern unterscheidet sich soziale Isolation von sozialer Exklusion?

6. Angenommen, eine Person hat ein großes soziales Netzwerk. Geht damit automatisch ein starkes Ausmaß wahrgenommener bzw. erwarteter sozialer Unterstützung einher?

7. Welche Gruppen von Personen könnten besonders gefährdet sein, kulturelle Einsamkeit zu erleben?

8. Was ist der Unterschied zwischen chronischer und episodischer Einsamkeit? Welche von ihnen ist schädlicher für die Gesundheit?

9. Worin besteht der Unterschied zwischen emotionaler und sozialer Einsamkeit?

10. Wie könnte man das Gegenteil von Einsamkeit fassen? Besteht dieses schlicht in ihrer Abwesenheit?

2 Epidemiologie: Wer ist einsam?

Einsamkeit ist weit verbreitet, auch wenn sie für die meisten Menschen lediglich ein vorübergehendes Gefühl darstellt und mit einem geringen Leidensdruck verbunden ist. Es gibt aber bestimmte Bevölkerungsgruppen, die ein höheres Risiko haben, sich einsam zu fühlen als andere.

Häufigkeitsspanne

Im Rahmen empirischer Studien, die das Vorkommen der Einsamkeit in Allgemeinbevölkerungsstichproben verschiedener Länder untersuchten, berichteten 10–40 % erwachsener Studienteilnehmer:innen mindestens etwas Einsamkeit. Einer vorsichtigen Interpretation der aktuellen Daten aus Deutschland zufolge leiden etwa 5–10 % der Erwachsenen sehr häufig unter Einsamkeit. Berücksichtigt man auch diejenigen Personen, die angeben, sich manchmal einsam fühlen, steigt dieser Wert auf 10–15 % (Entringer & Kröger, 2020).

Solche Schätzungen der Punktprävalenz (d. h. der Schätzung des Anteils der Bevölkerung, der zum aktuellen Zeitpunkt betroffen ist) weisen auch deshalb eine gewisse Spannweite auf, weil es verschiedene Methoden zur Erfassung von Einsamkeit gibt und auch die Einteilung, wer in der jeweiligen Studie als einsam klassifiziert wird und wer nicht, variiert. Dies zeigt sich beispielsweise in der Nutzung unterschiedlicher Schwellenwerte (englisch: Cut-offs) bei Fragebogeninstrumenten. Eine weitere Herausforderung für die Forschung besteht darin, dass es für Einsamkeit keine international einheitlichen Kriterien gibt, die angelegt werden, so wie es z. B. für psychische Erkrankungen der Fall ist, die sich anhand des ICD-11 oder DSM-5 diagnostizieren und verschlüsseln lassen. Trotz dieser Schwierigkeiten lassen sich aus der vorhandenen Evidenz Risikofaktoren ableiten, also zeitlich stabile Merkmale einer Person oder wechselnde Umstände, in denen sie lebt, die mit Einsamkeit im Zusammenhang stehen. Dieses Wissen, wer in welcher Situation ein erhöhtes Risiko für Einsamkeit hat, kann dabei helfen, →Präventions- und →Interventionsmaßnahmen gezielter zu gestalten.

2.1 Einsamkeit über die Lebensspanne

Zu Beginn konzentrierte sich die Einsamkeitsforschung fast exklusiv auf Menschen im höheren (ab 65 Jahren) und hohen (ab 80 Jahren) Erwachsenenalter. Die stereotype Vorstellung, Einsamkeit beträfe nur bzw. am schwersten ältere Menschen, hält sich nach wie vor.

Neuere Forschung widerlegt diesen Mythos jedoch. Anhand repräsentativer Stichproben zeigen verschiedene Studien komplexere Altersunterschiede in der Einsamkeit (Beutel et al., 2021), die sich als wellenförmigen Verlauf bezeichnen lassen (d.h. hohe Einsamkeitswerte im jungen Erwachsenenalter bis etwa 30 Jahre, im mittleren Erwachsenenalter um die 60 Jahre und im sehr hohen Erwachsenenalter ab etwa 80 Jahren – mit jeweils niedrigeren Werten zwischen diesen drei Höhepunkten) (z.B. Luhmann & Hawkley, 2016).

Einsamkeit kann in jeder Lebensphase auftreten.

Einsamkeit bei Kindern

Forschungsergebnisse belegen, dass sich bereits Kinder einsam fühlen. Aufwendige Studien haben hierzu Selbst- und Fremdberichtsmaße sowie Beobachtungen kombiniert und systematisch erhoben, wie oft Kinder z.B. allein oder mit anderen spielten, ob sie Kontakte mit anderen initiierten bzw. wie sie auf deren Kontaktaufnahmen reagierten und wie sie sich dann im gemeinsamen Spiel und Gespräch verhielten. Schon bei Kindern von vier bis neun Jahren ließen sich Subgruppen finden, die sich einsam und/oder zurückgewiesen fühlten, wobei Einsamkeit und Zurückweisung qualitativ unterschiedlich erlebt wurden (Qualter & Munn, 2002). Auch Befragungen unter Einsatz kindgerecht formulierter Fragebogeninstrumente mit Items wie „Ich habe niemanden, mit dem ich reden kann" wurden durchgeführt. Fast 30% der befragten Kinder (aus einer Stichprobe von über 500 US-amerikanischen Dritt- bis Sechstklässlern) stimmten hier mindestens mit „manchmal" zu (Asher et al., 1984).

Adoleszenz und Übergang zum jungen Erwachsenenalter

Im Prozess des Aufwachsens, vor allem um die Pubertät herum, wurde dann in vielen Studien ein erster Einsamkeitsgipfel beobachtet (z.B. Qualter et al., 2015). Die Lebensphasen mit Einsamkeitshöhepunkten sind durch verschiedene Entwicklungsaufgaben gekennzeichnet, die mit Umbrüchen und Veränderungen (z.B. Auszug aus dem Elternhaus im jungen Erwachsenenalter oder Abnahme an gesundheitlichen Ressourcen im höheren Lebensalter) einhergehen und die Beziehungsgestaltung beeinflussen können.

So variieren die hauptsächlichen Treiber für das Gefühl der Einsamkeit, aber auch Eigenschaften, Umstände und Aktivitäten, die vor ihr schützen, zwischen Altersgruppen: Eine Vielzahl sozialer Kontakte zu haben, unter Gleichaltrigen beliebt zu sein und auch das Eingehen erster romantischer Beziehungen treten als starke Wünsche in der Pubertät und Adoleszenz in den Vordergrund. Gleichzeitig sind Heranwachsende besonders vulnerabel gegenüber Zurückweisung und Erfahrungen sozialen Ausschlusses durch Peers, inklusive Mobbing. Umzüge in eine neue Gegend und Schulwechsel können zu Gefühlen der Einsamkeit beitragen. Darüber hinaus sind junge Menschen mit psychischen oder körperlichen Erkrankungen oder solche aus einkommensschwachen Familien anfälliger für Einsamkeitsgefühle. In Studien berichteten junge Menschen, sich für ihre Einsamkeitsgefühle zu schämen und sie vor anderen geheim zu halten, was den Leidensdruck erhöhen kann (Batsleer & Duggan, 2020). Ein starkes soziales Netz bestehend aus Freund:innen und Familie sowie qualitativ gute Beziehungen zu diesen stellen hingegen einen Schutzfaktor dar. Auch die Beteiligung an außerschulischen Aktivitäten (wie Sport) verringert die Wahrscheinlichkeit, dass sich junge Menschen einsam fühlen.

In der Folge weisen internationale Forschungsergebnisse darauf hin, dass sich soziale Bedürfnisse verändern, wenn Menschen älter werden (Qualter et al., 2015): So wird in späteren Lebensphasen die Qualität der sozialen Beziehungen wichtiger als die Quantität, d. h. die reine Größe des Freundeskreises verliert zunehmend an Bedeutung.

junges und mittleres Erwachsenenalter

Bei Erwachsenen wirkt ein starkes soziales Netz aus Freund:innen und Familie ebenfalls als Schutzfaktor gegen Einsamkeit. Außerdem verringert in dieser Altersgruppe ein aktives Engagement in der Gemeinschaft die Wahrscheinlichkeit, sich einsam zu fühlen. Generell sind diejenigen Erwachsenen, die einen Job haben oder anderen sinnvollen Tätigkeiten nachgehen, verheiratet sind oder in einer festen Beziehung leben und sich einer guten Gesundheit erfreuen, ebenfalls weniger einsam. Risikofaktoren hingegen beziehen sich auf die Abwesenheit bzw. den Verlust dieser Dinge: Eine Scheidung oder Trennung, der Tod eines geliebten Menschen oder von Freund:innen, der Eintritt in den Ruhestand (und damit einhergehende Verluste bestimmter sozialer Rollen, Anerkennung und Kontakte), chronische körperliche Gesundheitsprobleme, psychische Erkrankungen oder finanzielle Probleme/Armut können zu Einsamkeitsgefühlen auch in dieser Altersgruppe beitragen.

Lebensereignisse in Bezug auf das Alter

Tatsächlich können aber auch als sehr positiv erlebte Lebensveränderungen wie Elternschaft in einem erhöhten Einsamkeitsrisiko münden: In einer großen niederländischen Studie nahm Einsamkeit im ersten Jahr nach Geburt eines Kindes zwar ab, danach aber wieder zu (Buecker et al., 2021a). Die Forscher:innen verglichen die Effekte verschiedener Ereignisse und bezogen auch das Alter der Personen mit ein: Typischerweise erleben wir bestimmte Ereignisse (nur) in distinkten Phasen, so dass etwa der Übergang in die Elternschaft in aller Regel vor dem Renteneintritt zu verorten ist. Zur Festlegung dieser Phase wurde in der Studie das Durchschnittsalter der Proband:innen gewählt, in dem sie die entsprechende Erfahrung machten. Dabei zeigte sich auch, dass Personen, die bei einer Scheidung vergleichsweise jung waren, in der darauffolgenden Zeit eher einsam wurden. Am stärksten wirkte sich das Alter bei Pensionierung und Jobverlust aus. Eine mögliche Erklärung dieses Effekts besteht darin, dass denjenigen, die über oder unter dem Altersdurchschnitt liegen, Vorbilder fehlen, an denen sie sich orientieren können, und sie sich in der Folge verloren und „anders als die anderen" fühlen.

Genereller können altersspezifische Herausforderungen verschiedenster Art bewirken, dass soziale Beziehungen abreißen, nach und nach aufgegeben werden oder man sich in ihnen nicht mehr so wohlfühlt wie vor den großen Veränderungen. Diese umfassen bei jüngeren Menschen eher Faktoren wie Karriere (inkl. der immer mehr zunehmenden beruflichen Mobilität) und Familiengründung.

höheres und hohes Erwachsenenalter

Im höheren Lebensalter kann schließlich die abnehmende Gesundheit mit Barrieren gesellschaftlicher Teilhabe einhergehen. Auch der Verlust von Gleichaltrigen und Partner:innen trifft immer mehr Menschen. Oberhalb eines Alters von 90 Jahren fühlten sich in einer kürzlich durchgeführten großen Befragung in Deutschland mehr als doppelt so viele Menschen einsam (22.1 %) wie noch in der Gruppen der 80–84jährigen (8.7 %). Von den befragten Heimbewohner:innen fühlten sich mehr als ein Drittel einsam. Frauen waren in allen Altersgruppen des höheren und hohen Lebensalters eher betroffen als Männer. Dafür wurde vor allem der geringere Anteil von Partnerschaften bei hochaltrigen Frauen verantwortlich gemacht (Kaspar et al., 2023).

Forschungsergebnisse (Huxhold & Henning, 2023) weisen darauf hin, dass es bei älteren Menschen (inklusive Hochaltrigen ab 80 Jahren) besonders relevant ist, zwischen dem Risiko, *einsam zu werden* und dem Risiko, *einsam zu bleiben*, zu differenzieren: Tatsächlich investieren ältere Menschen viel Zeit und Energie in die Pflege bedeutsamer sozialer Beziehungen, was erklären kann, warum – trotz des deutlichen Altersgradients von Risikofaktoren wie körperlichen Erkrankungen – ältere Menschen kein generell erhöhtes Risiko für neu auftretende Einsamkeit haben. Im Gegenzug fällt es ihnen schwerer, aus der Einsamkeit herauszukommen als jüngeren Menschen. Dieser Effekt wurde statistisch erklärt durch wirkmächtige Einflussfaktoren, die einsame, ältere Menschen daran hindern können, wieder Anschluss zu finden – wie z. B. geringere Möglichkeiten, mit anderen in Kontakt zu kommen (sowohl durch einen Mangel an Angeboten von außen als auch eigene Schwierigkeiten wie Mobilitätseinschränkungen) und negative Altersstereotype (z. B. dass Altern zwangsläufig mehr Verluste als Wachstums- oder Entwicklungsmöglichkeiten impliziert).

Qualter et al. (2015) fassten die je nach Altersphase unterschiedlich gelagerten Bedürfnisse nach Zugehörigkeit, Quellen der Einsamkeit und auf Basis groß angelegter Untersuchungen geschätzten Prävalenzen von Einsamkeit zusammen (Tabelle 3, Übersetzung und Anpassung der Autorin).

methodische Herausforderungen

Tatsächlich ist die Untersuchung von Einsamkeit (und ihrer Veränderung) über die Lebensspanne ein komplexes Unterfangen, und auch die Interpretation der gewonnen Forschungsergebnisse liegt nicht immer auf der Hand.

Einige Studien zu Altersunterschieden in Einsamkeit basieren auf Querschnittsdaten, bei denen Personen aus unterschiedlichen Altersgruppen einmalig befragt und deren Einsamkeitswerte zu einer „Entwicklungskurve" zusammengesetzt wurden.

Um durchschnittliche Entwicklungsverläufe in der Einsamkeit über die Lebensspanne robust untersuchen zu können, sind jedoch längsschnittliche Studien notwendig, bei denen die gleichen Personen mehrfach im Lebensverlauf befragt werden. In einer → Meta-Analyse wurden die Ergebnisse von 75 längsschnittlichen Studien, die Einsamkeitsentwicklung untersuchen, zusammengefasst (Mund et al., 2020). Im Gegensatz zu den querschnittlichen Befunden deutet diese Meta-Analyse darauf hin, dass die Einsamkeit von der Kindheit bis ins hohe Erwachsenalter stabil bleibt (und dabei in etwa so stabil ist wie Persönlichkeitseigenschaften). Es sei jedoch darauf hingewiesen, dass eine solche Betrachtung durchschnittlicher Entwicklung in einem Merkmal im Hinblick auf individuelle Entwicklungsverläufe einzelner Personen nur begrenzte Aussagekraft besitzt. So zeigen verschiedene längsschnittliche Studien ein hohes Maß an Heterogenität in den individuellen Entwicklungsverläufen der Einsamkeit: Während Einsamkeit für manche Personen im Lebensverlauf ansteigt, nimmt sie für andere Personen eher ab. Wird über diese zum Teil entgegengesetzt verlaufenden einzelnen Entwicklungslinien hinweg gemittelt, können die sich daraus ergebenden durchschnittlichen Verläufe den Eindruck eines über die Lebenszeit stabilen Einsamkeitsniveaus vermitteln.

Tab. 3: Entwicklungsphasen, Zugehörigkeitsbedürfnisse, Quellen der Einsamkeit und geschätzte Einsamkeitsprävalenzen (Personen, die angeben, sich mindestens manchmal einsam zu fühlen) im Laufe des Lebens nach Qualter et al., 2015, S. 252

Entwicklungsphase und Altersbereich	Zugehörigkeitsbedürfnisse	Quellen der Einsamkeit	Geschätzte Prävalenz der Einsamkeit
Frühe Kindheit (3–7 Jahre)	Gemeinsame spaßige Aktivitäten (Spiel)	Fehlen eines Spielpartners / einer Spielpartnerin, Schikanierung	-
Mittlere bis späte Kindheit (7–12 Jahre)	Verbündete, Vertraute, das Gefühl, von einem/einer engen Freund:in gemocht zu werden	Fehlen eines engen Freundes / einer engen Freundin, Diskriminierung und Ablehnung durch die Peer Group	20 %
Frühe Adoleszenz (12–15 Jahre)	In der Peer Group akzeptiert sein	Fehlen eines engen Freundes / einer engen Freundin, Nichtakzeptanz durch die Peer Group, Diskriminierung	11–20 %
Späte Adoleszenz und junges Erwachsenenalter (15–21 Jahre)	Wertschätzung und Verständnis durch enge Freund:innen, romantische Beziehungen, Flirts, Akzeptanz als potentielle:r Partner:in	Mangel an engen Freund:innen, fehlende romantische Beziehung, Nichtakzeptanz als potentielle:r Partner:in	20–71 %
Frühes bis mittleres Erwachsenenalter (21–50 Jahre)	Qualität der romantischen Beziehung (z. B. Ehe) – Fokus liegt auf Intimität	Mangel an intimen Freundschaften oder romantischen Beziehungen	11–30 %
Mittleres, höheres und hohes Erwachsenenalter (> 50 Jahre)	Qualität der romantischen Beziehung (z. B. Ehe) – Fokus liegt auf Intimität und Lebensgemeinschaft	Mangel an intimen Freundschaften oder romantischen Beziehungen, Verlust des Partners/der Partnerin (z. B. durch Krankheit), reduzierte soziale Aktivitäten	40–50 %

Meta-Analysen

Meta-Analysen ermöglichen es, die Ergebnisse mehrerer Studien statistisch zusammenzufassen. Dies können Beobachtungsstudien sein, z. B. eine Befragung der Bevölkerung hinsichtlich ihrer subjektiv empfundenen Einsamkeit an verschiedenen Zeitpunkten, ohne dass dazwischen in ihr Leben eingegriffen wird, aber auch Studien, die → Interventionen überprüfen (z. B. angeleitete Online-Selbsthilfe). In beiden genannten Fällen interessieren Veränderungen über die Zeit, in letzterem aber vor allem mit Blick darauf, ob die Intervention wirksam ist oder nicht. Eine Meta-Analyse geht in der Regel wie folgt vor: Zunächst werden alle verfügbaren Studien (zu einem bestimmten Zeitraum oder einer bestimmten Intervention) bezogen auf ein klar umgrenztes Konstrukt bzw. Störungsbild gesammelt. Diese Originalpublikationen müssen bestimmten Kriterien entsprechen, um in die Meta-Analyse aufgenommen zu werden. Unter anderem müssen sie gewissen methodischen Kriterien genügen (z. B. Erhebungen in derselben Gruppe im Längsschnitt berichten oder die Durchführung eines Randomized Controlled Trials (RCT)). Dann werden die Ergebnisse der Studien statistisch kombiniert. Eine häufig verwendete Statistik ist der Effektgrößenindex, der angibt, wie groß der Effekt der Intervention im Vergleich zu einer Kontrollgruppe ist. Durch die Kombination der Ergebnisse mehrerer Studien und Gewichtung anhand ihrer Stichprobengröße können Meta-Analysen robustere Schätzungen liefern als eine einzelne Studie allein. Meta-Analysen können auch verwendet werden, um die Heterogenität zwischen den Studien zu untersuchen und zu bestimmen, ob Veränderungen über die Zeit bzw. der Effekt der Intervention in bestimmten Untergruppen der Stichprobe (z. B. älteren und jüngeren Menschen) unterschiedlich sind. Eine Meta-Analyse kann auch die Qualität der Originalarbeiten bewerten und feststellen, ob gewisse einzelne Studien eine größere Wirkung auf das Gesamtergebnis haben als andere und ob ein Publikationsbias vorliegt, d. h., ob die Datenlage in eine Richtung verzerrt ist, die positive oder besonders große statistische Effekte favorisiert. Eine nicht komplett lösbare Schwierigkeit, die mit Meta-Analysen einhergeht, betrifft aber natürlich die Tatsache, dass sie immer eine Zusammenfassung darstellen und manche, vielleicht wichtige, Besonderheiten der einzelnen Originalstudien, die in sie eingegangen sind, von ihnen nicht abgebildet werden können.

2.2 Geschlechtsabhängige Unterschiede

Bezogen auf mögliche Unterschiede zwischen Männern und Frauen ergibt sich in der Forschung ein gemischtes Bild. Im Durchschnitt und über alle Altersgruppen hinweg sind beide Gruppen etwa vergleichbar häufig von Einsamkeit betroffen. Ob Frauen oder Männer mehr Einsamkeit berichten oder ihre Angaben sich gleichen, scheint jedoch auch vom eingesetzten Messinstrument abzuhängen (Kapitel 7). Generell muss bei der Untersuchung des Zusammenhangs von Geschlecht und Einsamkeit das komplexe Zusammenspiel von Sozialisation, gesellschaftlichen Strukturen, Lebenserfahrung, Persönlichkeitsmerkmalen und psychischer Gesundheit bedacht werden.

Geschlechterrollen

Gesellschaftliche Normen wie →Geschlechterrollen wirken schon in der frühesten Erziehung. Diese können als Verhaltenserwartungen auf der Grundlage des biologischen Geschlechts konzeptualisiert werden. Traditionell wird von Männern erwartet, dass sie Attribute wie Stärke, Macht und Konkurrenzdenken an den Tag legen und Gefühle und Zuneigung weniger offen zeigen. Somit können sich die divergierenden Erwartungen bereits ab dem Kindesalter einerseits so äußern, dass Mädchen bzw. Frauen vergleichsweise mehr Wert auf Beziehungen und Bindungen legen und sich mehr um diese bemühen als Jungen bzw. Männer. Andererseits legen manche Studien nahe, dass es Mädchen bzw. Frauen auch leichter fällt, über Beziehungswünsche, die eigene emotionale Verletzlichkeit und entsprechendes Leiden zu sprechen. Infolgedessen neigen Frauen tendenziell eher dazu, ihre Einsamkeitsgefühle zu äußern und sich aktiv um Unterstützung zu bemühen, um ihren Kummer zu lindern. Für Erhebungen der Einsamkeit kann dies – je nach Phase im Prozess des Anerkennens der Einsamkeit, ihrer Äußerung und des Hilfesuchens – unterschiedliche Auswirkungen haben, also höhere oder niedrigere Werte bedeuten. Umgekehrt wird angenommen, dass Männer mehr sozialen Druck verspüren, eine emotional verschlossene, stoische oder übermäßig selbstständige Haltung einzunehmen, was sie davon abhalten könnte, ihre Einsamkeit anzuerkennen und sie anderen, im Privaten wie auch bezogen auf professionelle Hilfsangebote, zu offenbaren.

Auch unterschiedliche Lebensereignisse und -realitäten spielen eine Rolle für mögliche geschlechtsbezogene Unterschiede der Einsamkeit: Einerseits verbringen Frauen mehr Zeit mit der Betreuung und Fürsorge für andere (Kinder, pflegebedürftige Angehörige). Dies schränkt die Möglichkeiten selbst gewählter sozialer Kontakte in anderen Kontexten ein, was →soziale Isolation und damit auch Einsamkeit begünstigen kann. Dies zeigte sich auch im Kontext der COVID-19-Pandemie, in der vor allem Frauen und unter diesen nochmal besonders Mütter junger Kinder höhere Anstiege der Einsamkeit und allgemein beeinträchtigter psychischer Gesundheit berichteten (Tibubos et al., 2021). Andererseits gibt es auch mit der männlichen Geschlechterrolle assoziierte Risikofaktoren bzw. Faktoren, die auf Männer verhältnismäßig stärker wirken. Studien zeigen, dass Frauen im Schnitt größere soziale Netzwerke haben als Männer, so dass letztere im Nachgang von Trennungen (vor allem im mittleren Lebensalter) einen stärkeren Einsamkeitszuwachs erleben als Frauen. Eine kürzlich durchgeführte Meta-Analyse zeigte zudem einen stärkeren Zusammenhang zwischen Einsamkeit und Sterblichkeit bei Männern (Rico-Uribe et al., 2018) und in einer deutschen Repräsentativbefragung hing Einsamkeit bei Männern (vor allem jungen Männern) stärker mit →Suizidgedanken zusammen als bei Frauen (Ernst et al., 2021). Im höheren Lebensalter wiederum sind Frauen vergleichsweise stärker von Einsamkeit betroffen, da sie eine höhere Lebenserwartung haben als Männer und so eher den Tod des Partners oder der Partnerin bzw. von Freund:innen erleben.

Geschlechterdiversität

Letztlich bezieht sich die Forschung meist auf ein binäres Konzept von Geschlecht, weshalb es bisher wenige Studien gibt, die auch über die Einsamkeit nichtbinärer/diverser Personen Auskunft geben können. Es gibt jedoch Indizien, dass Einsamkeit eine weit verbreitete Erfahrung unter denjenigen Menschen ist, die sich nicht in die konventionellen Kategorien von Mann oder Frau einordnen lassen. Hier spielen auch sozialer Ausschluss und Gefühle fehlender Zugehörigkeit eine Rolle, das Erleben von Diskriminierung und fehlende Repräsentation. Diese Beispiele zeigen, dass Einsamkeit ein komplexes Geschehen ist, in dem verschiedene Merkmale zusammenwirken.

2.3 Soziale Einbindung, Lebenssituation und Marginalisierung

Wenngleich die Differenzierung objektiver →sozialer Isolation und subjektiver Einsamkeit eine wichtige Grundlage des Verständnisses des Phänomens bildet, so muss auch festgehalten werden, dass der Grad der sozialen Einbindung einer Person wichtige Implikationen für ihr Einsamkeitsempfinden hat.

Viele internationale Untersuchungen haben objektiv beobachtbare Merkmale des sozialen Netzwerks einer Person im Zusammenhang mit Einsamkeit erforscht. Während eine positive eheliche Beziehung vor Einsamkeit schützte, liefen Singles eher Gefahr, sich einsam zu fühlen (Hawkley et al., 2008). Auch im höheren Lebensalter waren Singles anfälliger für Einsamkeit im Vergleich zu Personen, die in einer festen Beziehung lebten (diese musste keine Ehe sein) (Dahlberg et al., 2022). Da es in alternden Gesellschaften nicht unüblich ist, dass Menschen im mittleren und höheren Erwachsenenalter in die Versorgung, Betreuung und Pflege verschiedener Generationen ihrer Familie eingebunden sind, zeigten sich auch Menschen mit Care-Aufgaben in Studien konsistent (trotz der eventuell gleichzeitig bestehenden Belastungen) als vergleichsweise wenig einsame Gruppe. Dies betraf sowohl Eltern minderjähriger Kinder als auch Großeltern und pflegende Angehörige.

Weitere Risikofaktoren in der großen Übersichtsarbeit von Dahlberg et al. (2022) umfassten den Verlust des Partners/der Partnerin, ein vergleichsweise kleines soziales Netzwerk und wenige (Freizeit-) Aktivitäten zusammen mit anderen Menschen. Auch das Alleinleben (im Vergleich zu einem geteilten Haushalt, egal, ob mit Partner:in oder Mitbewohner:innen) wurde in mehreren Studien mit Einsamkeit in Verbindung gebracht (z.B. Beutel, Klein et al., 2017; Ernst et al., 2021).

Risikofaktoren für Einsamkeit decken sich vielfach mit Risikofaktoren für (andere) psychische Belastungen.

Viele Studien haben gezeigt, dass sich Risikofaktoren für Einsamkeit mit allgemeineren Risikofaktoren für psychische Belastungen und Einschränkungen des Wohlbefindens überlappen (La Placa & Morgan, 2022). Eine wichtige Dimension in diesem Zusammenhang ist soziale Marginalisierung, da man einerseits kausale Wirkungen auf das Einsamkeitsempfinden Betroffener annehmen kann als auch eine ganze Reihe empirisch bestätigter Risikofaktoren mit ihr assoziiert sind.

Marginalisierung

Soziale Marginalisierung beschreibt eine eingeschränkte gesellschaftliche Teilhabe, in der Regel aufgrund von Faktoren, die außerhalb der Kontrolle der Person liegen. Gerade bezogen auf die im Folgenden betrachteten Gruppen muss deshalb kritisch betrachtet werden, dass Einsamkeit nicht nur ein Ergebnis der Wahrnehmung der betroffenen Person ist, sondern durch die strukturellen Gegebenheiten ihrer Umwelt und das Verhalten ihrer Mitmenschen mit beeinflusst wird. Ihre Gefühle von Einsamkeit liegen also mitnichten in der alleinigen Verantwortung der Person. Dieses Faktum ist zwar allgemeingültig, aber im Kontext von Marginalisierung bekommt die Lebenslage als Risikofaktor ein besonderes Gewicht.

Migrationshintergrund

So berichteten Personen mit Migrationshintergrund in internationalen Studien im Durchschnitt mehr Einsamkeit als Personen ohne Migrationshintergrund. In einer Untersuchung aus Deutschland, in der Migrant:innen erster und zweiter Generation, Geflüchtete und Deutsche ohne Migrationshintergrund hinsichtlich ihrer selbst berichteten Einsamkeit verglichen wurden, stellten sich geflüchtete Menschen als am stärksten gefährdet heraus (Löbel et al., 2022).

Personen, die von mehreren Risikofaktoren gleichzeitig betroffen sind, sind besonders gefährdet.

Die Risikofaktoren, die sich im Kontext von Marginalisierung kumulieren, können alle Lebensbereiche betreffen: Geflüchtete und Migrant:innen erster Generation haben allein durch die Änderung ihres Lebensmittelpunkts (über ggf. sehr weite Strecken) Brüche bzw. Veränderungen ihrer sozialen Beziehungen erlebt. Sie haben in diesem Zusammenhang Verlusterfahrungen gemacht, möglicherweise Gewalt und existentielle Bedrohungen erlebt und sind darüber hinaus in ihrem neuen Umfeld gefährdet, Diskriminierungs- und Ausgrenzungserfahrungen zu machen. Auch Sprachbarrieren, finanzielle Unsicherheiten und kulturelle Unterschiede können ihr Risiko für das Erleben von Einsamkeit erhöhen. Für Menschen mit (chronischen) Erkrankungen kommen weitere Herausforderungen bei der Navigation des Gesundheitssystems hinzu, da vielfach keine Sprach- und Kulturmittlungsangebote bereitgehalten werden.

sozioökonomischer Status

Ein niedriger sozioökonomischer Status bzw. Armut war für sich genommen in einer Vielzahl internationaler Studien mit einem erhöhten Risiko für Einsamkeit assoziiert (Solmi et al., 2020). Insbesondere waren nicht erwerbstätige Personen, Personen mit einem geringen Einkommen und einem niedrigen Bildungsstand einsamer als der Rest der Bevölkerung. Diese Charakteristika stellen separate Einflüsse dar, da z. B. mit dem Verlust des Arbeitsplatzes nicht nur das Einkommen, sondern auch eine Möglichkeit sozialen Austauschs wegfällt. Der finanzielle Aspekt hat selbstverständlich auch Implikationen für die Möglichkeiten sozialer Teilhabe. Sich kaum etwas leisten zu können wirkt sich auf soziale Beziehungen aus. Menschen, die in Armut geraten, treffen sich seltener mit Freund:innen und Bekannten und nehmen allgemein weniger am gesellschaftlichen Leben teil. Sie machen seltener Besuche oder empfangen Gäste. Verschärft wird die Lage durch sozialen Rückzug und Scham, z.B. über die Wohnsituation. Vermittelnde Faktoren können auch in psychischen Erkrankungen bestehen, die durch Armut und ihre mentalen Folgen (z.B. Selbstabwertung) befördert werden.

Wochenarbeitszeit

Der protektive Effekt der Erwerbstätigkeit darf zudem nicht in dem Sinne überinterpretiert werden, dass mehr Arbeitsstunden auch automatisch weniger Einsamkeit bedingen: Der European Quality of Life Survey (Eurofound, 2023) zeigte, dass unter denjenigen, die deutlich über 40 Wochenstunden arbeiteten, der Anteil einsamer Menschen höher war als unter denjenigen, die weniger arbeiteten. Unter den Menschen mit 50 Wochenarbeitsstunden gaben (über verschiedene europäische Länder hinweg gemittelt) 10% an, sich einsam zu fühlen, unter den Menschen mit 35 Wochenstunden waren es nur etwa 3%. Hinter diesem Zusammenhang können verschiedene Mechanismen liegen: Einerseits ist es möglich, dass „Workaholics" vorrangig über die Arbeit ihre (sozialen) Bedürfnisse, z.B. nach Anerkennung, zu befriedigen oder sich durch die Arbeit abzulenken versuchen, möglicherweise auch, weil sie mit anderen Lebensbereichen eher unzufrieden sind. Andererseits gibt es selbstverständlich starke ökonomische Zwänge, so dass Menschen gegen ihren Willen sehr viel arbeiten müssen, um ihren Lebensunterhalt zu sichern bzw. ihre Familie zu versorgen. Im Endergebnis haben jedoch beide Gruppen weniger Zeit zur freien Verfügung (und arme Menschen darüber hinaus weniger finanzielle Mittel), die sie in Hobbies stecken könnten. Bezogen auf ganz Europa zeigt sich ebenfalls ein robuster Zusammenhang in den Daten in dem Sinne, dass in Ländern, in denen mehr Menschen Mitgliedschaften in Vereinen oder Clubs berichten, weniger Einsamkeit herrscht. In Dänemark beispielsweise war die Beteiligung an entsprechenden Freizeitveranstaltungen mit knapp unter 35% mit am weitesten verbreitet, wobei sich dabei auch weniger als 5% der Befragten einsam fühlten. Im Kontrast dazu berichteten in Albanien nur etwa 8% eine Mitgliedschaft, dafür aber mehr als 11%, unter Einsamkeit zu leiden.

soziale Ungleichheit und Diversität

Eine weitere Facette sozialer Ungleichheit, die bezogen auf Einsamkeit relevant ist, ist die geschlechtlicher und sexueller Vielfalt. So sind auch LGBTQIA+ (lesbische, schwule, bisexuelle, transsexuelle/Transgender-, queere, intersexuelle und asexuelle Menschen) trotz großer gesellschaftlicher Fortschritte in den letzten Jahren auch in Deutschland immer noch von →Ablehnung, Diskriminierung und →Ausgrenzung betroffen. Einige der Gründe für das erhöhte Einsamkeitsrisiko von LGBTQIA+ liegen deshalb zwar in demographischen Unterschieden begründet (weil sie häufiger alleinstehend und kinderlos sind und seltener Kontakt zu ihren Herkunftsfamilien haben), aber diese sind keine erschöpfende Erklärung. Tatsächlich tragen die genannten negativen Erfahrungen zum sog. →Minderheitenstress (englisch: „Minority Stress") bei, d. h. zu psychologischen Reaktionen wie Selbststigmatisierung, Sensibilität gegenüber Ablehnung und, spezifisch bezogen auf LGBTQIA+, Verbergen der sexuellen Orientierung bzw. Geschlechtsidentität. Diese wiederum beeinträchtigen den Aufbau und die Aufrechterhaltung stabiler, befriedigender Beziehungen. Eine Studie (Elmer et al., 2022), an der 8.000 Personen aus 85 Ländern teilnahmen, zeigte, dass Minderheitenstress ein relevanter Risikofaktor für Einsamkeit bei LGBTQIA+ und mit →sozialen Ängsten und Hemmungen verbunden war.

2.4 Unterschiede zwischen Regionen, Ländern und Kulturen

Einsamkeit wird oft als Ergebnis von Bedingungen gesehen, die gewissermaßen in der Person liegen – ihrer Genetik, ihrem Gesundheitszustand, sozioökonomischen Status, Geschlecht, Alter, usw. Diese Faktoren können zweifelsohne den Zugang, die Fähigkeit und die Motivation zu sozialen Kontakten beeinflussen (wie die vorangegangenen Kapitel bereits dargestellt haben). Das subjektive Gefühl der Einsamkeit ist jedoch das Ergebnis von mehr als nur individuellen oder interpersonellen Einflüssen. Sie wird auch von der sozialen Infrastruktur der Gemeinschaft geprägt, in der man geboren wird, aufwächst, arbeitet und altert.

sozial-ökologische Modelle

Analysen der regionalen und internationalen Verteilung der Einsamkeit haben gezeigt, dass diese nicht nur vom Individuum abhängt, sondern auch durch die Charakteristika der näheren Wohnumgebung sowie übergeordnete kulturelle Gegebenheiten und Normen geprägt wird. Vereint werden die in diesem Abschnitt dargestellten Einflussfaktoren, die in der Umgebung der Person liegen, in sog. →sozial-ökologischen Modellen. Diese sehen so aus, dass die einzelnen, immer größer und allgemeiner werdenden Schichten der sozialen Kontexte (von der Familie bis zur nationalen politischen Lage) des einzelnen Menschen sich wie einzelne Häute einer Zwiebel um ihn/sie legen, wobei angenommen wird, dass diese Schichten sich voneinander unterscheiden und gleichzeitig miteinander in Beziehung stehen (Abbildung 4).

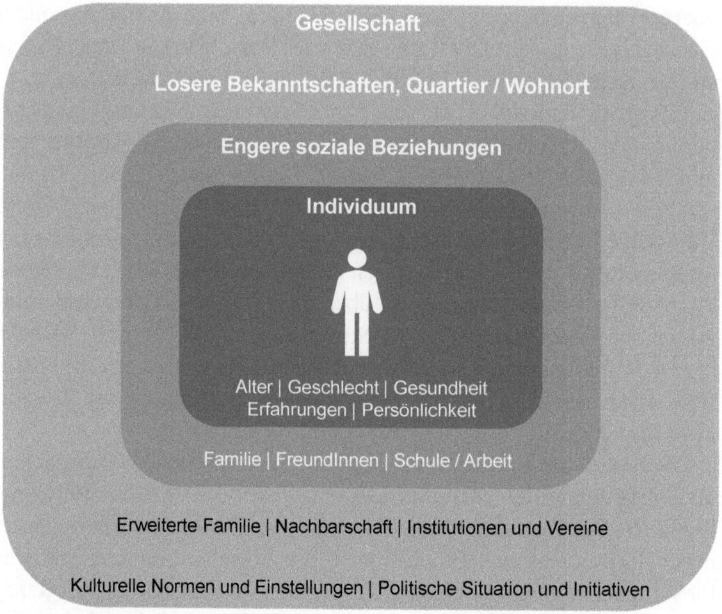

Abb. 4: Beispiel für ein sozial-ökologisches Modell, das ein Individuum als in seine Beziehungen und Umgebung eingebettet begreift

Direkte Wohnumgebung

Zu den übergeordneten Merkmalen der sozialen Infrastruktur, die sich auf die individuelle Einsamkeit auswirken können, gehören neben physischen, für alle Bürger:innen nutzbaren Einrichtungen (wie Parks, Bibliotheken, Schwimmbädern, etc.), auch soziale Programme, Initiativen und Vereine sowie zuletzt noch Maßnahmen der Lokalpolitik (z.B. bezogen auf Verkehr und Wohnungsbau).

Einsamkeit variiert zwischen Wohngegenden und Regionen, auch aufgrund infrastruktureller Unterschiede und Freizeitangeboten.

All diese Aspekte spielen eine Rolle dabei, wie leicht oder schwer es für die vor Ort lebenden Menschen ist, mit anderen in Kontakt zu kommen und diese Kontakte zu pflegen.

Aus der vorrangig individualisierten Konzeptualisierung der Einsamkeit ergibt sich leider auch ein Mangel an empirischen Studien, die übergeordnete Ebenen in den Blick nehmen. Eine Ausnahme bildet eine Analyse eines großen Datensatzes des Sozioökonomischen Panels aus Deutschland mit über 17.500 Personen, auf deren Basis Buecker et al. (2020) die regionale Verteilung von Einsamkeit in Deutschland kartierten. Vor allem im Osten Deutschlands (Mecklenburg-Vorpommern und Brandenburg) fühlten sich viele der befragten Personen einsam, weniger waren es in Rheinland-Pfalz und Baden-Württemberg. Diese Unterschiede hingen unter anderem von der individuellen Entfernung (mehr oder weniger als 20 Minuten zu Fuß) zu öffentlichen Parks und Sport-/Freizeiteinrichtungen ab, aber auch Nachbarschaftsbeziehungen spielten eine Rolle: Je besser Studienteilnehmer:innen ihr Verhältnis zu Nachbar:innen bewerteten, desto weniger einsam fühlten sie sich. Interessanterweise fiel die Bevölkerungsdichte einer Region nicht ins Gewicht.

Die Bedeutsamkeit der Verfügbarkeit von öffentlichen Grünflächen und Parks zeigte sich auch im European Quality of Life Survey (Eurofound, 2023) über mehrere Länder hinweg. In Deutschland berichteten in der Umfrage weniger als 10 % der Teilnehmenden, dass diese schwer für sie erreichbar seien und etwa 5 % fühlten sich einsam. Im Vergleich dazu berichteten über 33 % der türkischen Befragten, keine einfach für sie nutzbaren Grünflächen und Parks in der Nähe ihres Wohnheims zu haben, und mehr als 15 % der Befragten gaben an, unter Einsamkeit zu leiden.

Unterschiede zwischen Ländern und Kulturen

Über die strukturellen Bedingungen des näheren Umfelds hinaus wird die/der Einzelne gleichzeitig von gesellschaftlichen Bedingungen, Werten und Normen bezogen auf Kooperation, Ungleichheit und das soziale Miteinander beeinflusst.

All dies gestaltet unsere Erwartungen an unsere tatsächlichen Beziehungen. Entsprechend zeigen sich internationale Unterschiede, z. B. auf Basis des European Social Survey (Jowell et al., 2007), der über 100.000 Personen in 24 Ländern umfasste: Am geringsten war die Einsamkeit in Nordeuropa ausgeprägt, gefolgt von Westeuropa (mit Ausnahme von Frankreich und Belgien). In West- und Südeuropa war der Anteil einsamer Personen einstellig, während Osteuropa das andere Extrem darstellte. In Südeuropa waren jedoch große Unterschiede zu beobachten, mit vergleichsweise niedrigen Prävalenzen in Portugal (9 %), und hohen in Griechenland (43 %). Obwohl diese regionalen

Muster zweifellos zum Teil durch Unterschiede in den individuellen Merkmalen der Bevölkerung der EU-Mitgliedstaaten erklärt werden können (wie Gesundheitsversorgung und finanzieller Wohlstand), sind sie auch durch einen breiteren soziokulturellen Länderkontext geprägt.

In Süd- und Osteuropa sind die familiären Bindungen von vergleichsweise großer Bedeutung und bestimmte Normen, wie das Zusammenleben älterer Menschen mit ihren erwachsenen Kindern, waren früher weiter verbreitet als in West- oder Nordeuropa. Die Erwartungen an die → soziale Verbundenheit und Unterstützung und damit die potentielle Unzufriedenheit könnten daher im Süden und Osten höher sein.

Empirische Studien unterstützen diese Annahme, dass die zwischen Ländern unterschiedlichen Einsamkeitsprävalenzen auch etwas damit zu tun haben, was unterschiedlichen Menschen wichtig ist, welche Erwartungen die Familie, Freund:innen und Gesellschaft an sie stellen und wie sie miteinander in Beziehung treten. Darüber hinaus spielt auch eine Rolle, wie Einsamkeit bzw. Alleinsein bewertet wird und ob und wie Menschen miteinander über Gefühle, inklusive unangenehmer Zustände wie Einsamkeit, sprechen.

kulturelle Normen

Studien haben zwischen Proband:innen aus verschiedenen Ländern Unterschiede hinsichtlich des Erlebens von emotionaler Belastung, Unzulänglichkeit und Gefühlen von Entfremdung im Kontext der Einsamkeit berichtet. Studienteilnehmer:innen aus verschiedenen Ländern gingen auch unterschiedlich mit der Einsamkeit um: Kanadier:innen bewerteten selbst gewähltes Alleinsein, das wir als → Solitude kennengelernt haben, positiver als Spanier:innen. Sie sahen es als sozial akzeptierten Gegensatz zum geselligen Zusammensein mit anderen (Rokach et al., 2001). Zudem gaben die kanadischen Teilnehmer:innen auch mehr Bewältigungsstrategien an für Situationen, in denen sie sich einsam fühlten (z. B. Ablenkung, Unterstützung suchen, Reflexion).

Die Wahrnehmung von Einsamkeit und ihre hauptsächlichen Quellen unterscheiden sich zwischen Kulturen, z. B. individualistisch und kollektivistisch orientierten Gesellschaften.

Möglicherweise spiegeln diese Unterschiede zwischen den Kulturen aber auch eine kulturelle Verzerrung in den nordamerikanischen Ursprüngen der Fragen wider, die als Maß für die Bewältigung von Einsamkeit verwendet wurden, so dass Menschen mit einer anderen kulturellen Perspektive ihnen nicht gleichermaßen zustimmen würden.

Seepersad, Choi und Shin (2008) betonten, dass eine Kultur, die sehr viel Wert auf romantische Beziehungen legt und in der ein dauerhaftes Singledasein eher kritisch beäugt wird (und z. B. als Versagen oder Makel einer Person interpretiert werden kann), die Erfahrung von Einsamkeit bzw. Verbundenheit entsprechend prägen kann. In ihrer Studie berichteten US-amerikanische Studierende über ein höheres Maß an intimer Einsamkeit als koreanische Studierende. Dieses Ergebnis stützt die Idee, dass in einigen individualistischen Kulturen Einsamkeit eher mit persönlichen Erwartungen an partnerschaftliche Beziehungen zu tun hat, während vor dem Hintergrund einer kollektivistischen kulturellen Prägung eher soziale Anerkennung im Fokus zu stehen scheint.

Kollektivismus und Individualismus

Die Unterscheidung zwischen individualistischen und kollektivistischen Kulturen findet sich in vielen empirischen Untersuchungen der Einsamkeit (und anderer Themen). Dabei geht es um das Ausmaß, in dem Individuen in Gruppen integriert sind. In kollektivistischeren Kulturen, wie etwa einigen afrikanischen und asiatischen Kulturen, bildet die Gruppe die Grundeinheit des Lebens. Oft besteht diese Gruppe aus einer Großfamilie, deren Mitglieder in gegenseitiger Abhängigkeit, Nähe und Loyalität zusammenleben können. In afrikanischen Kulturen hat Einsamkeit viel mit (mangelnder) sozialer Verbundenheit zu tun, die durch die in isiZulu ausgedrückten Konzepte „ubuntu“ und „unmuntu ngumuntu ngabantu“ ausgedrückt wird, die etwa mit „durch andere sein/leben“ und „ich bin, weil du bist, und du bist, weil wir sind“ übersetzt werden können (Übersetzung der Autorin auf Basis der englischsprachigen Wiedergabe durch Van Staden und Coetzee (2010)). Diese sind im alltäglichen Denken und Handeln von zentraler Bedeutung, insbesondere bezogen auf das Erleben von Zugehörigkeit und Einsamkeit.

Im Sinne einer kulturspezifischen Erscheinungsform des sozialen Rückzugs gibt es in Japan das Phänomen der → Hikikomori. Dabei handelt es sich meist um Jugendliche und junge Erwachsene im urbanen Umfeld, die ihren Kontakt mit der Gesellschaft auf ein absolut notwendiges Minimum reduzieren. Sie distanzieren sich zu Hause von ihrer Familie (selbst wenn sie mit dieser zusammenleben) sowie Freund:innen und entziehen sich schulischen bzw. beruflichen Verpflichtungen. Hikikomori wird oft als Ausdruck einer tiefen sozialen und emotionalen Verunsicherung und Unfähigkeit wahrgenommen, gemäß den Erwartungen und Anforderungen der Gesellschaft, vor allem hinsichtlich Bildung und Arbeitsleben, zu funktionieren (wie Konformitätsdruck, Fleiß und akademische Exzellenz). Obwohl die gesellschaftliche Haltung gegenüber Hikikomori durch starke → Stigmatisierung geprägt ist, weisen Kato et al. (2017) auf spezifische Aspekte der Abhängigkeit und Bedürftigkeit in der japanischen Eltern-Kind-Beziehung hin, die eine gewisse Akzeptanz dieses Verhaltens fördern könnten.

Bezogen auf das Ende des Lebens wurde zudem der Begriff des traurigen, einsamen Todes (→ Kodoku-shi) geprägt, von dem über längere Zeit niemand Notiz nimmt – entsprechende Fälle haben in Verbindung mit der zunehmenden Urbanisierung, Vereinzelung und dadurch Isolation älterer Menschen innerhalb einer im Grunde kollektivistischen Kultur, die auf diese tiefgreifenden Veränderungen nicht vorbereitet ist, in den letzten Jahren zugenommen (Kato et al., 2017). Ihre Verringerung ist ein explizites Ziel der japanischen Strategie gegen Einsamkeit (Kapitel 8).

US-amerikanische und andere westliche Kulturen werden hingegen als individualistisch eingeordnet. In individualistischen Kulturen werden emotionale Losgelöstheit und individuelle Autonomie höher bewertet, wobei viele Menschen allein, nur mit einem/einer (Ehe-)Partner:in oder mit der Kernfamilie zusammenleben und überwiegend individuelle Ziele verfolgt werden. Forscher:innen haben früh nahegelegt, dass genau diese Orientierung das individuelle Einsamkeitserleben verstärken könnte. Die empirische Realität erscheint jedoch komplexer: Internationale Studien haben zu divergierenden Einschätzungen geführt, in welchen Kulturen Personen gefährdeter für Einsamkeit sind. So zeigten vergleichende Untersuchungen, z. B. von Teilnehmer:innen aus Nordamerika und Asien, einerseits, dass asiatische Menschen mehr Einsamkeit angaben (Hawkley et al., 2012). Gleichzeitig legte die Auswertung einer globalen Umfrage mit mehr als 46.050 Teilnehmer:innen nahe, dass – insgesamt gesehen – Personen aus individualistischen Kulturen mehr Einsamkeit erlebten (Barreto et al., 2021). Tatsächlich fanden sich aber auch noch unterschiedliche Implikationen für verschiedene Gruppen und Interaktionen von Risikofaktoren *innerhalb* der jeweiligen Kultur, so dass junge Männer in individualistischen Kulturen als die vulnerabelste Gruppe eingestuft wurden.

2.5 Zusammenfassung

Im zweiten Kapitel haben wir uns mit den epidemiologischen Aspekten beschäftigt, in Abhängigkeit derer Einsamkeit in der Bevölkerung ungleich verteilt ist. Obwohl grundsätzlich jede Person von Einsamkeit betroffen sein kann und die meisten Menschen sich im Laufe ihres Lebens zumindest vorübergehend einsam fühlen, gibt es bestimmte Gruppen, in denen in der Vergangenheit vergleichsweise erhöhte Prävalenzen festgestellt wurden. Faktoren, die eine entsprechende Vulnerabilität Einsamkeit gegenüber implizieren, können sich auch überlappen.

Zunächst wurde die Entwicklung von Einsamkeit über die Lebensspanne in den Blick genommen und die stereotype Vorstellung entkräftet, Einsamkeit sei (zwingend) ein Thema des Alters bzw. eines, das nur ältere Menschen beträfe. Tatsächlich berichteten in den letzten Jahren auch substantielle Anteile jüngerer Menschen, einsam zu sein, und es gibt bestimmte gesellschaftliche Entwicklungen, die die Einsamkeit Adoleszenter und junger Erwachsener befeuern könnten. Genereller können Auslöser für Einsamkeit in Lebensereignissen bestehen, die auch eine Veränderung des sozialen Kontexts bedingen (wie z. B. Trennungen oder Jobwechsel). Darüber hinaus gibt es einige Faktoren, die nicht in der Kontrolle der einzelnen Person liegen, wie z. B. ihre gesellschaftliche Marginalisierung und Teilhabemöglichkeiten sowie strukturelle Aspekte, die neben der Nation oder Kultur, in der man lebt, auch die direkte Wohnumgebung umfassen.

2.6 Fallbeispiele

Georg

Georg ist 63 Jahre alt und arbeitet in Teilzeit als Friseur. Er hat in den vergangenen zwei Jahren seine an Krebs erkrankte Ehefrau gepflegt, bis sie schließlich verstorben ist. Spätestens seit ihrem Tod fühlt er sich schrecklich allein. Den Job im Salon mit 20 Wochenstunden hatte er neben der Versorgung seiner Frau gerade noch bewältigen können, aber für Hobbies blieb keine Zeit mehr. Früher waren sie oft mit einem befreundeten Paar zum Angeln gefahren. Georg ging auch gerne schwimmen, aber das örtliche Bad musste vor einiger Zeit schließen. In seinem kleinen Wohnort gibt es nun nicht mehr viele Möglichkeiten, etwas zu unternehmen, was ihm Freude macht. Zudem muss er nach einer kürzlichen Mieterhöhung noch mehr auf seine Ausgaben achten, um am Monatsende nicht ins Minus zu rutschen. Spontane Ausflüge mit Freund:innen sind auch deshalb weniger geworden.

Er hat den Eindruck, dass seine Freunde durchaus Anteil an seiner Trauer nehmen, hat aber auch Hemmungen, sie mit seinen Sorgen zu belasten. Er wüsste überhaupt nicht, wie er beginnen sollte, über seine Einsamkeit und sein Leid zu sprechen – wenn er so darüber nachdenkt, hat er gar kein Vokabular dafür. Georg ist so erzogen worden, dass er nach außen stark wirken muss und nicht klagen darf. Seine Gefühle zu übergehen, um weiterhin im Alltag zu funktionieren, ist ihm in den letzten Jahren tatsächlich einigermaßen gut gelungen. Doch nun, da seine Frau nicht mehr lebt, spürt er eine große Leere. Er kennt auch keine anderen Witwer oder Männer in einer ähnlichen Situation.

Fragen zum Fall Georg:

- Können Sie sich vorstellen, dass eine andere Person in Georgs Situation mehr bzw. weniger Einsamkeit berichten würde, wenn sie
  a. weiblich und
  b. älter oder jünger wäre? Falls ja, warum?
- Welche Faktoren kommen in Georgs Fall zur Sprache, die allgemein als Risiko- bzw. Schutzfaktoren im Zusammenhang mit Einsamkeit bestätigt wurden?
- Inwiefern zeigt Georgs Fall auf, dass Risikofaktoren für Einsamkeit sich in ihrer Wirkung addieren können?

Rana

Rana ist 17 Jahre alt und möchte nächstes Jahr Abitur machen. Gemeinsam mit ihrer Familie (Mutter, Vater und zwei jüngeren Brüdern) lebt sie in einer Stadtwohnung nicht weit weg von der Schule. Oft bringt sie Freund:innen mit nach Hause, die immer herzlich willkommen geheißen werden. Ranas Familie kam nach Deutschland, als sie fünf Jahre alt war. Das ist jetzt schon lange her, aber Rana erinnert sich immer noch daran, wie schwierig es war, mit den anderen Kindern in Kontakt zu kommen, die alle kein Arabisch sprachen und so anders aussahen als sie. Mit der Zeit wurde es leichter, auch weil Rana schnell Deutsch lernte. Sie hat sich zwar daran gewöhnt, die einzige nichtweiße Person in der Klasse oder bei ihren Freizeitaktivitäten zu sein (z. B. im Orchester), ist sich dessen aber auch stets bewusst. Rassistische Äußerungen und Witze, die auf mit ihrem Herkunftsland verbundene Stereotype abzielen, lösen in ihr tiefe Traurigkeit aus und das Gefühl, dass sie nie einfach dazugehören kann. Ihre Freund:innen treten zwar entschieden für sie ein, aber Rana fühlt sich nach solchen Situationen noch tagelang elend, ungewollt und ohnmächtig. Rana weiß, dass ihre Eltern sehr stolz auf sie sind und sie lieben, sie fühlt sich aber manchmal etwas überbehütet. In letzter Zeit spürt sie zunehmend Druck, weil ihre Mutter sie fragt, wann sie ihr denn mal einen netten jungen Mann vorstellen würde. Sie weiß nicht, wie sie ihr sagen soll, dass sie seit vier Monaten eine Freundin hat. Rana kann sich nicht vorstellen, dass ihre Eltern damit einverstanden wären.

Fragen zum Fall Rana:

- Welche Faktoren kommen in der Beschreibung von Ranas Situation vor, die in epidemiologischen Statistiken mit einem höheren bzw. geringen Risiko für Einsamkeit assoziiert werden?
- Sehen Sie hier nur Risiko- oder auch potentielle Schutzfaktoren?
- Welche Rolle spielt Ranas aktuelle Lebensphase hinsichtlich ihres Erlebens von Einsamkeit?
- Wie spielen bei Rana Risiko- und Schutzfaktoren zusammen?

2.7 Fragen zu Kapitel 2

1. Nennen Sie Bevölkerungsgruppen (charakterisiert anhand demographischer Merkmale wie z. B. Alter), die ein vergleichsweise hohes Einsamkeitsrisiko haben.

2. Warum fühlen sich Angehörige sozial marginalisierter Gruppen eher einsam als Angehörige der Mehrheitsgruppe (z. B. konkret bezogen auf Migrant:innen, arme Menschen und LGBTQIA+)?

3. Beschreiben Sie den Verlauf der Einsamkeit über die Lebensspanne. Gibt es Phasen, in denen Menschen besonders gefährdet sind, Einsamkeit zu erleben?

4. Wie wandeln sich im Laufe des Lebens die Bedürfnisse nach Zugehörigkeit und die Quellen von Einsamkeit?

5. Warum ist die Frage, ob Frauen generell mehr Einsamkeit erleben als Männer oder umgekehrt, schwer zu beantworten? Welche geschlechtsabhängigen Einflussfaktoren kommen hier zum Tragen?

6. Welche Merkmale der Umgebung einer Person haben Sie kennengelernt, die etwas damit zu tun haben, wie einsam sich der/die Einzelne fühlt? Beziehen Sie sich einerseits auf die direkte Wohnumgebung und andererseits auf den nationalen/kulturellen Kontext.

7. Wie könnte man aus städtebaulicher Sicht darauf hinwirken, dass in einem bestimmten Quartier lebende Personen besser vor Einsamkeit geschützt sind?

8 Inwiefern wirken Aspekte der Wohnumgebung mit Risiko- und Schutzfaktoren bezogen auf Einsamkeit auf der Individualebene zusammen? Denken Sie z. B. an altersassoziierte Faktoren.

9. Auf welche Art und Weise hängen Kollektivismus und Individualismus mit dem subjektiven Einsamkeitserleben der einzelnen Person zusammen?

3 Ätiologie: Wie entsteht Einsamkeit?

Bezogen auf die Entstehung der Einsamkeit, ihre Aufrechterhaltung und Wege aus ihr heraus haben sich in den letzten Jahrzehnten verschiedene theoretische Modelle ausdifferenziert. Diese haben die empirische Einsamkeitsforschung wesentlich beeinflusst bzw. sind auf Basis von Forschungserkenntnissen weiterentwickelt und spezifiziert worden (z. B. hinsichtlich Einsamkeit in verschiedenen Lebensphasen).

Den im Folgenden dargestellten psychologisch orientierten Konzeptionen ist dabei gemein, dass sie grundlegende soziale Bedürfnisse bzw. Motive annehmen: Menschen werden als soziale Wesen aufgefasst, die die Einbettung in eine Gemeinschaft benötigen, um sich sicher zu fühlen und gesund zu bleiben. Ist dies (ihrer eigenen, subjektiven Wahrnehmung folgend) gegenwärtig nicht der Fall, so werden verschiedene Prozesse (Wahrnehmungs- und Verhaltensweisen) initiiert, die zur Beendigung dieser Situation beitragen sollen. Je nach Modell wird hier auf den einsamen Menschen und seine innere Welt fokussiert oder auch die Reaktion des Gegenübers/der Gemeinschaft mit einbezogen. Der Komplexität und multifaktoriellen Bedingtheit der Einsamkeit tragen Modelle Rechnung, die auch Auslöser bzw. Risikofaktoren darstellen, die sowohl in der Person als auch in ihrer Umgebung liegen können und stabil oder veränderlich sein können.

3.1 Relevante Modelle zur Entstehung und Aufrechterhaltung von Einsamkeit

Evolutionäre Theorie der Einsamkeit

Die →evolutionäre Theorie der Einsamkeit (Cacioppo & Cacioppo, 2018) fasst das unangenehme Gefühl als eine evolutionäre Anpassung auf, da es den Menschen dazu motiviert, mehr soziale Kontakte aufzusuchen bzw. die bestehenden zu verbessern.

Überlebensvorteil durch Bindung

Der Theorie zufolge ist der Mensch ein soziales Wesen, das sich für das Leben in Gruppen entwickelt hat. Unsere Vorfahren, die in der Lage waren, vergleichsweise stärkere soziale Bindungen einzugehen, hatten einen Überlebensvorteil und damit mehr Chancen, ihre Gene an die nächste Generation weiterzugeben. In diesem Zusammenhang ist Einsamkeit hingegen ein Zeichen dafür, dass die sozialen Bindungen nicht gut ausgeprägt sind, also nicht verlässlich oder gegenwärtig unterbrochen, z.B. durch eine Trennung von der Gruppe. Evolutionär gesehen stellt dies eine Gefahr dar, denn der Mensch ist auf seine Gruppe angewiesen, um Schutz, Ressourcen und Fortpflanzungsmöglichkeiten zu erhalten. Cacioppo argumentiert, dass die angeborene Reaktion der Einsamkeit in der modernen Welt weiterhin relevant ist und dass chronische Einsamkeit zu negativen Auswirkungen auf die Gesundheit und das Wohlbefinden führen kann. Menschen sind schließlich nach wie vor soziale Wesen, die auf soziale Verbindungen angewiesen sind, um ihr Wohlbefinden zu fördern. Diese Annahme wird z.B. durch Studien gestützt, die zeigen, dass einsame Menschen eher unter →Stress, →Ängsten und →Depressionen leiden (Lim et al., 2020). Sie haben auch ein höheres Risiko für Bluthochdruck, Herz- Kreislauferkrankungen und Schlaganfälle und damit auch für ein vergleichsweise früheres Versterben (Holt-Lunstad et al., 2015) (Kapitel 6).

Die evolutionäre Theorie der Einsamkeit trägt wesentlich zu unserem besseren Verständnis dieses komplexen Gefühls bei: Sie legt nahe, dass Einsamkeit nicht einfach nur ein unangenehmes psychologisches Problem ist, sondern vielmehr eine adaptive Reaktion auf einen Zustand, der uns auf Dauer nicht guttut (Kapitel 5).

Teufelskreismodell

Das →Teufelskreismodell der Einsamkeit wurde entwickelt, um die komplexen Wechselwirkungen zwischen Einsamkeit und →sozialer Isolation zu erklären. Dieses Modell beschreibt, wie sich Einsamkeit auf psychologischer, emotionaler und physischer Ebene verstärken kann und einen Teufelskreis in Gang setzt.

veränderte Informationsverarbeitung

Das Modell basiert auf der Annahme, dass Einsamkeit und soziale Isolation einander beeinflussen und verstärken können. Der Kreislauf beginnt oft mit einem Mangel an sozialen Beziehungen oder einem Gefühl der Isolation. Ist man über längere Zeit einsam, wandeln sich die Informationsverarbeitung und Denkprozesse. Man spricht hier von nachhaltigen Veränderungen der →sozialen Kognition. Soziale Kognition umfasst jegliche Wahrnehmung, Weiterverarbeitung und mentale Organisation von Wissen über uns selbst und andere Menschen, mit denen wir interagieren. Diese – im Vergleich zu nicht-einsamen

Personen – auf bestimmte Art und Weise veränderten Prozesse können das Gefühl der Einsamkeit verstärken und tragen auch zu seiner Aufrechterhaltung bei.

Einsame Menschen zeigen eine erhöhte Aufmerksamkeit für soziale Signale, nehmen diese aber weniger präzise wahr als nicht einsame Menschen.

Konkret sind einsame Menschen *sensibler* für negative soziale Signale, also z.B. einen genervten Gesichtsausdruck des Partners/der Partnerin.

Gleichzeitig ist auch die weitere Verarbeitung der Informationen, die sie von außen erreichen, *verzerrt* – und zwar in dem Sinne, dass sie auch dann eher als feindselig oder ablehnend interpretiert werden, wenn sie gar nicht eindeutig negativ oder neutral sind. Cacioppo und Hawkley (2010) führen auch hier eine evolutionär begründete Erklärung an, nämlich dass man als einsamer Mensch in einer besonders vulnerablen Situation ist und eine erhöhte Aufmerksamkeit für soziale Bedrohungen deshalb angebracht ist.

Zusammengenommen bewirken diese gesteigerte Empfindlichkeit für soziale Reize und deren ungenauere Wahrnehmung, dass einsame Menschen sich von anderen eher bedroht oder abgewiesen fühlen, ohne dass diese nachvollziehen können, warum. Reagieren einsame

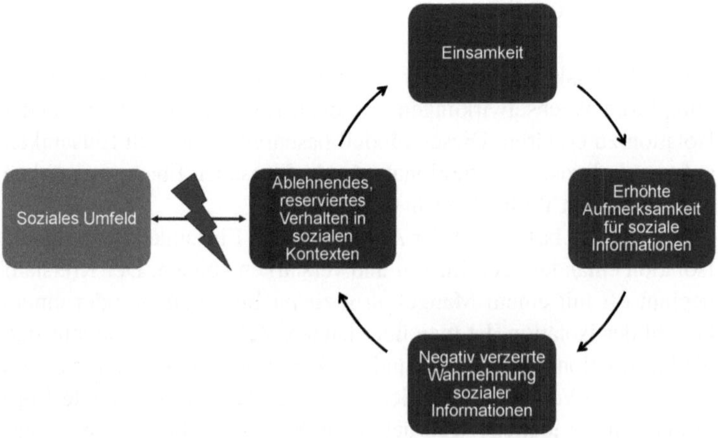

Abb. 5: Das Teufelskreismodell der Einsamkeit nach Cacioppo und Hawkley (2010)

Menschen auf diese vermeintlich feindselige Interaktion dann negativ oder ziehen sich zurück, kann dieses Verhalten andere irritieren und auf Dauer dazu führen, dass ihr soziales Umfeld sich tatsächlich von ihnen abwendet. Dadurch bleibt der Teufelskreis der Einsamkeit in Gang und für die einzelne betroffene Person wird es immer schwieriger, aus eigener Kraft den Ausstieg zu schaffen (siehe Abbildung 5).

Das Reaffiliation Motive (RAM)

Genauer ausdifferenziert wird der Gedanke einer evolutionär in uns angelegten Motivation, mit anderen Menschen im Kontakt zu sein bzw. sich ihnen nach Unterbrechungen dieses Kontakts wieder zuzuwenden, in Arbeiten von Qualter et al. (2015) zum →„Reaffiliation Motive" (RAM, auf Deutsch etwa: Wiedervereinigungsmotiv), einer speziellen Komponente der evolutionären Theorie der Einsamkeit.

Dieses Motiv entspricht einem sich im Laufe des Lebens wandelnden, aber stets vorhandenen intrinsischen Streben, die Gemeinschaft anderer Menschen aufzusuchen, um quälende Gefühle der Einsamkeit zu beenden. Gleichzeitig erklärt es auch den Prozess der Entstehung chronischer Einsamkeit, insofern die Wiederannäherung nicht gelingt (Abbildung 6).

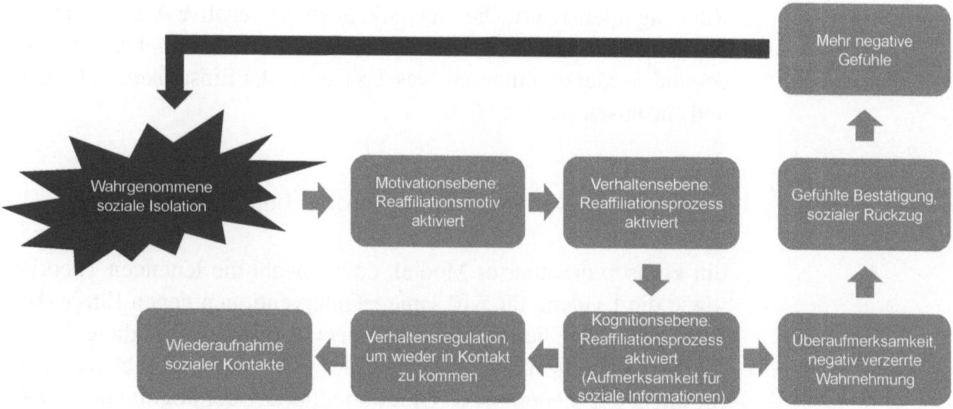

Abb. 6: Das Reaffiliation Motive beschreibt nach Qualter et al. (2015) sowohl Wege aus der Einsamkeit als auch den Prozess ihrer Aufrechterhaltung bzw. Chronifizierung (Abbildung übersetzt und adaptiert)

Dem Modell zufolge entsteht Einsamkeit zunächst als ein Gefühl wahrgenommener sozialer Isolation.

Diese kann, muss aber nicht mit objektiv beobachtbarer Isolation einhergehen. Tritt dieses Gefühl neu auf, besteht eine gute Chance, es zu bewältigen, so dass es bei situationaler bzw. einer einzelnen Episode von Einsamkeit bleibt. Die Person sollte nun das Bedürfnis spüren, sich anderen wieder anzunähern bzw. sich wieder in die Gruppe zu integrieren. Dieses →Reaffiliationsmotiv ist als innere Triebfeder des Denkens und Verhaltens zu sehen, die dem Individuum nicht vollständig bewusst zugänglich ist.

Reaffiliationsprozess

Es setzt jedoch ein Verhalten in Gang, den Reaffiliationsprozess, der aus äußerlich beobachtbaren und innerlich ablaufenden Änderungen des Denkens und Verhaltens besteht. Im Rahmen dieses Reaffiliationsprozesses kommt es zunächst zu einer erhöhten Aufmerksamkeit für Signale aus dem sozialen Umfeld. Im Folgenden führen konkrete Bemühungen auf der Verhaltensebene zur Wiederaufnahme der schmerzlich vermissten sozialen Kontakte: Der soziale Anschluss wird wiederhergestellt und die (wahrgenommene) soziale Isolation ist beendet.

Chronifizierung von Einsamkeit

Gelingt es der Person jedoch nicht, wieder in Kontakt zu kommen, so verstärkt sich diese Aufmerksamkeit in einem nicht mehr funktionalen Maß und die bereits angesprochenen Verzerrungen in der Wahrnehmung sozialer Stimuli treten hinzu. Der einsame Mensch fühlt sich von der Gruppe bzw. einzelnen Vertreter:innen abgelehnt, was ihn in seiner wahrgenommenen sozialen Isolation bestätigt. Der Versuch, wieder in Kontakt zu kommen, wird daraufhin abgebrochen und der soziale Rückzug intensiviert. Dies verstärkt auch die negative Affektivität, mit der der ganze Prozess ursprünglich begonnen hatte – und er wird wieder und wieder durchlaufen, was das Gefühl der Einsamkeit stabilisiert und chronisch werden lässt.

Kognitiv-behaviorales Modell chronischer Einsamkeit

Ein klinisch orientiertes Modell, dem sowohl die leitenden Theorien sowie die Evidenz für wirksame →Interventionen gegen Einsamkeit zugrunde liegen, liefern Käll, Shafran et al. (2020) (Abbildung 7).

Dabei verweisen die Autor:innen auf therapeutische Techniken, die vor allem der theoretischen Grundorientierung der kognitiven Verhaltenstherapie (KVT) zugeordnet werden können, wenngleich bisherige Interventionsstudien selten eine entsprechende stringente theoretische Fundierung aufwiesen. Ein Ziel bei der Erstellung des Modells lag darin, Prozesse zu identifizieren, die sich besonders als Interventionsziele anbieten und diese auch empirisch im Sinne von Veränderungsmechanismen überprüfbar zu machen.

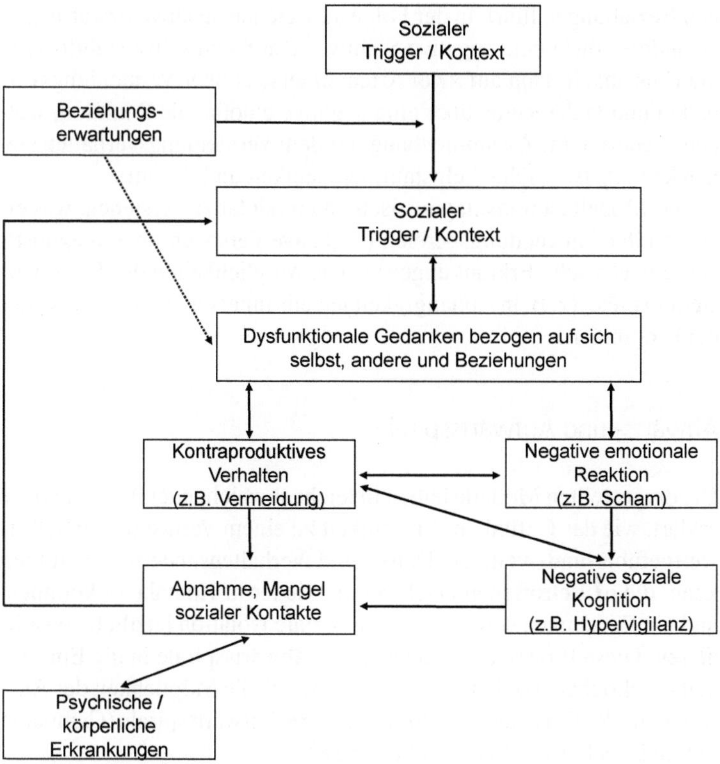

Abb. 7: Kognitiv-behaviorales Modell chronischer Einsamkeit nach Käll, Shafran et al. (2020)

Das Modell stützt sich stark auf intrapersonelle Faktoren (d. h. Wahrnehmungen, Interpretationen, Verhalten der einzelnen Person), die als Aufrechterhaltungsmechanismen erklären, wie Einsamkeit zu einem anhaltenden Phänomen wird.

Die Autor:innen weisen darauf hin, dass durch die einzelne Person nicht beeinflussbare Kontextfaktoren oder Lebensereignisse zwar erwiesenermaßen relevante Auswirkungen auf die individuelle Einsamkeit haben, die im Modell enthaltenen Faktoren jedoch einen großen Teil der interindividuellen Variabilität in der Reaktion auf diese erklären können. Entsprechend startet das Modell mit der Annahme eines Triggers bzw. einer auslösenden Situation, berücksichtigt aber, dass diese je nach vorhandenen Beziehungserwartungen zu einer kleineren oder größeren Diskrepanz zwischen den gewünschten und vorhandenen Beziehungen führt. In der Folge auftretende negative Erwartungen an andere sowie eine negative Sichtweise auf sich selbst stabilisieren die Einsamkeit dann auf zwei Arten, einerseits über Vermeidungsverhalten und andererseits über eine negative emotionale Reaktion, welche wiederum im Zusammenhang mit dem Vermeidungsverhalten stehen kann (z. B. erhöhte Selbstaufmerksamkeit und Scham).

Das Modell ist transdiagnostisch und modular zu verstehen, was einen breiten Anwendungsbereich (inklusive Personen ohne diagnostizierte psychische Erkrankungen) sowie Möglichkeiten der Personalisierung bietet (z. B. in Abhängigkeit jeweils unterschiedlicher Auslöser der Einsamkeit).

Abwärts- und Aufwärtsspirale

Die dargestellten Modelle haben in leicht abweichender Art und Weise erklärt, wie das Gefühl der Einsamkeit zu einem Verlust des →Selbstwertgefühls und weiteren Denk- und Verhaltensänderungen führen kann, die es Betroffenen erschweren, wieder in Kontakt zu kommen, und die Einsamkeit sowie objektive soziale Isolation letztlich konsolidieren. Diese Prozesse sind auch als →Abwärtsspirale in die Einsamkeit beschrieben worden. Es gibt jedoch auch die Möglichkeit des Ausstiegs aus der Einsamkeit im Sinne einer →Aufwärtsspirale (Campaign to End Loneliness, 2020) (Abbildung 8).

Die Aufwärtsspirale beginnt mit einem Bewusstsein dafür, dass Einsamkeit starke Auswirkungen auf das eigene Fühlen, Denken und Verhalten haben kann, man aber nichtsdestotrotz über einen freien Willen und verschiedene Handlungsalternativen verfügt.

Um aus der Einsamkeit hinauszufinden, hilft in der Folge die Einsicht, inwiefern in der Vergangenheit nicht hinterfragte negative Gefühle und Gedankenspiralen zu Verhaltensmustern (z. B. sozialer Rückzug, Abweisung anderer) geführt haben, die nur schwer zu ändern sind. Der nächste Schritt besteht im Wissen darüber, dass diese Muster geändert werden können. Negative, automatisch entstehende und ablaufende Gedanken und Gefühle können mit psychologischer Hilfe und bestimmten Techniken (z. B. evidenzbasierten →Interventionen, siehe Kapitel 8) verändert werden, aber auch im Sinne der Selbsthilfe durch

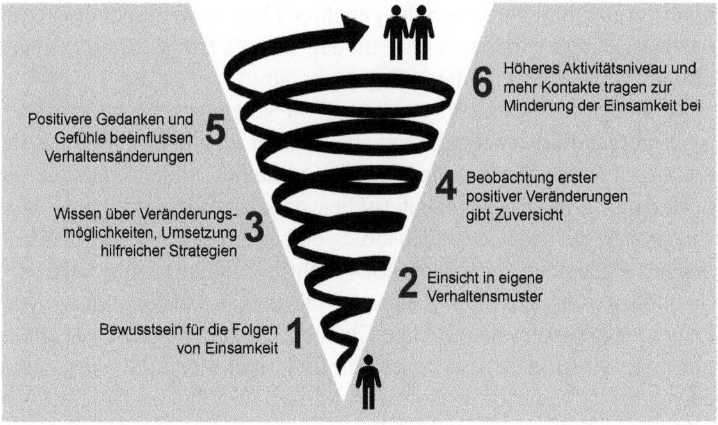

Abb. 8: Aufwärtsspirale aus der Einsamkeit heraus (Abbildung übersetzt und adaptiert)

den Einsatz von Bewältigungsstrategien, die die Stimmung heben, Ablenkung schaffen und Aktivität fördern. Stellen sich nun durch entsprechende Veränderungen im Denken und Verhalten mehr positive (soziale) Erlebnisse ein, fördert dies die Zuversicht sowie Gefühle der →Selbstwirksamkeit und erleichtert es, weiterhin die Strategien zu verfolgen, die einem gutgetan haben. Dies wiederum trägt dazu bei, dass im sozialen Verhalten mehr Kontaktaufnahmen und auch qualitativ bessere Kontakte mit anderen Menschen (wieder) möglich werden. Schließlich tragen die soziale Re-Integration und die Rückgewinnung eines höheren Aktivitätsniveaus zur Linderung der Einsamkeit bei bzw. zu der Möglichkeit, sie ganz hinter sich zu lassen.

3.2 Psychodynamische Zugänge zur Einsamkeit

Psychodynamische Perspektiven betonen die Bedeutung früher (Beziehungs-)Erfahrungen, unbewusster Konflikte und der Selbstwahrnehmung in der Entwicklung von Einsamkeit.

Sie bieten damit eine tiefere Einsicht in die biographisch gewachsenen Gründe für Einsamkeit und können dabei helfen, individuelle Unterschiede besser zu verstehen, z. B. warum sich in äußerlich vergleichbaren Lebenssituationen manche Menschen einsam fühlen und andere nicht. →Psychodynamik wird hier als Oberbegriff für die klassische, auf Sigmund Freud gründende Psychoanalyse und modernere Operationalisierungen sowie Anwendungen ihrer Theorie im psychotherapeutischen Kontext verwendet (v. a. im deutschen Versorgungssystem als tiefenpsychologisch fundierte Psychotherapie).

Wenngleich Einsamkeit als Begriff in vergangener und aktueller psychodynamischer Literatur ungebräuchlich ist, gibt es wichtige Ausnahmen: Fromm-Reichmann beschrieb Mitte des 20. Jahrhunderts, sie beobachte in ihrer psychoanalytischen Arbeit mit Patient:innen, dass Einsamkeit mit großem Leidensdruck einherginge. Einsamkeit als klinisches Phänomen sei jedoch noch nicht befriedigend systematisiert (Fromm-Reichmann, 1959). Dies ist mittlerweile anders, einige von Fromm-Reichmann beobachtete Charakteristika sind jedoch hochaktuell: So wird Einsamkeit oft verheimlicht und nicht aktiv angesprochen. Auch beschrieb Fromm-Reichmann das Spannungsfeld zwischen dem Schrecken der Isolation und des Abgeschnittenseins von anderen Menschen bei schweren → Schizophrenien einerseits und des kreativen Alleinseins andererseits, das mit Genuss und Kreativität verbunden ist. Im ersten Kapitel haben Sie dafür den Begriff → Solitude kennengelernt, aber auch Freuds Beschreibung → ozeanischer Gefühle in „Das Unbehagen in der Kultur“ (Freud & Strachey, 1939) ist der Versuch einer Annäherung an eine bestimmte Art von religiösen oder mystischen Erfahrungen, die als Rückkehr zu einem primitiven, vereinten Zustand mit dem Universum interpretiert werden. Freud vermutete, dass die ursprünglich erfahrene Einheit mit dem Kosmos in frühen Entwicklungsstadien, in denen das Individuum noch nicht zwischen sich selbst und seiner Umgebung unterscheiden kann, später gewissermaßen wieder aufleben könne. Diese Erfahrungen würden Menschen ein Gefühl von grenzenloser Einheit, Verbundenheit und Ekstase vermitteln.

Fähigkeit, allein zu sein

Winnicott (1958) hatte die → Fähigkeit, allein zu sein („Capacity to Be Alone“) als eine Entwicklungserrungenschaft vor allem des ersten Lebensjahrs beschrieben. Sie beruhe auf der positiven Erfahrung, allein zu sein, z. B. allein zu spielen und die Umgebung zu erkunden, während die versorgende Person (klassischerweise die Mutter) präsent sei, ohne Forderungen zu stellen. Die Introjektion (dieser psychoanalytische Fachbegriff meint in etwa eine Verinnerlichung) der Mutter als mentale Repräsentation einer wohlwollenden, liebevollen Beziehungsfigur ermögliche es im Laufe des Lebens, das Alleinsein zu genießen, statt schmerzliche Einsamkeit oder Unruhe angesichts des Alleinseins zu empfinden. Winnicott argumentiert, dass die Person, die die Fähigkeit entwickelt hat, allein zu sein, tatsächlich niemals mehr so ganz allein ist – vielmehr ist eine Präsenz, die unbewusst mit einer schützenden, elterlichen Beziehung gleichgesetzt wird, immer verfügbar. Diese Entwicklung wird unterstützt durch Übergangsphänomene und -objekte, wie z. B. imaginierte Begleiter:innen, Kuscheltiere oder Schnuffeltücher (denken Sie an Linus von den Peanuts).

Beiträge zum Verständnis von Einsamkeit, die auch durch quantitative Forschungsansätze gestützt werden, leisten vor allem zwei Perspektiven: das Strukturniveau als dimensionaler Zugang zu Persönlichkeitspathologie und Bindung als psychodynamischer Zugang zu individuell unterschiedlichen Beziehungsbedürfnissen und Beziehungsverhalten.

Strukturniveau und Einsamkeit

Das → Strukturniveau ist als dimensionale Konzeption der Persönlichkeitspathologie zu verstehen (d. h. zeitlich stabiler Muster der Wahrnehmung, des Fühlens, Denkens und Verhaltens, die über verschiedene Situationen und Lebensbereiche hinweg stabil sind) und bezieht sich auf die (mangelnde) Ausprägung bestimmter psychischer Grundfähigkeiten.

Als zentraler Aspekt der psychodynamischen Diagnose und Behandlungsplanung hat es eine lange Tradition. Es unterscheidet sich dabei von Konstrukten wie den → Big Five (Kapitel 3.3), die Dimensionen individueller Unterschiede darstellen, bei denen nur die polaren Extreme jeder Kategorie mit einem gewissen Ausmaß an Maladaptivität/Einschränkungen der psychischen Gesundheit und Flexibilität im Verhalten in Verbindung gebracht wurden. Die Variation entlang des Kontinuums an sich wird dabei nicht als mehr oder weniger pathologisch angesehen. Im Kontrast dazu beschreibt das Strukturniveau eine Abstufung von Fähigkeiten bzw. Beeinträchtigungen, was bedeutet, dass die Verortung einer Person auf dem Kontinuum per se eine schlechtere bzw. bessere psychische Funktionsweise impliziert. Entsprechende transdiagnostische, dimensionale Zugänge haben zuletzt auch Eingang in die relevantesten Diagnosesysteme ICD-11 (in Form von Schweregraden von Funktionsbeeinträchtigungen sowie der Beschreibung übergeordneter prominenter Persönlichkeitsmerkmale [negative Affektivität, Distanziertheit, Dissozialität, Enthemmung und Anankasmus]) und DSM-5 (als „Alternatives Modell der → Persönlichkeitsstörungen“ [AMPD]) gefunden.

Ursprünglich verwendete Kernberg (1970) den Begriff „Persönlichkeitsorganisation“ und legte damit den Grundstein für die Unterscheidung unterschiedlicher Niveaus. Er stellte die These auf, dass sich von der frühen Kindheit an grundlegende Fähigkeiten wie die Realitätswahrnehmung, die Bildung einer stabilen Identität sowie Fähigkeiten, Emotionen wahrzunehmen und adaptiv zu regulieren – die wichtige Auswirkungen auf die Kontaktaufnahme mit anderen sowie auf das Verhalten in Beziehungen haben – als Folge eines komplexen Zusammenspiels zwischen Interaktionen mit anderen (insbesondere den primären Bezugspersonen) sowie den mit diesen Interaktionen verbundenen affektiven Zuständen herausbilden.

Das Strukturniveau einer Person ist im Wesentlichen als Folge von (frühen) Beziehungserfahrungen zu verstehen und umfasst verschiedene Dimensionen, die sich auf die Wahrnehmung der Realität und von Gefühlen, das Selbstbild und die Identität, sowie auf Beziehungsverhalten und Emotionsregulation beziehen.

Die Relevanz des Strukturniveaus für die subjektive Wahrnehmung → sozialer Verbundenheit wurde kürzlich auf Basis einer großen, repräsentativen Bevölkerungsstichprobe (Ernst et al., 2023) bestätigt.

Erfassung struktureller Defizite

Bezogen auf die statistische Erklärung aktueller Einsamkeit waren strukturelle Defizite wichtiger als viele etablierte, soziodemographische Risikofaktoren für Einsamkeit gemeinsam (wie Alter, Geschlecht und Lebenssituation). Strukturelle Defizite wurden im Selbstbericht mit einer Kurzversion des OPD-Strukturfragebogens erfasst. Ehrenthal et al. (2015) entwickelten diesen auf Basis der Operationalisierten Psychodynamischen Diagnostik (OPD). Ziel der OPD ist es, komplexe innere Prozesse bei individuellen Patient:innen systematisch und vergleichbar zu erfassen und zu beschreiben. Dabei werden nicht nur oberflächliche Symptome betrachtet, sondern auch unbewusste Konflikte und Beziehungsaspekte. Defizite zeigen sich z. B. in der Zustimmung zu Aussagen wie „Ich erlebe mich manchmal wie eine fremde Person" oder „Wenn andere viel über mich wissen, fühle ich mich oft irgendwie kontrolliert oder beobachtet" – aus der Formulierung dieser Items können Sie bereits die große Relevanz des Konzepts für die Beschreibung des Selbstbilds und die Wahrnehmung sowie Interaktion mit anderen ableiten, die beide wichtige Implikationen für das Erleben von Einsamkeit haben.

erhöhtes Einsamkeitsrisiko

Es kann angenommen werden, dass Menschen mit einem vergleichsweise gering integrierten Strukturniveau aus verschiedenen Gründen ein erhöhtes Risiko für Einsamkeit haben. Einerseits implizieren strukturelle Defizite ein Fehlen stabiler mentaler Repräsentationen guter

Beziehungen zu anderen als auch eines inneren Bildes von sich selbst als liebenswert. Als Konsequenz dieser Beschaffenheit der inneren Welt einer Person fühlen sich Situationen, in denen man allein ist, tatsächlich so an, als sei man von allen Menschen verlassen worden. Möglicherweise positive Beziehungsepisoden, die man in der Vergangenheit erlebt hat, werden in diesem Zustand nicht erinnert. Eine Selbstberuhigung oder Selbsttröstung ist so nicht möglich. Hinweise für die moderne (psychodynamische) Einsamkeitsforschung bestehen hier in Berichten quälender innerer Leere und chronischer Gefühle der Unverbundenheit als qualitativ besondere Merkmale depressiver Zustände bei Patient:innen mit schweren strukturellen Störungen wie emotional-instabilen Persönlichkeitsstörungen (Miller et al., 2020).

Strukturelle Beeinträchtigungen können demzufolge einen Erklärungsmechanismus für die Entstehung, Aufrechterhaltung und Intensivierung von Einsamkeit darstellen. Tatsächlich überlappen sie auch konzeptuell mit den bisher im Kontext anderer Modelle bestätigten Risikofaktoren. So ist die Erschwernis, mit anderen wieder in Kontakt zu kommen, beispielsweise durch die Wahrnehmung des sozialen Umfelds als feindselig und unberechenbar, auch als ein Merkmal struktureller Defizite konzeptualisierbar (und nicht allein als mögliche Folge der Einsamkeit zu verstehen, wie manche theoretische Modelle, z. B. das →Teufelskreismodell, sie primär auffassen).

Bindung und Einsamkeit

Die →Bindungstheorie ist ein weiteres Konzept mit psychodynamischer Fundierung, das viel zum Verständnis der Einsamkeit beitragen kann und auch als Teil der psychischen Struktur eines Menschen aufgefasst werden kann. Aufgrund seiner großen Relevanz und Verbreitung (über psychodynamisch orientierte Forschungs- und Praxiskontexte hinaus) soll es hier eigens vertieft werden.

sichere Basis

Bowlby (1982), der Begründer der Bindungstheorie, ging von einem angeborenen Bindungsverhaltenssystem aus, das sich durch die Suche nach Nähe und Schutz äußert. Dieses Verhalten wird vor allem in subjektiv als bedrohlich empfundenen Situationen aktiviert. Ihm steht das Explorationsverhaltenssystem gegenüber, das ein Ausdruck ebenfalls angeborener Neugier ist. Im Falle feinfühligen Fürsorgeverhaltens aufseiten der Bezugsperson, die die Bedürfnisse des Kindes wahrnimmt und angemessen auf sie eingeht, entwickelt sich die sog. „sichere Basis“. Diese bietet den Startpunkt, von dem aus das Kind die

Welt erkunden kann. Wenn es auf etwas stößt, das ihm Angst macht oder es überfordert, kann es sich wieder an seine Bezugsperson wenden, die es tröstet und beruhigt.

innere Arbeitsmodelle

Ausgehend von der Gesamtheit der Interaktionen und emotionalen Erfahrungen mit den wichtigsten Bezugspersonen bilden sich sog. „innere Arbeitsmodelle“ als mentale Repräsentationen, die affektive und kognitive Anteile haben. Sie beeinflussen wesentlich die Kontaktaufnahme und das Verhalten im Erwachsenenalter, Emotionsregulationsfähigkeiten sowie psychische Gesundheit und nehmen Einfluss auf unsere Erwartungen an andere Menschen (z. B. ob sich diese uns gegenüber wohlwollend und emotional warm oder ablehnend feindselig verhalten werden). Wenngleich sie bereits in der frühen Kindheit geformt werden, entwickeln sie sich durch die Beziehungserfahrungen, die wir über die gesamte Lebensspanne hinweg sammeln, dynamisch weiter. Auch Psychotherapie gehört hier dazu.

Bindungssystem

Das →Bindungssystem ist lebenslang darauf ausgerichtet, unter →Stress oder Bedrohung Nähe zu bedeutsamen Figuren (Bindungsfiguren) zu suchen. Erfahrungen mit verfügbaren, einfühlsamen und unterstützenden Bindungsfiguren ermöglichen die Entwicklung stabiler und sicherer Bindungsrepräsentanzen mit einem positiven Grundgefühl der Verbundenheit und Sicherheit von Selbst und Anderen. Ein Kennzeichen sicherer Bindung ist daher die Fähigkeit, auch ohne die Anwesenheit anderer Personen Entspannung und Zufriedenheit zu empfinden (Mikulincer, Shaver & Gal, 2021). Aus Sicht der →Bindungstheorie signalisiert Einsamkeit Trennungsschmerz und unerfüllte Bedürfnisse nach Nähe, Liebe, Versorgung aufgrund nicht-verfügbarer oder nicht-responsiver Bindungsfiguren.

Bindungstypen

Die beschriebene Organisiertheit der inneren Beziehungswelt einer Person wird in Form von vier disjunkten Typen beschrieben (sicher, unsicher-ambivalent, unsicher-vermeidend oder desorganisiert) bzw. anhand der Ausprägung auf den Dimensionen bindungsbezogene Angst und bindungsbezogene Vermeidung.

Unsichere Bindung disponiert dabei auf differenzielle Art und Weise zu Einsamkeit: Ängstlich gebundene Personen betonen unerfüllte Bedürfnisse von Nähe und Sicherheit. Sie intensivieren den Schmerz fehlender Liebe oder Responsivität der Partner:in (hyperaktivierende Strategien). Vermeidend gebundene Personen hingegen verleugnen oder unterdrücken Bindungsbedürfnisse, ziehen sich aus sozialen Beziehungen zurück, reagieren gelangweilt, distanziert, angespannt oder irritiert. Diese sogenannten deaktivierenden Strategien erhöhen das Risiko vor allem chronischer Einsamkeit.

Bindungsbezogene Angst und bindungsbezogene Vermeidung haben unterschiedliche Implikationen für das Erleben von Einsamkeit.

Obschon als Goldstandard der Erhebung von Bindung im Erwachsenenalter aufwändige Verfahren wie das Adult Attachment Interview (AAI) eingesetzt werden, ist die Erhebung der Dimensionen Angst und Vermeidung auch mit ökonomischen Kurzscreenern wie beispielsweise dem ECR-RD8 (Ehrenthal et al., 2021) möglich (Tabelle 4).

Tab. 4: Kurzskala zur Messung bindungsbezogener Angst und bindungsbezogener Vermeidung ECR-RD8 (Experiences in Close Relationships Revised)

Instruktion: Die folgenden Aussagen beziehen sich darauf, wie Sie sich in emotional bedeutsamen Partnerschaften fühlen. Von Interesse ist für uns dabei vor allem, wie Sie im Allgemeinen Partnerschaften erleben, nicht so sehr, was gerade in einer aktuellen Partnerschaft passiert. Bitte nehmen Sie zu jeder Aussage Stellung, indem sie eine Zahl ankreuzen, um darzustellen, wie sehr sie der Aussage für sich zustimmen.

Nr.		**Stimme gar nicht zu**						**Stimme völlig zu**
1	Ich mache mir oft Sorgen, dass mein Partner/ meine Partnerin nicht bei mir bleiben will.	0	1	2	3	4	5	6
2	Ich fühle mich wohl damit, meine privaten Gedanken und Gefühle mit meinem Partner/meiner Partnerin zu teilen.							
3	Es fällt mir leicht, mich auf meinen Partner/meine Partnerin zu verlassen.							
4	Ich befürchte, dass ich meinem Partner/meiner Partnerin weniger bedeute, als er/sie mir.							
5	Ich habe den Eindruck, dass mein Partner/meine Partnerin nicht so viel Nähe möchte wie ich.							
6	Ich bespreche vieles mit meinem Partner/meiner Partnerin.							
7	Es macht mich wütend, dass ich von meinem Partner/meiner Partnerin nicht die Zuneigung und Unterstützung bekomme, die ich brauche.							
8	Es fällt mir leicht, meinem Partner/meiner Partnerin gegenüber liebevoll zu sein.							

Hinweise zur Auswertung: Die Items verteilen sich auf zwei Skalen, bindungsbezogene Angst (Items 1, 4, 5, 7) und bindungsbezogene Vermeidung (Items 2, 3, 6, 8). Die Items der Vermeidungsskala sind alle zu invertieren (d. h., aus 0 wird 6, aus 1 wird 5, aus 2 wird 4, 3 bleibt 3, aus 4 wird 2, aus 5 wird 1 und aus 6 wird 0). Die Items der jeweiligen Skala werden anschließend summiert. Höhere Werte bedeuten eine stärkere Ausprägung der jeweiligen Dimension.

Frühe interpersonelle Traumatisierungen

Die Auseinandersetzung mit frühen Lebenserfahrungen kann – im Sinne psychodynamischer Theorien, aber auch darüber hinaus – dabei helfen, später im Leben auftretende Erlebens-, Denk- und Verhaltensweisen besser zu verstehen.

Demonstriert werden soll dies am Beispiel des Zusammenhangs früher interpersoneller Traumatisierungen mit Einsamkeit, zu dessen Erklärung, wie bereits angedeutet, sowohl globalere Aspekte der Struktur als auch → Bindung im Speziellen beitragen können.

Der Begriff des Traumas (von griechisch „Wunde“, τραύμα) bezeichnet eine seelische Erschütterung infolge eines Ereignisses, welches das Individuum mit seiner eigenen Sterblichkeit und Ohnmacht konfrontiert und seine psychische Integrität damit zum Wanken gebracht hat. Fischer und Riedesser (2020, S. 73), definieren ein Trauma als:

> „ein vitales Diskrepanzerlebnis zwischen bedrohlichen Situationsfaktoren und individuellen Bewältigungsmöglichkeiten, das mit Gefühlen von Hilflosigkeit und schutzloser Preisgabe einhergeht und so eine dauerhafte Erschütterung von Selbst- und Weltverständnis bewirkt. Das Kriterium vitales Diskrepanzerlebnis schränkt Trauma auf einen vitalen, im Extrem lebensbedrohlichen Typ von Ereignissen oder Umständen ein. Die traumatische Wirkung geht jedoch nicht allein von dem Ereignis als solchem aus, sondern aus seiner Diskrepanz zu den individuellen Bewältigungsmöglichkeiten. Hier liegt eine relationale oder ökologische Definition vor, die auf die Relation zwischen Ereignis und persönlicher Erfahrung zielt."

Ob eine Situation als traumatisch erlebt wird oder ob sie erfolgreich verarbeitet und überwunden werden kann, hängt demnach von subjektiven Bewältigungsmöglichkeiten und äußerer Unterstützung ab.

Prävalenzstudien zur Verbreitung von Kindheitstraumata in der Allgemeinbevölkerung belegen, dass nicht jede Traumatisierung zwangsläufig die Entwicklung einer psychischen Erkrankung zur Folge hat. Die individuelle Pathogenese psychischer Störungen ist sowohl von Beginn an als auch im weiteren Verlauf eine Folge der Interaktion der biographischen Dimension, des unmittelbaren sozialen und des erweiterten soziokulturellen Umfelds sowie genetischer und weiterer biologisch determinierter Faktoren. Traumatisierungen können die psychosoziale Entwicklung jedoch negativ beeinflussen und im Erwachsenenalter zu einer Vielzahl psychischer Erkrankungen (Hughes et al., 2017) sowie Einsamkeit disponieren.

Gerade mit Blick auf evidenzbasierte psychotherapeutische →Interventionen soll zunächst festgehalten werden, dass Erkenntnisse zur Relevanz dessen, was in der Vergangenheit geschehen und somit unveränderbar ist, nicht fatalistisch stimmen müssen. Tatsächlich gibt es viel Evidenz dafür, dass sich traumatische frühe Erfahrungen in *indirekter* Art und Weise auf die psychische Gesundheit und Einsamkeit über die Lebensspanne auswirken, d. h. über Faktoren wie unsichere Bindung sowie strukturelle Defizite, im Bereich des Selbstbilds und der Emotionsregulation. Diese vermittelnden Variablen wiederum können durchaus durch gezielte Interventionen, aber auch allgemeine Wirkfaktoren wie eine gute therapeutische Beziehung verändert werden.

Frühe Gewalt- und Vernachlässigungserfahrungen wirken sich indirekt auf die Gesundheit und das Wohlbefinden im Erwachsenenalter aus, z. B. über ein negatives Selbstbild und Emotionsregulationsschwierigkeiten.

Der Auswirkungen früher Traumatisierungen haben sich viele Forscher:innen unterschiedlicher Hintergründe angenommen, nicht nur Psychodynamiker:innen. Sie werden jedoch in diesem Kapitel betrachtet, da das Strukturniveau ein genuin psychodynamisches, empirisch fundiertes Konzept bereitstellt, das verschiedene diskutierte Mechanismen, die den langfristigen Folgen früher Traumatisierungen zugrunde liegen, theoretisch integriert. Mittlerweile hat die nachhaltige Relevanz früher (Beziehungs-)Erfahrungen ausgehend von psychodynamisch fundierten Therapieansätzen auch Eingang in neuere integrative Ansätze wie die Schematherapie und Verfahren der sog. dritten Welle der Verhaltenstherapie (wie Dialektisch-Behaviorale Therapie) gefunden.

Erhebung interpersoneller Traumatisierung

Dabei wurden vor allem interpersonelle Traumatisierungen in den Blick genommen, weil diese in besonderem Maße die Entwicklung des Selbst und der Beziehungsgestaltung beeinflussen. Eine etablierte Erhebungsmethode besteht im Selbstbericht, z. B. mittels des Childhood Trauma Questionnaire (CTQ) (deutsch: Kindheitstraumafragebogen) (deutsche Fassung von Wingenfeld et al., 2010). Dieser erfasst fünf übergeordnete Kategorien von Gewalt und Vernachlässigung: Emotionale Gewalt (z. B. beschimpft werden), körperliche Gewalt (z. B. geschlagen werden), sexuelle Gewalt (z. B. gegen den eigenen Willen zu sexuellen Handlungen gezwungen werden), emotionale Vernachlässigung (z. B. sich nicht geliebt fühlen) und körperliche Vernachlässigung (z. B. schmutzige Kleidung tragen müssen).

Gewalt- und Vernachlässigungserfahrungen in der Kindheit sind mit einem höheren Risiko für psychische Erkrankungen und das Erleben von Einsamkeit im Erwachsenenalter assoziiert.

In einer →Meta-Analyse, die 52 internationale Studien mit über 1,7 Millionen Proband:innen zusammenfasste, zeigte sich insgesamt ein mittlerer Effekt von Gewalt- und Vernachlässigungserfahrungen in der Kindheit auf Einsamkeit, die zu einem späteren Zeitpunkt gemessen wurde (de Heer et al., 2022).

Genauere Auswertungen deckten auf, dass dieser Einfluss vor allem auf das Erleben von emotionaler Gewalt und Vernachlässigung zurückzuführen war. Der Zusammenhang erlebter Traumatisierungen mit mehr Einsamkeit war darüber hinaus stärker als der Zusammenhang erlebter Traumatisierungen mit einem kleineren sozialen Netzwerk im Erwachsenenalter, was darauf hindeutet, dass die anzunehmenden Mechanismen, durch welche Traumatisierungserfahrungen auf Dauer einsam machen, mehr mit der Qualität bzw. dem subjektiven Erleben von Beziehungen zu tun haben als mit ihrer Anzahl.

Verschiedene theoretische Stränge zur Erklärung dieses Zusammenhangs laufen in der →Bindungstheorie und dem Strukturniveau zusammen, auch da die meisten Gewalt- und Vernachlässigungserfahrungen mit den eigenen Eltern gemacht werden. Entsprechende auf der Basis dieser versagenden und gewaltvollen primären Beziehung gebildete innere Arbeitsmodelle enthalten die Erwartung, dass andere Menschen nicht vertrauenswürdig und eher eine Quelle von Gefahr als von Unterstützung sind. Dabei ist festzuhalten, dass diese innere Überzeugung korrekt ist, jedenfalls auf den familiären Nahbereich der Betroffenen bezogen.

Emotionsdysregulation

Gleichermaßen erschweren diese mentalen Repräsentationen den Kontakt mit Gleichaltrigen und, wenn sie bestehen bleiben, auch den Aufbau vertrauensvoller Beziehungen zu anderen Personen, die es – im Gegensatz zu den Eltern – tatsächlich gut mit einem meinen. Darüber hinaus machen Menschen, die in einer traumatisierenden sozialen Umgebung heranwachsen, keine Erfahrungen bezogen auf einen hilfreichen und selbstfürsorglichen Umgang mit den eigenen Gefühlen (inklusive der Möglichkeit, dass man diese anderen kommunizieren und Trost erhalten kann). Im Vergleich zu Kindern ohne Misshandlungsgeschichte zeigen Kinder mit Misshandlungsgeschichte mehr Emotionsdysregulation und ein schlechteres Emotionsverständnis. Beide Aspekte – sowohl negative innere Arbeitsmodelle als auch Emotionsregulationsschwierigkeiten – können deshalb in der Folge zu Einsamkeit disponieren.

Dazu passend betrachtet die →Theorie der latenten Vulnerabilität (McCrory & Viding, 2015) nicht direkt beobachtbare Vulnerabilitätsfaktoren als Prozesse, die in der Misshandlungssituation zunächst adaptiv sind, später aber zu einem Risiko für eine problematische Entwicklung werden (hin zu psychischen und körperlichen Erkrankungen, →sozialer Isolation und Einsamkeit).

Bedrohungsreaktivität

Einer dieser Prozesse ist die Bedrohungsreaktivität. Personen mit Gewalterfahrungen neigen zu einer Hypervigilanz gegenüber Bedrohungen. Dies hilft ihnen zunächst, auf unvorhersehbares bedrohliches Verhalten ihrer Eltern zu reagieren. Aber die Tendenz, Bedrohungen überzubewerten, kann später im Leben – in nicht feindseligen Umgebungen – zu reaktiver Aggression führen. Reaktive Aggression kann sich negativ auf bestehende und künftige soziale Beziehungen auswirken.

Das Misstrauen gegenüber anderen und Schwierigkeiten bei der Kontaktaufnahme ist aus psychodynamischer Perspektive eine Facette der Struktur. Die Annahme, dass strukturelle Defizite globale vermittelnde Variablen zwischen früher Gewalt und Vernachlässigung und vielfältigen Manifestationen psychischer Belastung später im Leben darstellen, wird mittlerweile durch eine Reihe an Forschungsergebnissen gestützt. Dazu gehören auch statistische Modelle, die Strukturdefizite als Mediator, d.h. als vermittelnde Variable, untersucht haben. Es wurde beobachtet, dass Personen, die während des Aufwachsens durch ihre primären Bezugspersonen Traumata erlebt haben, im Vergleich zu anderen Personen ein vergleichsweise geringeres Strukturniveau aufwiesen, welches wiederum mit Schwierigkeiten in Beziehungen und psychischen Belastungen später im Leben assoziiert war (Krakau et al., 2021; Ernst, Brähler et al., 2022). Abbildung 9 stellt konzeptuell die Idee der Mediation dar.

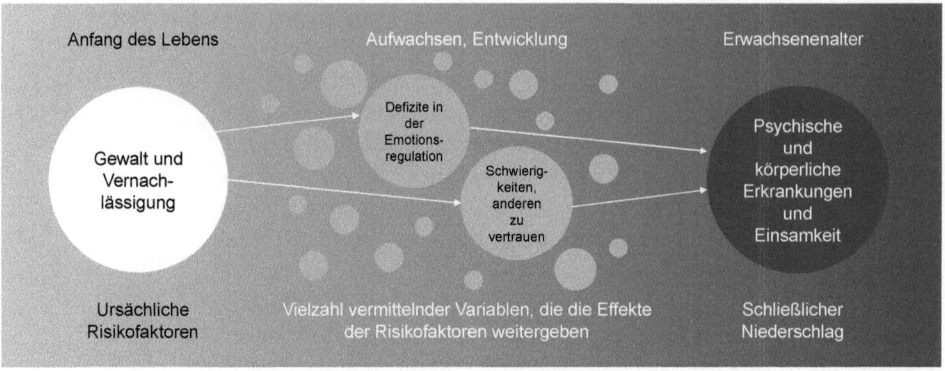

Abb. 9: Gewalt und Vernachlässigung wirken sich indirekt über viele einzelne Drittvariablen auf die Gesundheit, das Wohlbefinden und auch die Einsamkeit im Erwachsenenalter aus

Abschließend lässt sich zusammenfassen, dass psychodynamische Ansätze die Einsamkeit vor dem individuellen biographischen Hintergrund einer Person zu verstehen versuchen.

Weiterhin ist hier der Zugang zum Alleinsein bzw. Einsamkeit ein differenzierterer als der gängiger, meist eindimensionaler Auffassungen von Einsamkeit als Beschwerde, deren Abwesenheit keine für sich genommen interessierende Qualität hat. Diesen verbreiteten theoretischen Konzeptionen fügt die Psychodynamik hinzu, dass eine kreative und produktive Form von Alleinsein ein wichtiges Zeichen für eine gelungene Entwicklung stabiler Selbst-Objektrepräsentanzen bzw. sicherer Bindungsrepräsentanzen ist. Letztlich impliziert ein psychodynamisches Verständnis der Einsamkeit auch die Untersuchung ihrer Funktion, da als unangenehm empfundene Zustände und schwierige Gefühlslagen aus psychodynamischer Sicht als Ausdruck eines Bewältigungsversuchs gesehen werden, der wichtige Hinweise auf unerfüllte oder konflikthafte Bedürfnisse enthält. In diesem Sinne könnte eine Äußerung von Einsamkeit als hilfreich gesehen werden, da sie darauf hindeutet, dass eine Auseinandersetzung mit den eigenen Bedürfnissen stattfindet und sie nicht gänzlich verleugnet oder in anderer Form abgewehrt bzw. übergangen werden.

3.3 Einsamkeit und Persönlichkeit

Den früheren Kapiteln dieses Buchs konnten sie entnehmen, dass in allen Menschen ein Grundbedürfnis nach sozialen Bindungen angelegt ist.

Gleichzeitig lässt sich aber auch beobachten, dass die *Stärke* seiner Ausprägung zwischen Menschen variiert. Das bedeutet, dass es für verschiedene Menschen eine Anzahl an Kontakten bzw. ein Ausmaß an sozialem Austausch gibt, die sich „genau richtig" anfühlen: Während die eine Person sich an einem freien Wochenende nichts Schöneres vorstellen könnte, als es sich mit einem guten Buch auf dem Sofa gemütlich zu machen, geht die andere darin auf, etwas mit Freund:innen zu unternehmen und auf Parties neue Kontakte zu knüpfen. Beide Präferenzen und beide Arten, sein Wochenende zu verbringen, sind dabei als gleich „gut" bzw. „gesund" zu bewerten.

Groß angelegte Studien deuten darauf hin, dass solche Unterschiede des individuellen → Soziometers auch durch unsere Gene beeinflusst sind, sie also zumindest teilweise erblich bedingt sind. Viele von ihnen wurden an Zwillingen durchgeführt. Dieses Studienformat erlaubt, den Beitrag von Genetik und Umwelt auf komplexe Merkmale, die sich erst später im Leben zeigen (wie Einsamkeit), zu untersuchen (Spithoven et al., 2019).

Die beschriebenen Unterschiede stehen mit der Persönlichkeit eines Menschen im Zusammenhang – nicht nur im Sinne von Persönlichkeitspathologie, die Sie im Abschnitt zum Strukturniveau kennengelernt haben – sondern auch mit der individuellen Verortung auf dem Kontinuum verschiedener Persönlichkeitsmerkmale, auf die bezogen sich Menschen voneinander unterscheiden.

Individuell unterschiedliche soziale Bedürfnisse hängen mit der Persönlichkeit zusammen.

Wie auch Einsamkeit ist Persönlichkeit ein Begriff, der in der Alltagssprache unscharf verwendet wird.

Aus wissenschaftlicher Sicht wird Persönlichkeit als Sammlung von Eigenschaften von Menschen verstanden, die über die Zeit und über verschiedene Situationen hinweg relativ stabil bleiben. Die World Health Organization (2019) definiert sie folgendermaßen:

> Unter Persönlichkeit versteht man die charakteristische Art und Weise, wie eine Person sich verhält, wie sie das Leben erlebt und wie sie sich selbst, andere Menschen, Ereignisse und Situationen wahrnimmt und interpretiert.

Die Big Five als Taxonomie der Persönlichkeit

Im Folgenden konzentrieren wir uns auf die „Big Five“ als eine globale, umfassende Beschreibung von Persönlichkeitsunterschieden, die sich hinsichtlich der Interaktion mit anderen Menschen und dem subjektiven Gefühl von Einsamkeit herausgestellt haben.

Exkurs zur Erhebung von Persönlichkeit:
Eine etablierte Annäherung an individuelle Unterschiede, die in den letzten Jahrzehnten durch tausende von Studien gestützt wurde, sind die sog. Big Five, auch bekannt als Fünf-Faktoren-Modell (FFM). Die enthaltenen fünf breiten Dimensionen oder Eigenschaften decken einen Großteil der individuellen Unterschiede der menschlichen Persönlichkeit ab. Diese umfassen:

→ Offenheit für Erfahrungen: Diese Eigenschaft spiegelt das Ausmaß wider, in dem eine Person aufgeschlossen und bereit ist, sich mit neuen, unkonventionellen Ideen und Erfahrungen auseinanderzusetzen. Personen mit stärker ausgeprägter Offenheit sind in der Regel neugieriger und interessiert an verschiedenen Inhalten und intellektuellen Unternehmungen.

→ Gewissenhaftigkeit: Gewissenhaftigkeit hängt mit Selbstdisziplin und Organisiertheit zusammen. Gewissenhafte Personen sind zuverlässig, planen eher voraus und kommen ihren Verpflichtungen nach.

→ Extraversion: Extraversion misst das Ausmaß, in dem eine Person kontaktfreudig und gesellig ist. Extravertierte sind oft gesprächig und genießen die Gesellschaft anderer, suchen nach Stimulation und fühlen sich im Allgemeinen in sozialen Situationen wohl, auch mit Menschen, die sie noch nicht kennen.

→ Verträglichkeit: Diese Eigenschaft spiegelt das Ausmaß wider, in dem eine Person sich anderen gegenüber kooperativ, mitfühlend und rücksichtsvoll verhält. Verträgliche Personen sind oft empathisch und bereit, anderen zu helfen. Auch legen sie Wert auf harmonische Beziehungen und tendieren dazu, Konflikte eher zu vermeiden.

→ Neurotizismus (emotionale Stabilität): Neurotizismus beschreibt eine Art emotionaler Verletzlichkeit und die Tendenz, stärkeren → Stress sowie negative Emotionen wie → Angst und Traurigkeit zu erleben. Menschen mit einer hohen Ausprägung auf dieser Skala neigen eher zu Stimmungsschwankungen und emotionaler Instabilität. Personen mit niedrigeren Neurotizismus-Werten (d. h. höherer emotionale Stabilität) sind psychisch widerstandsfähiger und besser darin, mit Stress umzugehen.

Im Englischen hat sich die Abkürzung OCEAN-Modell etabliert, als Akronym aus den Anfangsbuchstaben der englischen Begriffe der fünf Dimensionen (Openness to Experience, Conscientiousness, Extraversion, Agreeableness, Neuroticism).

Gemessen werden die fünf Dimensionen z.B. mit dem NEO-PI-R (NEO-Persönlichkeitsinventar, revidierte Fassung) (Costa & McCrae, 2008), es existieren aber auch kurze Selbstberichtsfragebögen wie das BFI-10 (Big Five Inventory mit zehn Fragen) (Rammstedt et al., 2014), das in Tabelle 5 dargestellt ist.

Tab. 5: Deutsche Version des Big Five Inventory BFI-10 (Kurzfragebogen zur Messung der fünf Dimensionen der Persönlichkeit)

Instruktion: Inwieweit treffen die folgenden Aussagen auf Sie zu?

Nr.		**Polung**	**Trifft überhaupt nicht zu**				**Trifft voll und ganz zu**
1	Ich bin eher zurückhaltend, reserviert.	–	1	2	3	4	5
2	Ich schenke anderen leicht Vertrauen, glaube an das Gute im Menschen.	+	1	2	3	4	5
3	Ich bin bequem, neige zur Faulheit.	–	1	2	3	4	5
4	Ich bin entspannt, lasse mich durch Stress nicht aus der Ruhe bringen.	–	1	2	3	4	5
5	Ich habe nur wenig künstlerisches Interesse.	–	1	2	3	4	5
6	Ich gehe aus mir heraus, bin gesellig.	+	1	2	3	4	5
7	Ich neige dazu, andere zu kritisieren.	–	1	2	3	4	5
8	Ich erledige Aufgaben gründlich.	+	1	2	3	4	5
9	Ich werde leicht nervös und unsicher.	+	1	2	3	4	5
10	Ich habe eine aktive Vorstellungskraft, bin fantasievoll.	+	1	2	3	4	5

Hinweise zur Auswertung: Um die Ausprägungen auf den fünf Persönlichkeitsdimensionen zu erhalten, werden pro Dimension die Antworten auf den beiden Items gemittelt. Hierzu wird zunächst die jeweils negativ gepolte Frage rekodiert (betrifft Fragen 1, 3, 4, 5 und 7). D. h., 1 wird zu 5, 2 wird zu 4, 3 bleibt 3, 4 wird 2 und 5 wird 1. Anschließend berechnen Sie pro Dimension den Mittelwert aus dem rekodierten und dem nicht rekodierten Item, indem Sie sie summieren und diesen Wert durch zwei teilen. Der Wertebereich der fünf Dimensionen liegt dann jeweils zwischen 1 und 5, wobei höhere Werte bedeuten, dass diese Eigenschaft bei Ihnen stärker ausgeprägt ist.

In empirischen Studien hingen Extraversion, Verträglichkeit, Gewissenhaftigkeit und Offenheit mit weniger Einsamkeit zusammen.

Wenn Sie die Beschreibung dieser einzelnen Facetten lesen, können Sie sich bestimmt gut vorstellen, dass die entsprechenden Eigenschaften positive Sozialkontakte befördern. Gerade auch extravertierte Menschen suchen mehr soziale Situationen auf als introvertierte, weil sie sich in diesen am wohlsten fühlen und sie ihnen Kraft geben. Umgekehrt war mehr Neurotizismus mit mehr Einsamkeit verbunden (Buecker et al., 2020).

Solitude und Big Five

Interessanterweise wurde auch →Solitude in Studien mit den Big Five assoziiert, und zwar in Form einer Skala, die die Präferenz für das Alleinsein maß (Long & Averill, 2003). Diese Präferenz hing am stärksten positiv mit Introversion und in etwas geringerem Maße positiv mit Neurotizismus zusammen, was so interpretiert wurde, dass sich hier die positive Qualität des Alleinseins für Menschen widerspiegelt, die sich in sozialen Beziehungen übermäßig ängstlich, unbeholfen oder anderweitig unwohl fühlen. Diese Beobachtung dürfte aber vermutlich nicht auf alle Menschen gleichermaßen generalisierbar sein. Im Kontrast zu einsamen Menschen ist leider wenig empirische Forschung zu den Menschen betrieben worden, die in der Lage sind, auf konstruktive und glückliche Art und Weise Zeit allein zu verbringen.

äußere Rahmenbedingungen

Bereits bezogen auf das Konstrukt Einsamkeit, zu dem es vergleichsweise so viel mehr Forschung gibt, ist es schwierig, diese genannten Persönlichkeitsfacetten klar als Schutz- bzw. Risikofaktoren zu klassifizieren. Beispielsweise bevorzugen Menschen mit einer hohen Ausprägung auf dem Persönlichkeitsmerkmal Verträglichkeit harmonische Beziehungen, während Menschen mit einer niedrigen Ausprägung auf diesem Merkmal Konflikte besser aushalten können. Ob deshalb eine hoch oder niedrig ausgeprägte Verträglichkeit eher vor Einsamkeit schützt oder sie begünstigt, lässt sich deshalb vermutlich nicht absolut definieren. Tatsächlich gibt es auch Evidenz dafür, wie unterschiedlich sich Persönlichkeitsmerkmale vor dem Hintergrund veränderter äußerer Rahmenbedingungen auswirken können: Während die Übersichtsarbeit von Buecker et al. (2020) Extraversion – ganz generell – mit *weniger* Einsamkeit in Verbindung brachte, zeigte eine große Erhebung aus Deutschland, dass extravertiertere Menschen im zeitlichen Zusammenhang mit der COVID-19-Pandemie einen stärkeren Anstieg der subjektiv empfundenen Einsamkeit erlebten als introvertierte Menschen. Vermutlich lag das daran, dass sie ihr ausgeprägteres Bedürfnis nach vielen sozialen Interaktionen mit vielen unterschiedlichen Menschen angesichts der weitreichenden Kontaktbeschränkungen und Veränderungen des Alltags nicht mehr so gut befriedigen konnten. Für zurückgezogener lebende Menschen mit weniger sozialen Kontakten ergaben sich in der Pandemie weniger tiefgreifende Veränderungen ihres Soziallebens (Entringer & Gosling, 2022).

Weitere psychologische Faktoren

Neben den bereits vor den verschiedenen theoretischen Hintergründen dargestellten psychologischen Faktoren gibt es weitere psychologische Merkmale, die für das individuelle Erleben von Einsamkeit eine Rolle spielen bzw. eine Ausdifferenzierung und Vertiefung der bereits genannten Module darstellen.

Sie sollen hier aufgrund ihrer besonderen Relevanz für →Prävention und →Intervention genauer dargestellt werden, da viele von ihnen potentiell veränderbar sind.

Kausalattribuierung

Menschen, die einsam sind, können bei der Suche nach Erklärungsversuchen für dieses Gefühl zu unterschiedlichen Schlüssen kommen, worin es begründet liegt. →Kausalattribuierung bezeichnet die Art und Weise, wie Menschen – oft unbewusst – verschiedene Lebensereignisse für sich selbst erklären. Dies ist eine wichtige Determinante, denn die individuelle Auffassung der Ursachen der Einsamkeit kann erhebliche Auswirkungen auf das →Selbstwertgefühl, die Erwartungen an die Zukunft, die emotionalen Reaktionen auf die Einsamkeit und (unternommene oder unterlassene) Bewältigungsversuche haben.

Eines der am weitesten verbreiteten Modelle der Attribution von Ursachen (Weiner, 1985) legt nahe, dass Menschen dazu neigen, ihre Situationen anhand von drei Dimensionen zu erklären:

- Ob die Ursache mehr mit ihnen selbst oder mit äußeren Umständen zu tun hat (internal oder external).
- Ob die Ursache eher gleich bleiben wird oder im Laufe der Zeit veränderlich ist (stabil oder variabel).
- Ob die Ursache außerhalb der eigenen Macht liegt oder ob man sie beeinflussen könnte (kontrollierbar oder nicht kontrollierbar). Wenn jemand die Ursache für seine/ihre Einsamkeit auf innere Faktoren zurückführt, wird sich dies wahrscheinlich auf das Selbstwertgefühl auswirken, was sich in Form von Gefühlen von Unzulänglichkeit, durch Selbstvorwürfe und möglicherweise sogar Scham zeigt – man ist ja sozusagen selbst schuld.

Der Faktor Stabilität ist besonders wichtig für die Zukunftserwartungen der Person. Die Überzeugung, dass die Einsamkeit auf stabile oder unveränderliche Ursachen zurückzuführen ist, führt wahrscheinlich dazu, dass die Person eine anhaltende Einsamkeit erwartet, was sie wiederum demotivieren könnte, im Hier und Jetzt etwas gegen die Einsamkeit zu unternehmen. Die Annahme variabler und vor allem auch kontrollierbarer Ursachen hingegen sollte uns optimistischer stimmen, was die Möglichkeit angeht, dass sich unser Gefühl sozialer Zugehörigkeit verbessern kann und dass wir dies auch, mindestens zu einem gewissen Teil, selbst in der Hand haben.

Attribuierungsbeispiele:

Die Aussage „Ich bin einsam, weil ich ein nicht liebenswerter Mensch bin" würde eine interne, stabile und nicht kontrollierbare Zuschreibung darstellen. Diese Überzeugung stellt einen Risikofaktor für die Aufrechterhaltung und damit auch Chronifizierung der Einsamkeit dar. Die Aussage „Ich bin einsam, weil ich mich gerade entschieden habe, für meinen Traumjob in eine neue Stadt zu ziehen und noch nicht ausreichend Gelegenheit dazu hatte, hier richtig anzukommen und andere Menschen kennenzulernen" stellt hingegen eine äußere, variable und potentiell auch kontrollierbare Situation dar, die die Aussicht auf eine lediglich vorübergehende Einsamkeit offen lässt.

Copingstile

Diese unterschiedlichen Attributionsstile haben Implikationen für die jeweils gewählten Bewältigungsversuche bei Einsamkeit.

Strategien in belastenden Lebenssituationen

In der Psychologie spricht man auch von Coping. Coping beschreibt die Denk- und Verhaltensweisen einer Person, die sich in einer überfordernden oder belastenden Lebenssituation befindet. Es geht dabei vor allem um bewusste Strategien, die eingesetzt werden, um unangenehme Gefühle zu reduzieren und das emotionale Wohlbefinden aufrechtzuerhalten. Dies kann in gesunder und produktiver Art und Weise geschehen, aber auch destruktiv und ungesund für einen selbst und/oder andere bzw. die Beziehungen zu ihnen sein. Menschen unterscheiden sich in der Wahl ihrer Strategien, diese Präferenzen sind aber auch potentiell veränderbar – d. h., in einem gewissen Maße ist es möglich, sich schädliche Bewältigungsweisen ab- und neue, bessere anzugewöhnen.

Eine systematische Übersichtsarbeit (Deckx et al., 2018) zum Zusammenhang von Einsamkeit und →Copingstilen ergab, dass Menschen mit einem problemorientierten Bewältigungsstil, d. h., Personen, die eher dazu neigen, sich ganz konkret mit der Herausforderung in ihrem Leben zu befassen, weniger Einsamkeit berichteten. Problemorientierte →Copingstile ließen sich weiter unterteilen in verhaltensorientierte Maßnahmen (z. B. auf andere zugehen und versuchen, die Beziehung zu ihnen zu verbessern), verhaltensorientierte Maßnahmen mit Schwerpunkt auf →sozialer Unterstützung (z. B. sich mit seinen Gefühlen jemandem anvertrauen), kognitive Strategien (z. B. über mögliche Lösungen nachdenken) und Kombinationen aus verhaltensorientierten und kognitiven Herangehensweisen.

Menschen mit einem emotionsorientierten Bewältigungsstil hingegen, die sich eher bemühen, eine unangenehme Situation durch die Anpassung ihrer eigenen Emotionen zu überwinden, fühlten sich im Schnitt einsamer. Zu ihren präferierten Strategien gehörte beispielsweise der Versuch, seine Erwartungen an Beziehungen zu senken, die Beschäftigung mit den eigenen negativen Gefühlen oder sich selbst gut zuzureden.

Selbstwertgefühl, Selbstvertrauen und Selbstwirksamkeit

→ Selbstwertgefühl, → Selbstvertrauen und → Selbstwirksamkeit sind Begriffe, die eine Kombination von Persönlichkeitsmerkmalen und Bewältigungsmechanismen beschreiben, die mit Einsamkeit in Verbindung stehen.

Einsamkeit wird mit einem geringeren Selbstwertgefühl und einer eingeschränkten Nutzung aktiver Bewältigungsmechanismen in Verbindung gebracht. Selbstwirksamkeit hingegen ist der Glaube an die eigene Fähigkeit, in bestimmten Situationen erfolgreich zu sein oder eine Aufgabe zu bewältigen, z. B. auszugehen und sinnvolle Freundschaften zu schließen. Eine geringe Selbstwirksamkeit wird mit Einsamkeit in Verbindung gebracht, während die Überzeugungen,

a. Kontrolle über das eigene Handeln zu haben und
b. seine Situation verändern zu können,

vor Einsamkeit schützen (Cohen-Mansfield et al., 2016). Selbstwirksamkeit beschreibt somit eine optimistische, zukunftsgerichtete Erwartung. Je stärker diese bei einer Person ausgeprägt ist, umso mehr wird sie sich auch im Verhalten zeigen. Selbstwirksamkeit steht auch mit Attributionsstilen im Zusammenhang, denn es ist förderlich für das individuelle Gefühl von Selbstwirksamkeit, vergangene Erfolge (z. B. eine gute Prüfungsleistung) seinen eigenen Fähigkeiten und Bemühungen zuzuschreiben (z. B. sich gut vorbereitet zu haben) und unzufriedenstellende Erlebnisse (z. B. eine vergeigte Prüfung) eher externalen Faktoren, auf die man keinen Einfluss hatte (z. B. dem/der Professor:in, der/die Prüfungsaufgaben übermäßig schwer gestaltet hat, so dass sie gar nicht zu schaffen waren).

Messung der Selbstwirksamkeit

Eine ökonomische Möglichkeit der Messung der Selbstwirksamkeit bietet die Allgemeine Selbstwirksamkeitserwartung Kurzskala (ASKU) (Beierlein et al., 2014), die in Tabelle 6 dargestellt ist.

Tab. 6: Allgemeine Selbstwirksamkeitserwartung Kurzskala ASKU

Instruktion: Die folgenden Aussagen können mehr oder weniger auf Sie zutreffen. Bitte geben Sie bei jeder Aussage an, inwieweit diese auf Sie persönlich zutrifft.

Nr.		Trifft gar nicht zu	Trifft wenig zu	Trifft etwas zu	Trifft ziemlich zu	Trifft voll und ganz zu
1	In schwierigen Situationen kann ich mich auf meine Fähigkeiten verlassen.	1	2	3	4	5
2	Die meisten Probleme kann ich aus eigener Kraft gut meistern.	1	2	3	4	5
3	Auch anstrengende und komplizierte Aufgaben kann ich in der Regel gut lösen.	1	2	3	4	5

Hinweise zur Auswertung: Die Antworten auf den einzelnen Items werden summiert und anschließend gemittelt. Höhere Werte drücken eine stärkere Ausprägung Ihrer Selbstwirksamkeitserwartung aus. Beierlein et al. (2014) stellen auch Referenzwerte zur Verfügung.

Perfektionismus

Gewissermaßen als Kehrseite der Medaille wurde das individuelle Einsamkeitsrisiko auch mit verschiedenen Persönlichkeitszügen in Verbindung gesetzt, die eher eine schlechte Meinung von sich selbst bedingen, wie →Perfektionismus.

Perfektionismus als Persönlichkeitseigenschaft ist uns auch aus der Alltagssprache bekannt und wird ambivalent bewertet – einerseits durchaus als eine Bürde, andererseits aber auch als sozial erwünschte „Schwäche“, die z. B. im Arbeitskontext mit hoher Einsatzbereitschaft und Leistung assoziiert wird. Im wissenschaftlichen Sinne wird sie Hewitt et al. (2017) folgend in Form von drei Facetten untersucht:

1. →Selbst gerichteter Perfektionismus: Dies beschreibt die Neigung, übertriebene Standards und Erwartungen an sich selbst zu setzen. Personen mit einem hohen Maß an selbst gerichtetem Perfektionis-

mus neigen dazu, sich selbst kritisch zu bewerten und hohe Ziele zu verfolgen, die oft schwer zu erreichen sind. Sie sind unzufrieden mit ihren eigenen Leistungen, selbst wenn sie von anderen als erfolgreich angesehen werden.

2. → Sozial vorgeschriebener Perfektionismus: Diese Facette bezieht sich auf die Wahrnehmung, dass andere übertriebene Standards vorgeben. Personen mit einem hohen Maß an sozial vorgeschriebenem Perfektionismus fühlen sich unter Druck gesetzt, den Erwartungen und Normen anderer gerecht zu werden. Sie befürchten, von anderen negativ beurteilt oder abgelehnt zu werden, wenn sie diese Standards nicht erfüllen können.
3. → Auf andere gerichteter Perfektionismus: Hier geht es um die Messung anderer an hohen Erwartungen. Personen mit einer starken Ausprägung dieser Facette neigen dazu, hohe Ansprüche an die Leistungen und Verhaltensweisen anderer zu stellen. Sie können ungeduldig oder kritisch gegenüber dem Verhalten oder den Leistungen anderer sein und zeigen sich ungewillt, Kompromisse einzugehen.

Perfectionism Social Disconnection Model

Das „Perfectionism Social Disconnection Model" (PSDM, auf Deutsch etwa: Perfektionismus und soziale Unverbundenheit) von Hewitt et al. (2017) geht nun davon aus, dass Perfektionismus in seiner Gesamtheit eine depressive Symptomatik fördert, indem er Gefühle der Unverbundenheit mit anderen hervorruft.

Dieses Modell wurde anhand längsschnittlicher Daten überprüft und es stellte sich heraus, dass tatsächlich alle Facetten des Perfektionismus mit Einsamkeit und Depressionssymptomen zusammenhingen, jedoch nicht alle in derselben (und der angenommenen) Richtung:

Einerseits hing sozial vorgeschriebener Perfektionismus mit mehr Einsamkeit zusammen (die wiederum mehr Depressionssymptome bedingte). Dies interpretierten die Autor:innen so, dass die Wahrnehmung, dass andere unerreichbare Erwartungen an einen stellen, nahe, vertrauensvolle Beziehungen, in denen man sich auch vulnerabel zeigen und Hilfe erwarten darf, untergraben. Gleichzeitig fördert diese Wahrnehmung auch Gefühle von Unzulänglichkeit und geringem Selbstwert, den Sie bereits als Risikofaktor kennengelernt haben.

Andererseits hing selbst gerichteter Perfektionismus mit geringeren Einsamkeitswerten zusammen (und diese wiederum mit weniger Depressionssymptomen). Die Forscher:innen führten als Erklärung dieser Ergebnisse an, dass selbstorientierte Perfektionist:innen innerlich stark auf ihre Leistung fokussiert sind und weniger Wert auf Beziehungen legen. Dies zeigt, dass Perfektionismus nicht für sich genommen als pathologisch oder riskant eingestuft werden sollte. Stattdessen ist eine Differenzierung der Facetten des Perfektionismus nützlich, da er ein Persönlichkeitsmerkmal wie andere auch darstellt, das vor allem in den Extrembereichen seiner Ausprägung gesundheitsrelevante Auswirkungen hat.

3.4 Experimentelle Zugänge und neurophysiologische Korrelate

Einsamkeit und soziale Exklusion im Labor

Viele der beschriebenen wissenschaftlichen Studien (z. B. groß angelegte Bevölkerungsumfragen, als Teil derer nach Einsamkeit gefragt wird) haben den Nachteil, dass sie Personen nur zu einem Messzeitpunkt untersuchen.

In der Folge lassen sich die Ergebnisse der Vergleiche einsamer und nicht einsamer Personen (z. B. hinsichtlich ihrer Stimmung) auf Basis dieser Daten lediglich als Unterschiede *zwischen* Personen interpretieren. Experimentelle Zugänge hingegen erlauben, dieselbe Person in unterschiedlichen Situationen zu untersuchen, die man gezielt manipuliert. Alle anderen Eigenschaften der Person, die sie sozusagen mitgebracht hat, bleiben dabei konstant. Deshalb ist das psychologische Experiment so eine lohnende Forschungsmethode.

Bisher wurde in experimentellen Forschungsansätzen viel mit → sozialer Exklusion, vor allem → Ausgrenzung, als Stellvertreterkonstrukt für Einsamkeit gearbeitet. Wie anfangs dargestellt, überlappen sich die Konstrukte Einsamkeit und Ausschluss, auch wenn sie nicht exakt gleichbedeutend sind. Ausschluss lässt sich jedoch im Labor viel gezielter induzieren. Ein verbreitetes Paradigma, das dies erreicht, ist das → Cyberball-Spiel, das von Williams und Jarvis (2006) entwickelt wurde.

Cyberball

Proband:innen werden instruiert, dass sie gleich mit – in der Regel zwei – anderen Mitspieler:innen ein virtuelles Ballspiel spielen werden. Dieses ist denkbar einfach: Alle Spieler:innen sind auf dem Bildschirm sichtbar und werfen einander den Ball in einer Dreier-Konstellation zu. Die Mitspieler:innen sind als Männchen gezeigt, oft mit Namen, manchmal auch mit einer Art Profilbild. Proband:innen selbst sehen in der Mitte des Screens die Darstellung einer – ihrer – Hand, die sich immer mit dem Ball mit dreht, je nachdem, wo auf dem Screen er gerade zu sehen ist (Abbildung 10).

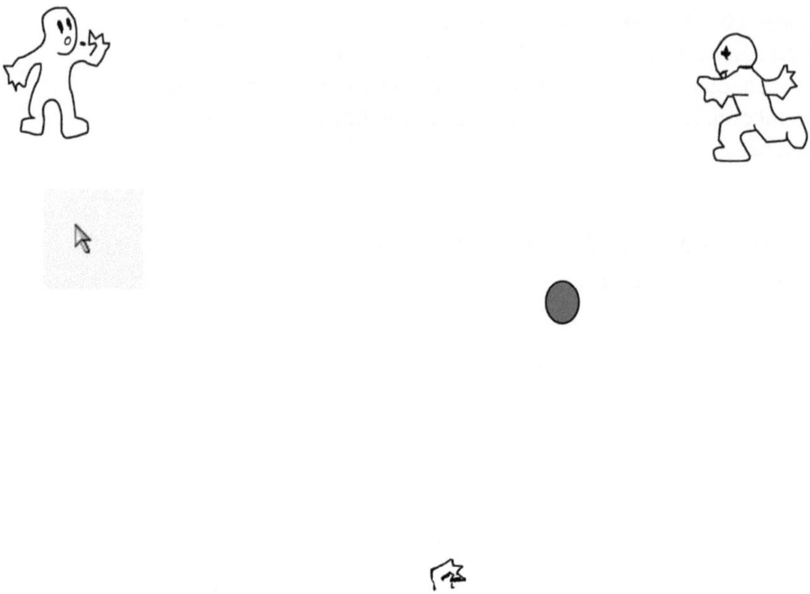

Abb. 10: In dieser Phase des Cyberball-Spiels ist der/die Studienteil-nehmer:in noch inkludiert (Screenshot)

Sie können selbst nicht beeinflussen, wann der Ball zu ihnen geworfen wird, aber wenn sie ihn haben, so können sie durch Knopfdruck (rechts oder links) entscheiden, welche/r Mitspieler:in ihn als nächstes erhalten soll. Das Händchen führt daraufhin den gewünschten Wurf aus.

Darüber hinaus erhalten die Proband:innen keine spezifische Anleitung, wie sie sich im Spiel verhalten sollen. Ihnen wird auch nicht gesagt, dass irgendwann eine Phase kommen wird, in der sie unvermittelt nicht mehr mitspielen dürfen. Die beiden Mitspieler:innen werfen nur noch untereinander hin und her, das Händchen des/der Proband:in dreht sich zwar auch mit, aber es kommt kein Ball mehr zu ihm/ihr (siehe Abbildung 11).

In genau diesem Wechsel von In- zu Exklusion besteht die experimentelle Manipulation: So können Forscher:innen testen, was die Situation des Ausgeschlossenwerdens mit den Proband:innen macht. Dies geschieht durch Befragungen im Nachgang des Spiels. Dabei wird auch überprüft, ob sie geglaubt haben, tatsächlich mit anderen Menschen zu spielen. Es gibt zudem die Möglichkeit, während des Spiels begleitende Erhebungen durchzuführen (v. a. physiologischer Parameter, siehe nächster Abschnitt). So können im Verlauf z. B. die

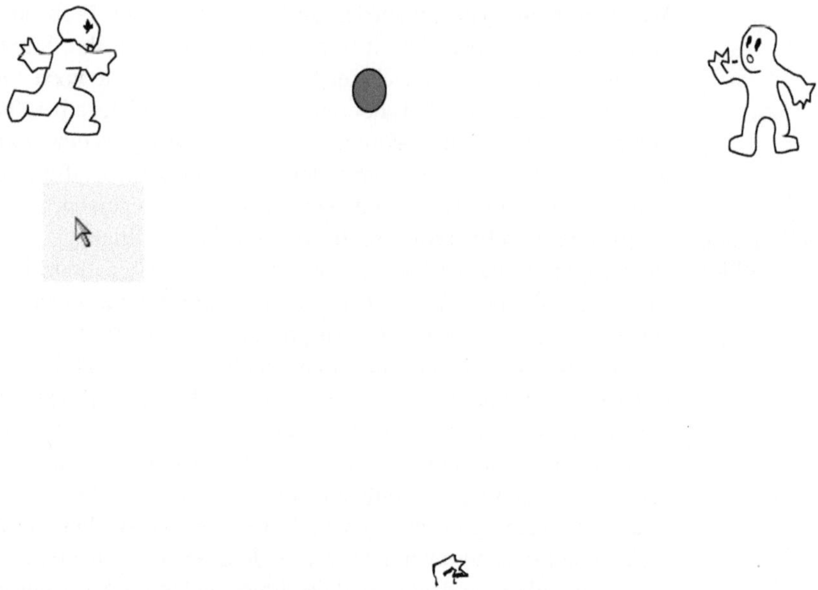

Abb. 11: In dieser Phase des Cyberball-Spiels erlebt der/die Studienteilnehmer:in, dass er/sie nicht mehr mitspielen darf (Screenshot)

Hirnaktivierungen oder die Herzfrequenz der Proband:innen beobachtet werden, inklusive mit dem Ausschluss assoziierter Veränderungen. Zusätzlich wird nach dem Spiel ein Fragebogen ausgefüllt, in dem die Proband:innen berichten, wie es sich für sie angefühlt hat. Klassischerweise wird hier die →„Need Threat Scale" eingesetzt. Dieser Name nimmt Bezug darauf, dass die Experimentalsituation fundamentale Bedürfnisse der Zugehörigkeit bedroht.

Phasenmodell der Reaktionen auf Ausgrenzung

Sie orientiert sich damit an der ersten Phase von insgesamt drei in Williams' (2009) Modell der zeitlichen Abfolge der Reaktion auf Ausschluss. In der *unmittelbaren Phase* wird die Ausgrenzung als Schmerz und als Bedrohung für vier grundlegende Bedürfnisse empfunden (die die Need Threat Scale als vier einzelne Skalen operationalisiert): Zugehörigkeitsgefühl, Selbstwert, das Gefühl wahrgenommener Kontrolle über die soziale Umwelt und das Gefühl einer als sinnvoll wahrgenommenen Existenz (Beispielitem: „Ich fühlte mich, als ob ich gar nicht da wäre").

unmittelbare Phase

In vielen Studien, die unterschiedliche Personengruppen einschlossen – gesunde Kontrollpersonen sowie Menschen mit schweren psychischen Erkrankungen – zeigten sich charakteristische Reaktionen.

Wenn sie nicht mehr mitspielen durften, fühlten sich Proband:innen ausgeschlossen, abgelehnt, machtlos, unsicher. Auch ihre Stimmung veränderte sich im Vergleich zur Spielphase, in der sie noch Teil der Gruppe waren – positive Emotionen nahmen ab und negative Emotionen nahmen zu. Kontextfaktoren (z. B. wer die Ausgrenzung vornahm und warum) hatten dabei in der ersten Phase nur wenig Einfluss auf das unmittelbare Schmerz- und Leidenserlebnis der Zielperson.

Bewältigungsphase

Williams (2009) zufolge schließen sich die Bewältigungs- bzw. Reflexionsphase und die langfristige Phase bzw. Resignationsphase an. In der *Bewältigungsphase* denken die ausgegrenzten Personen über die Bedeutung und Relevanz der Ausgrenzungserfahrung nach. Je nach persönlicher Veranlagung und individuellen →Copingstilen tun sie das in einer Art und Weise, die sie aufbaut (z. B. können Proband:innen versuchen, ihren Selbstwert zu stärken, indem sie sich sagen, dass die anderen Mitspieler:innen sie ja gar nicht kennen und sie den Ausschluss deshalb nicht persönlich nehmen müssen oder dass es alternative Erklärungen gibt, wie den Verlust der Internetverbindung) oder weiter emotional herunterzieht (z. B. indem sie über frühere Erfahrungen nachdenken, in denen sie Ausschluss und Zurückweisung erlebt haben und ein negatives Muster darin sehen, wie sie von anderen behandelt werden, dem sie nicht entrinnen können). In dieser Phase spielen kontextuelle Faktoren und individuelle Unterschiede eine wichtige Rolle und können die Qualität der emotionalen Reaktion (z. B. ob zu den vorherrschenden negativen Emotionen eher Wut oder Trauer gehört) und ihre Stärke beeinflussen.

Resignationsphase

Wenn die Ausgrenzung über einen längeren Zeitraum anhält (also über den Geltungsbereich der kurz anhaltenden experimentellen Manipulation, Williams nimmt hier eher Bezug auf das Erleben im Alltag), so sind die Bewältigungsressourcen der einzelnen Person erschöpft, und er oder sie wird wahrscheinlich Entfremdung, Depression, Hilflosigkeit und Gefühle der Wertlosigkeit erleben. Somit schließt auch Williams' (2009) Modell den Kreis zu klinischen Störungsbildern wie der Depression.

Einsamkeit und soziale Exklusion im Gehirn

Die angesprochene Begleiterhebung kann auch eine Messung im Magnetresonanztomographen (MRT) sein, schließlich werden für das Spiel nur ein Bildschirm und eine Fernbedienung/ein Controller mit zwei Knöpfen benötigt.

Die funktionelle MRT (fMRT) ist hier eine Methode von besonderem Interesse, da sie Einblick in die im Zusammenhang mit einer bestimmten Aufgabe oder einem bestimmten Erleben aktivierten Gehirnregionen gibt.

sozialer Schmerz im fMRT

Die Bildgebungstechnik beruht auf den physiologischen Veränderungen, die mit der neuronalen Aktivität einhergehen. Auf diese Art und Weise haben Forscher:innen gezeigt, durch welche Mechanismen dieses Gefühl, außen vor zu sein und nicht dazuzugehören, auf der neurobiologischen Ebene vermittelt wird. Tatsächlich beruht der beschriebene → „soziale Schmerz" auf genau denjenigen neuronalen Verschaltungen, die auch affektive Reaktionen bei körperlichen Schmerzen vermitteln. Sie zeigten sich in Aktivierungen des dorsalen anterioren Cingulums (einer Region, die genereller bei der Verarbeitung von Schmerzen oder Konflikten involviert ist), deren Stärke damit korrelierte, wie unangenehm Proband:innen die Situation fanden. Zudem identifizierten die Forscher:innen eine Beteiligung des ventromedialen präfrontalen Kortex. Diesem Bereich wird eine Vielzahl an Funktionen zugeschrieben, unter anderem Emotionsregulation, → soziale Kognition, selbstbezogene Verarbeitung und Entscheidungsfindung (Eisenberger, Lieberman & Williams, 2003).

Separation Distress

Zu wichtigen Vorarbeiten, die von der aktuellen empirischen Forschung oftmals nicht explizit aufgegriffen werden, gehören Studien des Neurowissenschaftlers Panksepp, eines Pioniers der affektiven Neurowissenschaften (Panksepp et al., 1999). Er hatte bereits speziesübergreifend den mit Trennungen einhergehenden emotionalen Schmerz (→ „Separation Distress") als Kehrseite lebenswichtiger Bindung konzeptualisiert. Panksepp zufolge motiviert die aversive Empfindung spezifisches Suchverhalten nach den Artgenossen, da evolutionär in allen Säugetieren angelegt ist, dass unser Überleben von Beziehungen zu anderen abhängt.

Sozialer Ausschluss wird im Gehirn von genau den Arealen verarbeitet, die auch bei der Wahrnehmung körperlicher Schmerzen aktiv sind.

Darüber hinaus haben Arbeiten zur sog. verkörperten Kognition („Embodied Cognition") nahegelegt, dass Einsamkeitsgefühle in verschiedenen mentalen Repräsentationen wie sensomotorischer Wahrnehmung und zwischenmenschlicher Synchronität zum Ausdruck kommen können. Cacioppo und Cacioppo (2012) untersuchten insbesondere Daten, die darauf hindeuten, dass Erfahrungen von körperlicher Wärme bzw. Kälte und Gefühle von sozialer

Wärme bzw. Kälte ähnliche sensomotorische Repräsentationen aufweisen.

Weitere Studien mit bildgebenden Verfahren legen nahe, dass sich individuelle Unterschiede in der Einsamkeit in Gehirnregionen widerspiegeln, die mit der grundlegenden Wahrnehmung und Verarbeitung sozialer Informationen assoziiert worden sind (Cacioppo, Capitano & Cacioppo, 2014). Es zeigte sich beispielsweise, dass einsame Personen im Vergleich zu nicht einsamen Personen eine geringere Aktivierung im ventralen Striatum als Reaktion auf positive soziale Informationen zeigten. Darüber hinaus hing Einsamkeit mit einer verringerten Dichte der grauen Substanz im linken posterioren superioren temporalen Sulcus zusammen, einer Region, von der bekannt ist, dass sie an frühen Stadien der sozialen Wahrnehmung beteiligt ist, einschließlich der Verarbeitung des Blicks und der Körperbewegungen anderer. Diese Ergebnisse stimmen mit Verhaltensdaten überein, die darauf hindeuten, dass Einsamkeit mit Wachsamkeit gegenüber sozialen Bedrohungen und verminderter Freude über belohnende soziale Stimuli einhergeht. Bemerkenswert ist, dass der Zusammenhang zwischen Einsamkeit und der Größe des posterioren superioren temporalen Sulcus nicht durch die Größe des → sozialen Netzwerks erklärt werden konnte (eine übliche Komponente von Indizes zur Bewertung der objektiven sozialen Integration, die Sie bereits in Kapitel 1 als verwandtes Konzept kennengelernt haben).

3.5 Integrative Modelle von Auslösern und Risikofaktoren

Jeder Mensch, egal welchen Alters oder Hintergrunds, kann von Einsamkeit betroffen sein, aber einige Gruppen sind einem höheren Risiko ausgesetzt als andere. Wie gezeigt wurde, liegt dies nicht nur an Faktoren innerhalb der Person bzw. ihren Eigenschaften, sondern auch an äußeren Umständen, die soziale Teilhabe und Zugehörigkeitsgefühle fördern bzw. erschweren.

Die Ergebnisse der vielseitigen Forschungsbemühungen zur Ergründung der Einsamkeit der letzten Jahrzehnte sind zu konzeptuellen Rahmenmodellen zusammengefasst worden, die die Evidenz für verschiedene Kategorien von Risiko- und Schutzfaktoren sammeln. Ein Beispiel ist das Modell von Lim et al. (2020) (Abbildung 12, Übersetzung und Anpassung der Autorin).

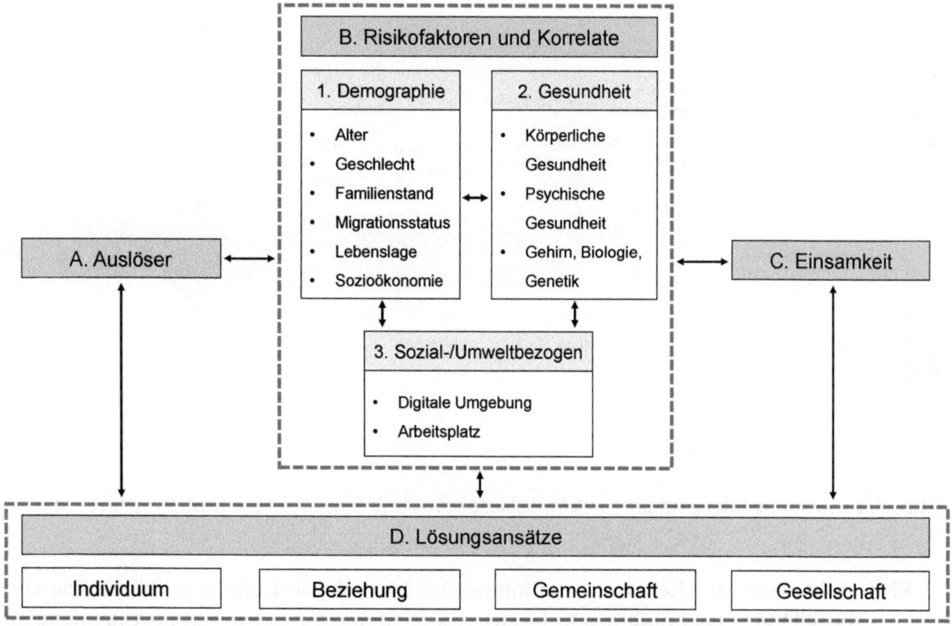

Abb. 12: Konzeptuelles Modell der Einsamkeit nach Lim et al. (2020)

konzeptuelles Modell von Lim

Im Mittelpunkt des konzeptuellen Modells der Einsamkeit stehen sowohl Korrelate als auch Risikofaktoren der Einsamkeit, von denen eine kausale Wirkung angenommen wird. Sie wurden aus der aktuellen empirischen Forschung abgeleitet.

Die Autor:innen weisen darauf hin, dass die dargestellten Faktoren nicht nur zwischen Oberkategorien, sondern auch untereinander interagieren. Von links nach rechts gelesen beginnt das Modell mit einem Auslöser (A, z. B. einer Lebensveränderung), der in Abhängigkeit der Ausprägung von Risikofaktoren und Korrelaten (B) zu Einsamkeit (C) führt. Lösungsansätze bzw. Interventionen (D) können auf verschiedenen Ebenen angesiedelt sein und auf all diese Aspekte einwirken. Es wird davon ausgegangen, dass alle Menschen gewisse Risikofaktoren für Einsamkeit aufweisen, es jedoch in deren Kombination und auch der Kombination mit dem Auslöser begründet liegt, warum manche einsam werden und bleiben und andere nicht. Auch der jeweilige Weg in die Einsamkeit ist individuell. Bidirektionale Pfeile zeigen mögliche wechselseitige Beziehungen an, auch im Laufe der Zeit, bei denen es gilt, herauszufinden, ob die Effekte in beide Richtungen gleich stark sind oder eine Richtung dominiert.

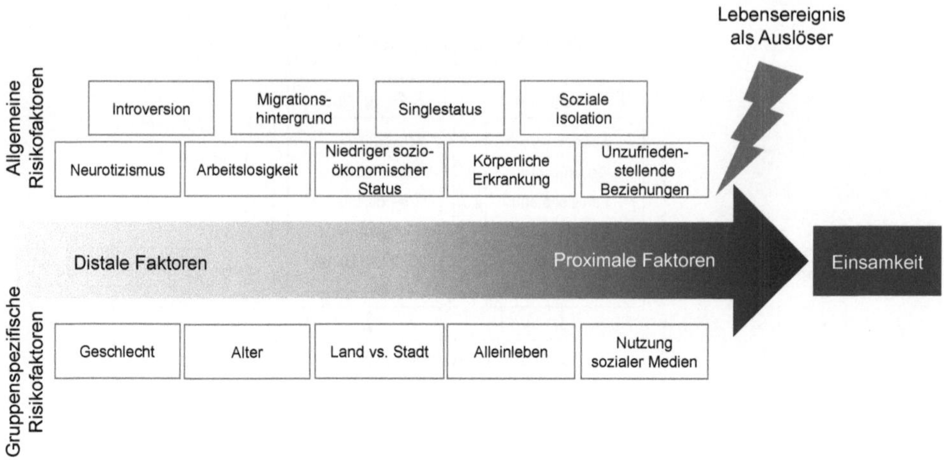

Abb. 13: Modell distaler und proximaler Risikofaktoren für Einsamkeit, adaptiert nach Luhmann (2022)

Risikofaktoren-Modell von Luhmann

Im Kontrast dazu nimmt das Modell von Luhmann (2022) eine Gewichtung der Relevanz von Risikofaktoren vor, die in Anlehnung an Hawkley et al. (2008) in distale und proximale Faktoren unterteilt werden:

Distale Faktoren sind nicht direkt ursächlich für das Erleben von Einsamkeit (infolge eines Auslösers, der hier als Lebensereignis spezifiziert wird), erhöhen jedoch die individuelle Vulnerabilität für Einsamkeit, indem sie durch proximale Faktoren auf die Einsamkeit einwirken. So beeinflussen distale demographische Faktoren (Alter, Geschlecht, ethnische Zugehörigkeit) strukturelle Faktoren (sozioökonomischer Status, Bildungsniveau), deren Effekte sich wiederum in Form besserer oder schlechterer Gesundheit, sozialen Rollen und mehr oder weniger →Stress zeigen. Diese zuletzt genannten proximalen Faktoren hingen in der empirischen Forschung enger mit der Größe des sozialen Netzwerks und der subjektiven Qualität von Beziehungen zusammen. Die proximalen Faktoren lassen sich damit sozusagen als Hebel sehen, die letztlich darüber entscheiden, in welchem Ausmaß die distalen Faktoren zum Tragen kommen. In dem Maße, in dem distale Faktoren sich auf soziale Kontakte und die subjektive Beziehungswahrnehmung auswirken, werden sie auch einen Einfluss auf die Einsamkeit haben.

Darüber hinaus werden allgemeine Faktoren, die über heterogene Studien und Stichproben hinweg konsistente Zusammenhänge mit Einsamkeit gezeigt haben, von gruppenspezifischen Faktoren unterschieden, deren Relevanz für die Einsamkeit von weiteren Variablen (z. B. demographischen) abhängt.

Eine vielschichtige Betrachtung des freiheitlichen Alleinseins, aber auch der Einsamkeit vor dem Hintergrund des Single-Daseins als schwuler Mann in einer individualistischen Kultur, vor und während der COVID-19-Pandemie, und der assoziierten Gedanken, Wünsche und Gefühle bietet Daniel Schreibers Essay „Allein". Dabei wird eine berührend offene Kommunikation eigener Erfahrungen mit soziologischen Theorien und größeren Lebensfragen wie der Rolle und Macht von Freundschaften sowie großen philosophischen Fragen wie der, wie wir als Menschen leben wollen, verknüpft.
Schreiber, D. (2021). Allein. München: Hanser.

3.6 Zusammenfassung

Im dritten Kapitel sind wir tiefer eingestiegen in die angenommenen Ursachen sowie die Faktoren, die zur Aufrechterhaltung von Einsamkeit beitragen.

Einflussreiche Modelle, deren Annahmen durch empirische Studienergebnisse gestützt wurden, umfassen die →evolutionäre Theorie der Einsamkeit, der zufolge Einsamkeit ein adaptives, dem Überleben dienliches Alarmsignal darstellt, sowie das →Teufelskreismodell. Letzteres erklärt, wie Einsamkeit und ihre Folgen (v. a. bezogen auf die soziale Kognition) einander bedingen können, so dass es für die einzelne Person schwierig werden kann, selbst den Ausstieg aus diesem Kreislauf zu finden. Auch in der Konzeption des →Reaffiliation Motive drückt sich diese Zweischneidigkeit aus: Einsamkeit setzt Prozesse in Gang, die aus evolutionärer Sicht hilfreich sein können, gleichzeitig aber auch die Re-Integration in eine soziale Gruppe erschweren können.

Aus psychodynamischer Sicht gibt es eine reiche klinische Tradition, die hilft, die individuell unterschiedliche Anfälligkeit für Einsamkeit zu verstehen, und zwar durch Konzepte wie das *Strukturniveau* (als Sammlung basaler psychischer Fähigkeiten, die uns erlauben, unsere eigenen Emotionen sowie Beziehungen zu regulieren), das auch *Bindung* inkludiert. Diese erklären auch die nachhaltige Relevanz früher Beziehungserfahrungen. Auch aus anderen Fachrichtungen gibt es Hinweise darauf, dass Persönlichkeitseigenschaften (wie z. B. die →Big Five) Implikationen für das Erleben von Einsamkeit haben.

Schließlich haben wir uns noch experimentellen Zugängen zugewandt, beispielsweise dem →Cyberball-*Paradigma*, in dem *sozialer Ausschluss* als Proxy für die Herstellung einer Situation dient, in der Einsamkeit erlebt wird – was die Untersuchung derselben Person in verschiedenen Kontexten erlaubt und damit auch Einblick in jeweils assoziierte *Gefühlsregungen* und *Gehirnaktivierungen* ermöglicht.

Die Gesamtheit dieser unterschiedlichen Zugänge (inkl. der in Kapitel 2 genauer untersuchten epidemiologischen Unterschiede) finden Eingang in integrative Modelle, die die *Vielfalt involvierter Risiko- und Schutzfaktoren* bzgl. Einsamkeit sowie ihr komplexes Zusammenwirken darstellen.

3.7 Fallbeispiele

Linda

Linda ist 28 Jahre alt und lebt zusammen mit ihrem Freund in einer kleinen Wohnung am Rande der Stadt. Während sie kurz vor dem Abschluss ihres Studiums steht, ist ihr Freund Nico schon länger in seinem Beruf als Flugbegleiter tätig. Linda hatte eine schwierige Kindheit, während der sie ihre Eltern als unberechenbar, abweisend und wenig fürsorglich erlebte. Auch in der Schule fiel es ihr immer schwer, mit anderen Kindern in Kontakt zu kommen. Linda sagt, sie hat Vertrauensprobleme. Ihr Freundeskreis ist klein, sie unternimmt auch nicht viel, im Gegenteil – gerade größere soziale Zusammenkünfte findet sie anstrengend. Sie hat das Gefühl, dass diese ihr Energie rauben. Umso glücklicher ist sie darüber, Nico zu haben. Es macht ihr allerdings sehr zu schaffen, dass er oft tagelang unterwegs ist. Gerade da er aktuell auf der Langstrecke tätig ist, erhält sie dann oft einen halben Tag keine Nachricht oder kein Foto von ihm. Sobald er landet, möchte sie mit ihm videotelefonieren. Lindas hauptsächliche Sorge besteht darin, dass er sie nicht so sehr liebt wie sie ihn. Tatsächlich hat Nico ihr schon mehrfach gesagt, dass er ihr anhängliches Verhalten anstrengend findet und dass es ihn kränkt, dass sie ihm wohl nicht vertraue. Linda versteht, was er sagt, aber sie fühlt sich unfähig, ihr Verhalten zu ändern. Wenn sie ihn nicht kontaktieren kann, fühlt sie sich ganz allein gelassen. Oft steigert sie sich in den Gedanken hinein, dass er sie verlassen und nach dem aktuellen Arbeitstrip einfach nicht mehr zurück zu ihr nach Hause kommen wird.

Fragen zum Fall Linda:

- Würden Sie sagen, Linda ist sicher gebunden? Falls nicht: Zeigt sie eher Anzeichen von bindungsbezogener Angst oder bindungsbezogener Vermeidung?
- Ist Linda eher extravertiert oder introvertiert? Wie trägt die Ausprägung dieser Persönlichkeitsdimension zu Lindas Einsamkeit bei?
- Im Fallbeispiel werden Lindas Kindheitserfahrungen mit ihrer heutigen Einsamkeit in Beziehung gesetzt. Heißt das im Umkehrschluss, dass sie gar nichts dagegen tun kann, also keine Hoffnung auf Linderung besteht?

Ben und Charlotte

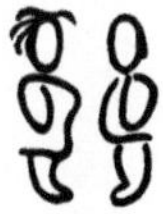

Ben und Charlotte sind Zwillinge und 14 Jahre alt. Aufgrund der beruflichen Tätigkeit ihrer Mutter ist die Familie in den letzten Jahren mehrfach innerhalb der USA umgezogen. Nun steht wieder mal der Einstieg in eine neue Schulklasse an. Der Umgang der Zwillinge mit der neuen Situation gestaltet sich sehr unterschiedlich. Während die laute, gesellige Charlotte direkt auf ihre Mitschüler:innen zugeht und in diversen Aktivitäten wie der Umwelt-AG und Schülerzeitungsredaktion Kontakte knüpft, ist Ben etwas zurückhaltender. Er ist auch im Unterricht ziemlich still und beobachtet erst mal. Er hat nicht so viel Selbstvertrauen wie Charlotte, und den ersten Schritt zu machen fällt ihm schwer.
Wenn Ben sich mit Charlotte vergleicht, macht ihn das noch unsicherer: Sie hat schon einen großen Freundeskreis um sich geschart und er hat gerade mal seinen Sitznachbarn kennengelernt. Er glaubt, dass das daran liegt, dass er einfach irgendwie uncool ist. Er vermutet auch, dass die anderen Jugendlichen hinter seinem Rücken über ihn lästern – jedenfalls hat er manchmal in der Klasse den Eindruck, dass sie ihn so unfreundlich anschauen. Als er sich Charlotte anvertraut, kann sie das jedoch gar nicht nachvollziehen. Sie hat noch nie bemerkt, dass die Klassenkamerad:innen schlecht über ihren Bruder sprechen oder sich anderweitig feindselig verhalten. Sie erzählt ihm, dass sie sich in den ersten Tagen auch etwas außen vor gefühlt hat, aber dass sie sich dann erinnert hat, dass dies bei früheren Umzügen auch manchmal so war – bis sie sich und den anderen dann eine Chance gegeben hat, einander kennenzulernen, woraus jedes Mal gute Freundschaften entstanden sind. Daraus habe sie auch jetzt Zuversicht schöpfen können.

Fragen zum Fallbeispiel von Ben und Charlotte:

- Hinsichtlich welcher Persönlichkeitsdimensionen der Big Five unterscheiden sich Ben und Charlotte?
- Welche weiteren Eigenschaften machen es Charlotte ggf. einfacher, Anschluss zu finden als Ben?
- Gibt es Hinweise darauf, dass Ben in einen Teufelskreis der Einsamkeit einsteigen könnte?
- Ben hat eine Hypothese, warum Charlotte leichter Anschluss finden konnte als er. Wie würden Sie diese im Sinne von Attributionsstilen beschreiben? Sind diese Attributionsstile als Risikofaktor oder als Schutzfaktor bezogen auf seine Einsamkeit zu sehen?
- Inwiefern kommen in dem Fallbeispiel Selbstwirksamkeitserwartungen zur Sprache?

3.8 Fragen zu Kapitel 3

1. Erläutern Sie das Teufelskreismodell der Einsamkeit.

2. Beschreiben Sie den Ablauf der Aufwärtsspirale, die aus der Einsamkeit herausführt.

3. Inwiefern kann das Reaffiliation Motive sowohl die Überwindung als auch die Chronifizierung von Einsamkeit erklären?

4. Woran liegt es, dass Personen, die in ihrer Kindheit Gewalt und Vernachlässigung erfahren haben, im Erwachsenenalter ein erhöhtes Risiko für Einsamkeit haben?

5. Was ist in diesem Kontext (der langfristigen Auswirkungen früher Erfahrungen) mit „vermittelnden Faktoren" gemeint? Nennen Sie mögliche Beispiele dafür.

6. Wie geht man in Laborstudien vor, um herauszufinden, wie Einsamkeit sich im Gehirn zeigt? Was hat man hier für Möglichkeiten – außer Menschen zur Studienteilnahme einzuladen, die sich gerade einsam fühlen sowie Menschen, die sich nicht gerade einsam fühlen?

7. Inwiefern kann die Bindungstheorie erklären, warum sich jemand (nicht) einsam fühlt? Welche Implikationen haben ängstliche bzw. vermeidende Bindungsorientierungen für die individuelle Einsamkeit?

8. Nennen Sie die fünf Dimensionen, die auch Big Five genannt werden und anhand deren sich die Persönlichkeit von Menschen beschreiben lässt.

9. Welche Dimensionen der Big Five stehen positiv und welche negativ mit Einsamkeit in Verbindung? Gibt es Dimensionen, deren Einfluss je nach Kontext variieren könnte?

10. Welche potentiell veränderbaren Faktoren haben Sie kennengelernt, die als Schutzfaktoren gegen Einsamkeit wirken können?

11. Auf welche Weise beeinflusst Perfektionismus das Einsamkeitserleben?

12. Sie haben ein Modell kennengelernt, in dem sog. distale und proximale Faktoren unterschieden werden. Erklären Sie die Unterscheidung dieser Faktoren und ihr Zusammenwirken.

4 Gesellschaftliche Perspektiven auf Einsamkeit, ihre Ursachen und Folgen

Im modernen Diskurs über Einsamkeit wird sie häufig als geradezu zwingende Folge übergreifender →Megatrends konzeptualisiert, nicht zuletzt auch der zunehmenden Digitalisierung.

Megatrends Das Konzept der Megatrends geht auf Naisbitt (1982) zurück und bezeichnet tiefgreifende, langfristige strukturelle Veränderungen, die die soziale, wirtschaftliche, technologische und kulturelle Landschaft einer Gesellschaft prägen. Als Gegenstand der Zukunftsforschung werden Megatrends als Schlüsselkonzepte betrachtet, die auf langfristigen Beobachtungen und Analysen basieren. Diese Trends spiegeln die fortschreitende Entwicklung und Transformation von Gesellschaften wider und dienen als Rahmengerüst für die Prognose möglicher zukünftiger Entwicklungen und deren potentieller Auswirkungen.

Die Urbanisierung sowie Globalisierung, die Überalterung der Bevölkerung und immer stärkere digitale Vernetzung (inklusive der dadurch ermöglichte Wandel der Arbeitswelt) sind drei Megatrends, die besonders im Zusammenhang mit Einsamkeit diskutiert werden. Daraus abgeleitete Prognosen skizzieren die Zukunft zuweilen recht düster: Wir leben zwar länger, sind von Tausenden von Menschen umgeben und mit Millionen anderen digital vernetzt – aber dabei möglicherweise einsamer als je zuvor.

Dieser Hypothese soll sich im Folgenden mit Blick auf die Entwicklungen der letzten Jahre und Jahrzehnte kritisch genähert werden. Gleichermaßen ist zu untersuchen, inwiefern mehr oder weniger Einsamkeit in der Bevölkerung Konsequenzen hat, die nicht nur das Individuum betreffen, sondern in die Zivilgesellschaft in ihrer Gesamtheit zurückwirken.

4.1 Zu- und Abnahme der Einsamkeit über die historische Zeit bei verschiedenen Altersgruppen

Viele Schlagzeilen berichten von einer „Einsamkeitsepidemie“ oder dem „Einsamen Jahrhundert“.

Sie legen damit nahe, dass sich heute mehr Menschen einsam fühlen als früher. In der Tat scheint die objektive → soziale Isolation in vielen westlichen Industrienationen gestiegen zu sein, zumindest wenn man diese anhand von Maßen wie dem Anteil an Single-Haushalten oder der allein verbrachten Zeit von Menschen festmacht. Im Jahr 2022 waren etwa 41 % aller Haushalte in Deutschland Einpersonenhaushalte, während es im Jahr 1950 nur etwa 6 % waren (Statistisches Bundesamt, 2022). Aber bedeutet diese Entwicklung automatisch, dass Einsamkeitsgefühle gestiegen sind?

Kohorten- vs. Alterseffekt

Im Zusammenhang mit der sog. „Einsamkeitsepidemie" wird oft behauptet, dass man beim Vergleich zweier gleichaltriger Personen – eine von heute (2024) und eine von vor einer Generation –feststellen würde, dass die heutige Person sich eher einsam fühlt. Dahinter steht die Vorstellung, dass gesellschaftliche Veränderungen – wie die Normalisierung des Alleinlebens – dazu geführt haben, dass sich neuere Generationen eher einsam fühlen. Aus psychologischer Sicht zielt diese Hypothese somit auf einen sog. *Kohorteneffekt* ab. Ein *Alterseffekt* hingegen bezeichnet, dass ein und dieselbe Person sich als jüngerer bzw. älterer Mensch mehr oder weniger einsam fühlt.

In einer großen US-amerikanischen Studie suchten Hawkley et al. (2019) nach Belegen für diese „Kohortendynamik", fanden aber keine. Es gab nur sehr geringe Unterschiede in der selbstberichteten Einsamkeit von Menschen verschiedener Geburtskohorten. Diejenigen, die zwischen 1920 und 1947 geboren wurden, erlebten im Laufe ihres Lebens dieselben Veränderungen der Einsamkeit wie die zwischen 1948 und 1965 Geborenen. Die Hypothese, dass die Einsamkeit über die Generationen hinweg zunehme, konnte also nicht bestätigt werden. Weitere internationale Studien weisen in dieselbe Richtung, inklusive Befragungen von Menschen im höheren und hohen Lebensalter in Deutschland und Schweden.

Es gibt kaum empirische Anhaltspunkte für große, übergreifende Einsamkeitszuwächse in der Allgemeinbevölkerung.

Jedoch scheint die Einsamkeit sich in bestimmten Gruppen unterschiedlich zu entwickeln: Während Einsamkeit im hohen Lebensalter über die letzten Jahrzehnte tendenziell eher stabil blieb, nahm sie für junge Erwachsene leicht zu. Eine kürzlich erschienene große Übersicht fokussierte auf „emerging adults", d. h. junge Menschen im Alter von 18–29 Jahren.

emerging adulthood Dieser Begriff wurde von Arnett (2007) geprägt, um eine postadoleszente Lebensphase zu charakterisieren, die sich zwischen der Adoleszenz und dem Erwachsenenalter erstreckt. Diese ist durch eine erweiterte Zeitspanne des Ausprobierens und der Erkundung von Möglichkeiten gekennzeichnet, während schrittweise die Transition von der Jugend zur vollen Eigenständigkeit bewältigt wird. Genauer haben sich folgende fünf Bestimmungsmerkmale etabliert: Identitätssuche bzw. -entwicklung (Identity Exploration), Instabilität (Instability), Konzentration auf die eigenen Bedürfnisse, Ziele und persönliche Entwicklung (Self-focus), sich selbst weder als Jugendliche/r noch als Erwachsene/r sehen (Feeling In-Between) und die Wahrnehmung fast unendlicher Chancen und Möglichkeiten (Possibilities). Der Begriff „Emerging Adulthood" hebt die zunehmende Heterogenität der Lebensverläufe in modernen Gesellschaften hervor, in denen traditionelle soziale und wirtschaftliche Strukturen an Bedeutung verlieren.

Die Forscher:innen (Buecker et al., 2021) führten eine zeitübergreifende →Meta-Analyse durch und fassten 345 empirische Einzelstudien zusammen, die im Zeitraum von 1976 bis 2019 die Einsamkeit von 124.855 emerging adults mit derselben Methodik erhoben hatten. Über alle Studien hinweg stellten sie fest, dass die Einsamkeit unter jungen Erwachsenen leicht zugenommen hatte. Als mögliche Erklärungen wurden die Lebensumstände junger Menschen diskutiert, die sich in der Tat seit Ende der 1970er Jahre massiv verändert haben. Zu ihnen gehören die zunehmende Volatilität sozialer Beziehungen, wobei auch Partnerschaften neu definiert werden und herkömmliche Vorstellungen von lebenslanger Monogamie und früher Heirat zunehmend flexibleren Modellen weichen. Auch dadurch verlagern sich Heirat und Familiengründung in spätere Lebensabschnitte. Gleichzeitig transformieren sich Bildungsverläufe und die Arbeitswelt: Traditionelle Karrieremodelle mit kontinuierlicher beruflicher Progression werden zunehmend von flexiblen, projektbasierten Beschäftigungsverhältnissen abgelöst, was einerseits mehr Optionen und diversere Entwicklungsmöglichkeiten eröffnet, gleichzeitig aber auch Sicherheiten aufhebt.

In einer qualitativen Studie wurden emerging adults gebeten, selbst darüber Auskunft zu geben, was die wichtigsten Quellen von Einsamkeit in ihrer aktuellen Situation waren. Es stellt sich heraus, dass vor allem Erwartungen zur Einsamkeit beitrugen – einerseits eigene Hoffnungen und Ängste bezogen auf die Zukunft, die nun selbst zu gestalten war und andererseits normative, von außen kommende Anforderungen bzw. Vorstellungen, wie diese Zukunft auszusehen habe. Viele der Befragten betrachteten Einsamkeit als eine Folge bedeutsamer Übergänge im Leben, der auch Chancen innewohnten, z. B. zur Reflexion und Entwicklung (Kirwan et al., 2023).

4.2 Einsamkeit und Digitalisierung

Vor dem Hintergrund der großen Besorgtheit um Anstiege der Einsamkeit (die die empirischen Belege dafür überwiegt, wie wir gesehen haben) werden digitale Technologien oft als mögliche Gefahrenquellen genannt, die diese verursacht haben mögen. Verlässliche Schlussfolgerungen über den *Einfluss* der Digitalisierung allgemein oder der individuellen Nutzung, vor allem sozialer Medien, auf Einsamkeit sind schwierig, da es widersprüchliche Befunde gibt bzw. die von Querschnittsuntersuchungen dominierte Datenlage dafür ungeeignet ist.

Verdrängungs- vs. Stimulations-hypothese

In den letzten Jahren haben sich mehrere vorherrschende Perspektiven herauskristallisiert (Nowland, Necka & Cacioppo, 2018): Die Verdrängungshypothese besagt, dass Einsamkeit mit intensiverer Nutzung der sozialen Medien verbunden ist, weil diese als Ersatz für Offline-Beziehungen und -Aktivitäten dienen. Die Stimulationshypothese hingegen besagt, dass soziale Technologien nützlich sein können, um Einsamkeit zu verringern, indem sie sowohl bestehende Beziehungen verbessern als auch Möglichkeiten zum Aufbau neuer Beziehungen bieten.

bidirektionaler Zusammenhang

Neuere Modelle gehen davon aus, dass diese Hypothesen einander nicht entgegenstehen müssen und dass die Beziehung zwischen Einsamkeit und der Nutzung sozialer Medien bidirektional und dynamisch ist. Spezifischer wird angenommen, dass sie mit starker Einsamkeit verbunden ist, wenn sie in so einer Art und Weise stattfindet, dass Offline-Interaktionen durch Online-Aktivitäten ersetzt werden, entweder, weil man keine Zeit mehr für sie hat oder sie einem zunehmend anstrengend und unangenehm werden (z. B. weil sie einen zu synchroner statt asynchroner Kommunikation zwingen und weil man sich ihnen nicht einfach mit einem Klick entziehen kann).

Wird das Internet jedoch genutzt, um neue Freundschaften zu knüpfen und bestehende zu vertiefen, kann die soziale Internetnutzung zu einer Verringerung der Einsamkeit führen. Komplizierter wird es jedoch dadurch, dass Einsamkeit bereits für sich genommen eine Determinante dafür ist, wie Menschen mit sozialen Technologien interagieren – z. B. im Kontext sozialen Rückzugs und einer zunehmend feindseligen Sicht auf die (echten) Menschen um einen herum.

Die Forschung zum Zusammenhang von Digitalisierung und Einsamkeit liefert widersprüchliche Ergebnisse, was auch an unterschiedlichen Effekten in jüngeren und älteren Stichproben liegen könnte.

Die Heterogenität der Empirie ist also auch wesentlich den unterschiedlich orientierten Richtungen der Forschung im Kontext verschiedener Altersgruppen geschuldet:

Untersuchungen an Kindern, Jugendlichen und jungen Erwachsenen deuten darauf hin, dass die exzessive Nutzung – vor allem sozialer Medien wie TikTok und Instagram – das Risiko erhöht, sich einsam und unverbunden zu fühlen. Diese Forschungsergebnisse werden oft so interpretiert, dass die Nutzung digitaler Medien durch junge Menschen ggf. eingeschränkt werden sollte, vor allem aber auch unter präventiven Gesichtspunkten durch schützende Maßnahmen begleitet werden sollte (z. B. die Erhöhung der Nutzer:innenkompetenz durch Aufklärungskampagnen). In einem sog. „Umbrella Review" (einer Übersichtsarbeit über Übersichtsarbeiten) (Valkenburg, Meier & Beyens, 2022) stellte sich heraus, dass Autor:innen wissenschaftlicher Studien ähnliche Auswirkungen der Social-Media-Nutzung auf Teenager mit sehr unterschiedlichen Begriffen beschrieben hatten, von „schwach" und „inkonsistent" bis hin zu „erheblich" und „schädlich". Und auch die bestätigte leicht negative Korrelation zwischen der Nutzung sozialer Medien und dem Wohlbefinden junger Menschen (d. h., die Nutzung sozialer Medien steigt, das Wohlbefinden sinkt) bedarf weiterer Überprüfung – z. B. hinsichtlich besonders vulnerabler Gruppen, schädlicher Aktivitäten und nicht zuletzt der Richtung der Zusammenhänge: Verschlechtert die Nutzung sozialer Medien die psychische Gesundheit junger Menschen, oder nutzen junge Menschen soziale Medien besonders intensiv und häufig, wenn sie gerade bedrückt sind?

Nutzung digitaler Medien durch Ältere

Die Mehrheit der Studien, die die Nutzung digitaler (inklusive sozialer) Medien durch ältere Menschen in den Blick genommen haben, argumentieren hingegen, dass hier große Potentiale liegen, die Lebensqualität der Nutzer:innen (direkt oder indirekt) zu steigern, da so neue Möglichkeiten des Austauschs erschlossen und Einsamkeit reduziert werden können. Aus dieser Perspektive heraus wird gefordert, dass mehr Programme aufgelegt werden sollten, die älteren Menschen digitale Kompetenzen vermitteln. Allerdings fehlen für diese Altersgruppe Studien zu den Risiken der Nutzung digitaler Technologien weitestgehend. Studien mit nicht repräsentativ gezogenen Zufallsstichproben laufen außerdem Gefahr, vergleichsweise privilegierte, gebildete und auch digital aufgeschlossenere ältere Proband:innen zu rekrutieren, statt diejenigen zu erreichen, die tatsächlich am vulnerabelsten sind, weil ihnen entsprechende Fertigkeiten und Grundvoraussetzungen fehlen (wie überhaupt ein Internetzugang bzw. ein internetfähiges Smartphone).

Auf Basis dieser Erkenntnisse kommen Nowland et al., (2018) in ihrer Übersichtsarbeit zu dem Schluss, dass das Alter wesentlich die Richtung der Beziehung zwischen Einsamkeit und der Nutzung sozialer Medien beeinflusst, obwohl die Mehrheit der Befunde auf den ersten Blick die Verdrängungshypothese zu unterstützen scheint. Insbesondere bei Jugendlichen und (jungen) Erwachsenen gibt es auch Hinweise auf einen bidirektionalen Zusammenhang. Es sind jedoch weitere, vor allem längsschnittlich angelegte Forschungsbemühungen erforderlich, die divergierende Mediennutzungs- und (Einsamkeits-) Entwicklungsverläufe nachzeichnen, um die beobachteten Relationen besser zu verstehen.

4.3 Einsamkeit während und nach der COVID-19-Pandemie

Die COVID-19-Pandemie ist kein Megatrend im Naisbitt'schen Sinne, hat aber ebenfalls erhebliche Auswirkungen auf die Gesellschaft, die Wirtschaft, die Technologie und viele andere Bereiche des Lebens gehabt, die den Alltag jeder einzelnen Person durchdrungen haben.

So hat sie – mindestens zeitweise – die Art und Weise verändert, wie Menschen arbeiten und interagieren. Zweifelsohne hat sie auch dazu beigetragen, dass Einsamkeit noch mehr in den gesellschaftlichen Fokus gerückt ist, als es vorher der Fall war. Schließlich haben viele Maßnahmen, die der Eindämmung der Verbreitung des Virus dienten (z. B. Ausgangssperren, Aussetzen von Präsenzveranstaltungen, etc.) zur Reduktion sozialer Kontakte geführt und damit, als unerwünschter Nebeneffekt, →soziale Isolation verstärkt.

Doch führten diese Veränderungen auch zu mehr Einsamkeit? Diese Sorge war groß, die Lage der internationalen Evidenz jedoch unübersichtlich. Das lag auch daran, dass internationale Studien nicht alle dieselben Messinstrumente nutzten, Einsamkeit in unterschiedlichen Stichproben und im Kontext stark divergierender lokaler Eindämmungsmaßnahmen erhoben und sich vielfach auf querschnittliche Zufallsstichproben stützten. In der bisher umfassendsten →Meta-Analyse, die empirische Erhebungen der Einsamkeit bei verschiedenen Personengruppen vor und während der Pandemie kontrastierte und in die Daten von über 200.000 Proband:innen eingingen, wurde global

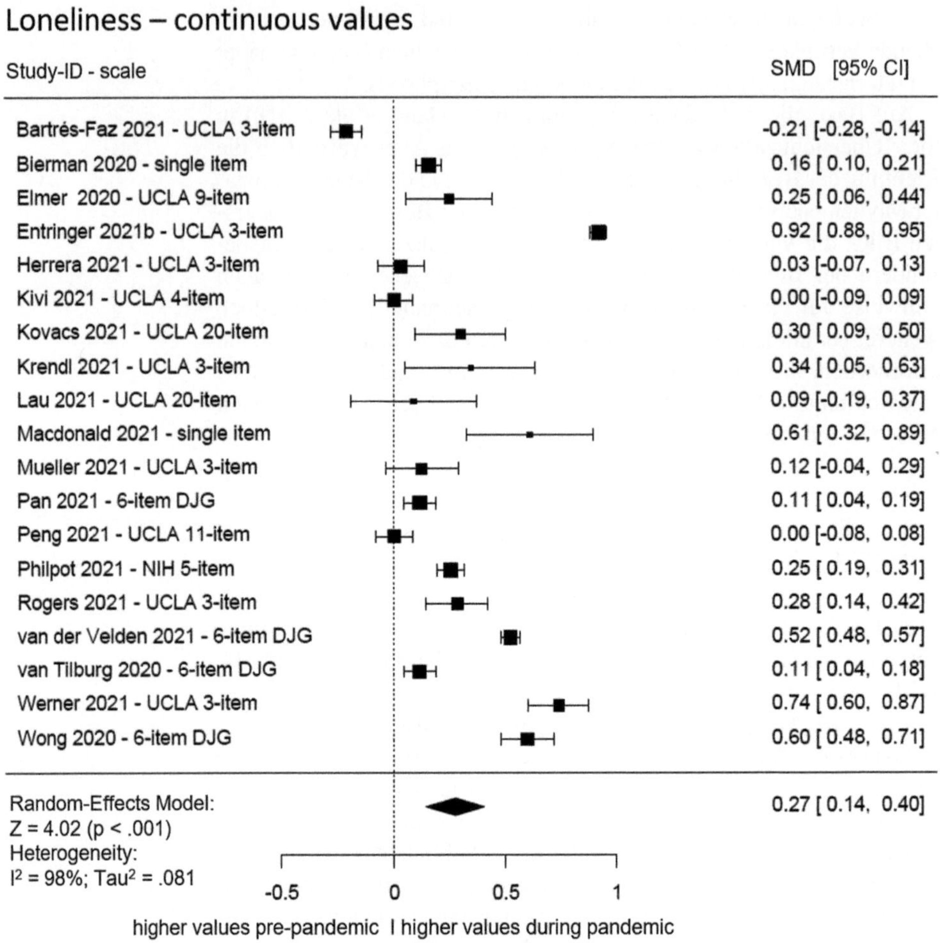

Abb. 14: Ergebnisse der Meta-Analyse für die eingegangenen dimensionalen Einsamkeitswerte (Ernst et al., 2022, S. 11)

ein leichter Einsamkeitsanstieg gefunden (Ernst et al., 2022). Die Meta-Analyse fokussierte auf Längsschnittstudien, d. h. Erhebungen, die vor und während der Pandemie mit denselben Personen durchgeführt worden waren, und führte die mittels unterschiedlicher Erhebungsmethoden gesammelten Daten in einer gemeinsamen Metrik zusammen. Die Hauptergebnisse sind in den Abbildungen 14 und 15 dargestellt.

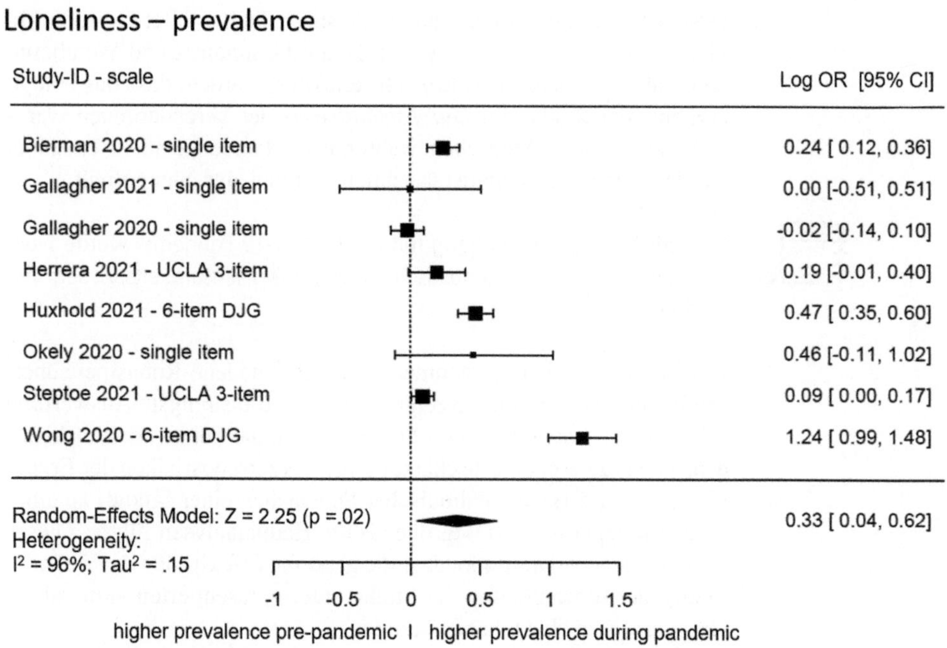

Abb. 15: Ergebnisse der Meta-Analyse für die eingegangenen kategorialen Einsamkeitswerte (d. h. Prävalenzen; Ernst et al., 2022, S. 12)

Beide Abbildungen sind sog. *Forest-Plots*. Diese graphische Präsentation stellt die individuellen Studienergebnisse als Punktschätzungen und Konfidenzintervalle dar. Die Breite der Konfidenzintervalle gibt Aufschluss über die Präzision der Effektschätzungen und ihre Lage über die statistische Signifikanz der Ergebnisse. Die Nulllinie markiert den Punkt der Nichtsignifikanz. Ein gewichteter Durchschnitt der Effektgrößen, dargestellt als Diamant in der unteren Hälfte des Forest Plots, zeigt eine globale Zusammenfassung der aggregierten Effektstärken. In beiden Fällen sehen Sie hier einen Nachweis eines heterogenen, statistisch gesehen kleinen bis mittelgroßen Effekts. Die zusammengefasste Effektstärke entsprach, bezogen auf die verarbeiteten Prävalenzdaten, etwa einem Anstieg um fünf Prozentpunkte.

Die Interpretation dieses Ergebnisses liegt nicht direkt auf der Hand. Einerseits muss zwar festgehalten werden, dass es sich insgesamt nicht um einen drastischen Zuwachs handelt, sich also bisher keine „Pandemie der Einsamkeit“ in Folge der COVID-19-Pandemie beobachten lässt. Andererseits können auch statistisch kleine Effekte große klinisch-praktische Auswirkungen, z. B. auf Gesundheit und Wohlbefinden, haben. Zudem muss kritisch reflektiert werden, dass das Hauptergebnis der Studie ein *Durchschnittswert* der Veränderungen war – während manche Menschen während der Pandemie nicht einsamer wurden, haben sich andere tatsächlich sehr viel einsamer gefühlt.

Im zeitlichen Zusammenhang mit der COVID-19 Pandemie wurde weltweit ein kleiner (aber statistisch signifikanter) Einsamkeitsanstieg verzeichnet.

Ernst et al. (2022) unternahmen auch verschiedene Robustheitsüberprüfungen. Als Teil dieser zeigte sich, dass die strengste Auswertung (die nur Längsschnittstudien und Studien ohne hohes „risk of bias", d. h. eine gravierende Einschätzung von Verzerrungsrisiken der Ergebnisse, z. B. auf Basis methodischer Schwächen einer Studie) zu einer größeren gepoolten Effektgröße als die Hauptanalysen führte. Dieses Ergebnis deutet darauf hin, dass die gepoolte Effektgröße die Veränderungen der Einsamkeit in der Studie unterrepräsentierten vulnerablen Gruppen unterschätzt haben könnte.

Tatsächlich ist bereits in Bezug auf verschiedene Lebensbereiche erkennbar geworden, dass die individuelle Lebenssituation eine große Rolle dabei spielt, wie schwer verschiedene Menschen von der Pandemie und ihren gesellschaftlichen Folgen (wie z. B. Lohneinbußen) getroffen werden. Auch Einsamkeit ist während der Pandemie eine ungleich verteilte Belastung. Die Prädiktoren für Einsamkeit vor der Pandemie blieben dabei auch während der Pandemie relevant.

Ähnlich wie in der Forschung vor der Pandemie waren in internationalen Studien Frauen, Menschen mit einer Behinderung oder chronischen Erkrankungen und Menschen, die nicht mit einem Partner oder einer Partnerin zusammenlebten, deutlich häufiger einsam. Auch das Alter spielte eine Rolle. Während einzelne Studien zeigten, dass mit der Rückkehr ins Private die Einsamkeit unter älteren Menschen sogar abnahm (vor allem bezogen auf diejenigen, die in Mehrgenerationenhaushalten lebten und nun mehr Zeit mit den Mitgliedern ihrer Familie verbrachten), fanden andere deutliche Zunahmen, z. B. bei Studierenden (Werner et al., 2021). Besonders litten diejenigen, die zum Studienanfang in eine neue Stadt gezogen waren, noch niemanden kennengelernt hatten und nun allein im Zimmer ihres Wohnheims saßen. Kam noch der Verlust des Jobs hinzu (was nicht selten war, z. B. in stark betroffenen Branchen wie der Gastronomie), fanden sie sich in einem

„perfekten Sturm" aus sozialer Isolation, fehlender Ablenkung und drückenden Zukunftssorgen wieder.

Differenzierte Analysen unterschiedlicher Verläufe auf Basis von Längsschnittdaten haben zudem gezeigt, dass die Einsamkeit während der Pandemie in verschiedenen Gruppen der Bevölkerung nicht nur unterschiedlich hoch war, sondern sich auch unterschiedlich veränderte: Mayerl, Stolz und Freidl (2022) fanden in einer österreichischen Stichprobe vier unterschiedliche Profile der Einsamkeit und psychischer Belastungen. Die große Mehrheit der Befragten gehörte zu zwei Klassen, die entweder a) widerstandsfähig waren oder b) sich relativ schnell erholten, nachdem ihre Belastung zunächst angestiegen war. Eine c) anhaltende Verschlechterung der psychischen Gesundheit nach der ersten Phase der Pandemie bzw. d) initial und in der Folge stabil hohe psychische Belastung kennzeichneten die beiden anderen Gruppen.

Die subjektiv stärkere Betroffenheit von pandemiebedingten sozialen Einschränkungen in der ersten Welle stand in Zusammenhang mit einer höheren Wahrscheinlichkeit, der belasteten Gruppe „c" als der widerstandsfähigen Gruppe „a" anzugehören. Menschen in den belasteten Gruppen „c" und „d" waren zudem im Schnitt älter und berichteten über ein geringeres Maß wahrgenommener → sozialer Unterstützung als die Teilnehmer:innen, die in die Gruppen „a" und „b" sortiert wurden, denen es in der Pandemie eher besser ging. Personen, die ihre eigene Gesundheit als sehr schlecht, schlecht oder mittelmäßig einschätzten (im Vergleich zu denen, die sie als mindestens gut berichteten), fanden sich eher in den Gruppen „b", „c", oder „d" wieder als in Gruppe „a", der es durchgängig am besten ging. Diese Ergebnisse unterstreichen sowohl die Relevanz als auch die Komplexität biopsychosozialer Risiko- und Schutzfaktoren auch im Pandemiekontext.

So wie die weiteren Dynamiken in der Bevölkerung noch nicht absehbar sind, sind auch die Implikationen des allgemein beobachteten Anstiegs seit der COVID-19-Pandemie gegenwärtig noch unklar: Da Einsamkeit einen Risikofaktor für das Wohlbefinden und die Gesundheit darstellt, ist es wichtig, Einsamkeit und ihre Entwicklung in der Gesellschaft im Blick zu behalten. Andererseits könnte die beobachtete Zunahme schlicht eine verständliche, nicht pathologische Reaktion auf pandemiebedingt veränderte Lebensumstände darstellen. Möglicherweise kehren die Einsamkeitswerte in der Bevölkerung mit der zunehmenden Wiederaufnahme des Alltags also wieder auf das vorherige „Normalniveau" zurück. Möglicherweise steckt auch eine gestiegene Bereitschaft dahinter, sich mit eigenen Einsamkeitsgefühlen auseinanderzusetzen und diese auch in Befragungen offenzulegen – was als positiv zu bewerten wäre.

4.4 Gesellschaftliche Folgen von Einsamkeit

Diese Perspektive ist in der Forschung bisher wenig beleuchtet worden (bzw. reduziert auf beispielsweise Gesundheitskosten), vermutlich, weil Einsamkeit so häufig als individuelles Problem bzw. Leiden aufgefasst wurde.

Es wurde jedoch bereits dargestellt, inwiefern Einsamkeit auch von Faktoren außerhalb der Person (und ihres direkten Einflussbereichs) gestaltet wird – und genauso ist anzunehmen, dass die Einsamkeit des Individuums auch auf gesellschaftlicher Ebene Folgen hat.

Politische Partizipation

In einer US-amerikanischen Umfrage hing Einsamkeit mit der Zustimmung gegenüber konservativen politischen Positionen, der Ablehnung von Minderheitengruppen und der Befürwortung politisch rechter, autoritaristischer Ideologien zusammen, was als Umgangsversuch mit der Überempfindlichkeit für (soziale) Bedrohungen, die bei einsamen Menschen konsistent nachgewiesen wurde, interpretiert wurde. Dabei wurde Bezug genommen auf frühere Studien, die gezeigt hatten, dass vergleichsweise liberal orientierte Studienteilnehmer:innen konservativere Haltungen äußern, wenn sie in eine (subjektiv) bedrohlichere Situation gebracht werden (Floyd, 2017). Tatsächlich hatten einsame Menschen in der Vergangenheit auch ein anderes Wahlverhalten gezeigt. Sie hatten bei den unmittelbar zurückliegenden US-Präsidentschaftswahlen jedoch nicht für den republikanischen Kandidaten gestimmt, sondern waren gar nicht zur Wahl gegangen.

Auch in deutschen und niederländischen Stichproben traten ähnliche Effekte zutage: Einsamere Menschen berichteten sowohl von einer geringeren Absicht, sich an Wahlen zu beteiligen, als auch von einem geringeren Pflichtgefühl Wahlen gegenüber (Langenkamp, 2021). Wenngleich Einsamkeit bisher nur selten im Kontext politischer Partizipation bzw. Verdrossenheit und gesellschaftlicher Polarisierung untersucht wurde, zeigen sich hier Parallelen zu Studien mit klinischen Stichproben bzw. belasteten, einsamen Gruppen wie Veteran:innen, die eine Entfremdung von der Gesellschaft als Ganzes berichteten, emotionale Unverbundenheit, größere empfundene Distanz zu anderen und insgesamt negativere, misstrauischere Haltungen gegenüber anderen Menschen.

In einer im Pandemiekontext durchgeführten deutschen Studie korrelierte Einsamkeit mit einer stärkeren Zustimmung zu allgemeiner

Verschwörungsmentalität (erhoben mit Items wie „Politiker:innen und andere Führungspersönlichkeiten sind nur Marionetten der dahinterstehenden Mächte.") und pandemiespezifischen Verschwörungsnarrativen („Die Corona-Krise wurde so groß geredet, damit einige wenige von ihr profitieren können.") (Hettich et al., 2022). Diese Zusammenhänge waren nicht besonders stark und in differenzierteren Regressionsmodellen, in denen Merkmale sozialer Disparität wie Bildungsniveau und Einkommen inkludiert waren, waren diese Faktoren statistisch bedeutsamer für die Zustimmung zu den genannten Aussagen. Gleichzeitig könnte der hier in einer repräsentativen Bevölkerungsstichprobe beobachtete Zusammenhang auf besorgniserregende Dynamiken hinweisen, die durch die Erfahrungen im Zusammenhang mit der Pandemie, inklusive der beobachteten Einsamkeitszuwächse, befeuert werden dürften. Zu diesen gehört auch die Gefahr, sich auf der Suche nach Interaktion, Bestätigung, Selbstaufwertung und Zugehörigkeitsgefühlen in (virtuellen) Echokammern und Extremgruppen wiederzufinden. In der Studie von Hettich et al. (2022) trieben nämlich vor allem eine schlechte Wahrnehmung von sich selbst, gering eingeschätzte Fähigkeiten bezogen auf die Kontaktaufnahme mit anderen und auf das Eingehen vertrauensvoller Beziehungen sowie negative Erwartungen an bestehende und neue Beziehungen (als Facetten von Persönlichkeitspathologie) die Zustimmung zu einer Verschwörungsmentalität.

Eine deutsche Erhebung, die auf Jugendliche und junge Erwachsene fokussierte, bestätigte den Zusammenhang von Einsamkeit und der Offenheit gegenüber Verschwörungsnarrativen und deckte zudem eine besondere Vulnerabilität einsamer junger Menschen für politische Radikalisierung auf (Das Progressive Zentrum et al., 2023): In der repräsentativen Online-Umfrage stellten mehr von ihnen als von ihren nicht einsamen Altersgenoss:innen die Demokratie infrage, stimmten politischer Gewalt zu und äußerten autoritäre Einstellungen (wie Aggression, Unterwürfigkeit gegenüber einer starken Führungspersönlichkeit und Ablehnung von Abweichung und Dissens). Sie waren weniger optimistisch, was ihre Zukunft anging und hatten weniger den Eindruck, diese gestalten zu können. Die Autorinnen schlussfolgern (S. 26):

> *„Einsamkeit könnte ein Faktor sein, der Betroffene gewissermaßen ‚abholbereit' für potenziell demokratiegefährdende Gruppen macht."*

Auch eine Studie der Friedrich-Ebert-Stiftung (Zick, Küpper und Mokros, 2023), die die gesamte erwachsene Altersspanne umfasste, brachte Einsamkeit auf Basis einer Anfang 2023 durchgeführten computerunterstützten Telefonumfrage mit antidemokratischen Einstellungen zusammen (im Einzelnen operationalisiert als Zustimmung zu Verschwörungsmythen, Populismus, Gewaltaffinität, rechtsextremen Einstellungen und völkisch-rebellischer Ideologie, die gemessen wurde durch Items wie „In Deutschland kann man nicht mehr frei seine Meinung äußern, ohne Ärger zu bekommen"). Darüber hinaus berichteten viele einsame Menschen, sich in verschiedenen sozialen Kontexten (an der Arbeit, zu Hause, im öffentlichen Raum) eher unwohl zu fühlen. Einsame Menschen berichteten auch mehr gruppenbezogene Menschenfeindlichkeit (Rassismus, Antisemitismus, (Hetero-) Sexismus und Klassismus).

Der Gedanke von Einsamkeit als Katalysator der Anfälligkeit für antidemokratische Einstellungen und Autoritarismus findet sich bereits bei Arendt (1973). Totalitäre Massenbewegungen gründeten demzufolge auf der „Atomisierung" der Gesellschaft, die aus der Konkurrenz der Individuen und der Auflösung von Zugehörigkeit und sozialer Verbindungen hervorgeht. Grundsätzlich ist die zunehmende Entfremdung und Polarisierung aber nicht die einzige Art und Weise, auf die sich im aktuellen politischen Klima Einsamkeits- und Zugehörigkeitsgefühle sowie soziale Kohäsion wandeln können.

So wurde international ein vielfältiges Engagement für andere beobachtet, teilweise auch von Personen, die sich vor der COVID-19-Pandemie noch nicht (ehrenamtlich) für die Gesellschaft bzw. bestimmte Zwecke eingesetzt hatten. Von September 2020 bis September 2021 gab die Mehrheit (51 %) der US-Bürger:innen im Alter von 16 Jahren und älter an, anderen Menschen, beispielsweise in ihrem näheren Wohnumfeld, informell zu helfen. In diesen Zahlen waren die geschätzten 60 Millionen Angehörige von Freiwilligenorganisationen in den USA nicht enthalten. Murthy (2023) wies darauf hin, dass gesellschaftliches Engagement Gefühle der →sozialen Verbundenheit bei allen Beteiligten positiv beeinflussen dürfte, z. B. indem kleine Hilfen im Alltag ein Gefühl des zwischenmenschlichen Vertrauens fördern und Normen der Gegenseitigkeit schaffen und aufrechterhalten.

sozialer Zusammenhalt

Der informelle, positive Kontakt kann ein besseres Verständnis für andere Lebensrealitäten als die eigene fördern, die Entwicklung einer gemeinsamen Identität und Zugehörigkeit unterstützen und langfristig die Fähigkeit zur Empathie erhöhen. Dauerhafte →soziale Isolation und Einsamkeit hingegen können diese gesellschaftlichen Werte erodieren. Expert:innen haben deshalb darauf hingewiesen, dass eine Zunahme des Anteils der Personen, die sich dauerhaft einsam fühlen, neben der so häufig fokussierten individuellen Gesundheit auch den gesellschaftlichen Zusammenhalt und die Widerstandsfähigkeit von Demokratien gefährdet. Im Kontrast stellt der Report des Surgeon General die positiven Konsequenzen – für die einzelne Person und für alle – von Gesellschaften bzw. Gemeinschaften heraus, die besser miteinander verbunden sind (z.B. daran gemessen, dass man die Nachbar:innen kennt und mit ihnen einen regelmäßigen Austausch pflegt, sich mit seiner Nachbarschaft identifiziert, wie hoch die Wahlbeteiligung in einem Bezirk ist, wie hoch das Vertrauen in lokale Politiker:innen und Institutionen ist u. v.m.) (Murthy, 2023). Dazu gehörten geringere Kriminalitätsraten, bessere soziale Mobilität, wirtschaftliches Wachstum und eine geringere Schere zwischen ärmeren und reicheren Gemeindemitgliedern.

4.5 Zusammenfassung

Im vierten Kapitel wurde der Blick geweitet und das Thema Einsamkeit im Zusammenhang mit übergeordneten gesellschaftlichen Entwicklungen analysiert – sowohl als mögliche Ursache als auch deren Folge.

Der Fokus lag zunächst auf aktuell relevanten →Megatrends wie der Digitalisierung, aber auch der COVID-19-Pandemie als globales Geschehen mit weitreichenden Folgen für das Leben (und damit auch das Erleben von Einsamkeit) der einzelnen Person. Vor diesem Hintergrund wurde die Frage aufgeworfen, ob bzw. inwiefern sich Einsamkeit bezogen auf verschiedene Altersgruppen über die historische Zeit hinweg verändert hat, wobei herausgestellt wurde, warum dies eine hochkomplexe Forschungsfrage ist, auf die sich keine simplen Antworten finden lassen.

Einsamkeit ist in der bisherigen Forschung vordringlich als Konsequenz gesamtgesellschaftlicher Umwälzungen aufgefasst bzw. untersucht worden, weniger als für sich genommen relevanter Treiber dieser. Es mehren sich jedoch Hinweise darauf, dass Einsamkeit Folgen hat, die auf die gesellschaftliche Ebene zurückwirken – im Sinne einer Erosion des sozialen Zusammenhalts, politischen Engagements sowie der Partizipation und damit auch einer Gefahr für die Aufrechterhaltung demokratischer Entscheidungsprozesse.

4.6 Fragen zu Kapitel 4

1. Welche globalen Megatrends werden als Ursachen für Anstiege der Einsamkeit (aktuell im Vergleich zu früher sowie in der Zukunft im Vergleich zu jetzt) konzeptualisiert?

2. Forschungsergebnisse weisen darauf hin, dass die Art des Zusammenhangs zwischen Einsamkeit und der Nutzung digitaler, vor allem sozialer, Medien sich je nach Altersgruppe unterscheiden könnte. Erklären Sie die Unterschiede, die zwischen älteren und jüngeren Studienteilnehmer:innen gefunden wurden.

3. Welche Annahmen drücken die Verdrängungshypothese und die Stimulationshypothese aus?

4. Hat Einsamkeit während der COVID-19-Pandemie zugenommen? Bei welchen Bevölkerungsgruppen könnte das mehr, bei welchen weniger der Fall gewesen sein?

5. Benennen Sie Herausforderungen, denen sich die Forschung bei der Klärung dieser Frage, ob Einsamkeit im Kontext der Pandemie zugenommen hat, gegenübersieht.

6. Wie steht Einsamkeit mit politischen Einstellungen und politischer Partizipation im Zusammenhang?

7. Aus welchen Gründen könnte Einsamkeit eine Gefahr für die Stabilität von Demokratien darstellen?

5 Ist Einsamkeit immer nur schlecht?

Gerade im deutschsprachigen Diskurs finden sich zuweilen Charakterisierungen von Einsamkeit als „ambivalentes“ Gefühl. Diese lassen sich meist auf die fehlende Unterscheidung zwischen Einsamkeit und →Solitude zurückführen, gerade weil uns für letztere eine deutsche Vokabel fehlt. Dennoch ist diese Vermengung zweier sehr unterschiedlicher subjektiver Erfahrungen wissenschaftlich inkorrekt. Um Solitude soll es in diesem Kapitel auch nicht gehen, sondern tatsächlich um die Einsamkeit als unangenehmes, ja, quälendes Gefühl. Ausgehend von der etablierten Definition, die Sie in Kapitel 1 kennengelernt haben, ist klar: Einsamkeit ist nicht angenehm. Aber tut sie denn gar nichts für uns?

Dadurch, dass die Einsamkeit in den letzten Jahren zunehmend in den Fokus der Politik und Public-Health-Maßnahmen gerückt ist, gibt es immer mehr Initiativen und Projekte, die sich ihrer *Bekämpfung* verschrieben haben, so als gelte es, sie um jeden Preis zu verhindern. Die New York Times titelte gar „Let's Wage a War on Loneliness“ (Kristof, 2019; deutsch: Führen wir einen Krieg gegen die Einsamkeit).

Bevor wir uns in Kapitel 6 mit möglichen Gesundheitsfolgen (vor allem chronischer Einsamkeit) befassen, möchten wir noch einen etwas differenzierteren Blick auf das schwierige Gefühl werfen. Seine Funktionalität soll dabei genauso beleuchtet werden wie die Gefahren seiner →Pathologisierung.

5.1 Funktionalität der Einsamkeit

Bei der Beschreibung von Cacioppos evolutionärem Modell der Einsamkeit und Qualter et al. (2015) Konzeptualisierung des →Reaffiliation Motive ist bereits angeklungen, dass ihr eine lebenserhaltende Funktion zugeschrieben wird.

Einsamkeit ist funktional, d. h., sie erfüllt einen Zweck.

Diese lässt sich anhand von Parallelen zu körperlichen Schmerzen, Hunger und Durst verdeutlichen. So sind diese Empfindungen ebenfalls unangenehm – und genau aus diesem Grund erfüllen sie wichtige biologische Funktionen. Schmerz wirkt wie ein Frühwarnsystem des Körpers, das uns auf mögliche Schäden oder Gefahren aufmerksam macht. Wenn wir Schmerz empfinden, bringt er uns dazu, sofort Maßnahmen zu ergreifen, um weitere Verletzungen zu vermeiden. Wenn Sie zum Beispiel versehentlich eine heiße Herdplatte berühren, veranlasst Sie das Schmerzempfinden sofort, Ihre Hand zurückzuziehen, um schlimmere Verbrennungen zu vermeiden. Hunger und Durst sind ebenfalls Signale dafür, dass etwas nicht stimmt – in diesem Fall, dass uns etwas Überlebenswichtiges fehlt. Sie motivieren uns dazu, diesen Mangel auszugleichen, also ein gewisses homöostatisches Gleichgewicht, in dem unser Körper gut funktioniert, wiederherzustellen. Gleichermaßen wird Einsamkeit als motivierendes Signal verstanden, sich anderen Menschen (wieder) zuzuwenden.

5.2 Medikalisierung, Pathologisierung und Stigmatisierung

McLennan und Ulijaszek (2018, S. 1480) betonen, Einsamkeit sei ein potentiell verbindendes Thema, das Menschen aller gesellschaftlichen Gruppen betreffe und bewege. Daraus erwüchsen besondere Chancen für gesamtgesellschaftliche Veränderungen. Die Autor:innen äußern sich besorgt, dass es statt der Nutzung dieses „geöffneten Fensters politischer Möglichkeiten" zu einer →Medikalisierung der Einsamkeit kommen könnte.

Medikalisierung

Damit mahnen sie vor einer Einordnung der Einsamkeit als Krankheit bzw. als Beschwerde, die sich durch Medikamente oder andere (individualisierte medizinisch-biologische) Behandlungen lösen lässt bzw. lassen soll, ohne dass ihre gesellschaftlichen Ursachen adressiert würden (Übersetzung der Autorin):

> *„Die Medikalisierung sozialer Probleme hat in der Vergangenheit nicht funktioniert. Von Adipositas bis HIV/AIDS kämpfen Gesundheitsforscher:innen und -praktiker:innen – mit begrenztem Erfolg – darum, die Gesellschaft davon zu überzeugen, dass Probleme der öffentlichen Gesundheit integrierte und ganzheitliche Ansätze erfordern. Die Medikalisierung der Einsamkeit wird die notwendige Zusammenarbeit verhindern, und die Medizin verfügt wahrscheinlich über keine wirksamen Instrumente, mit denen sie das Fehlen sozialer Verbundenheit im Alleingang bekämpfen könnte."*

Die drohende Medikalisierung der Einsamkeit ist auch als Folge ihrer →Pathologisierung zu verstehen, also ihrer Auffassung als krankhaft.

Pathologisierung

Hier gilt es jedoch zu differenzieren: Wie dargestellt, besteht ein wissenschaftlicher Konsens darin, dass Einsamkeit für sich genommen keine Krankheitsentität ist und ihr sogar eine zunächst nützliche, die Gesundheit *erhaltende* Rolle zukommt. Cacioppo und Patrick (2008) ordnen sie erst dann als ein ernsthaftes Problem ein, wenn sie so lange anhält, dass ein dauerhafter, sich selbst speisender Teufelskreis aus negativen Gedanken, Empfindungen und Verhaltensweisen entsteht. Genereller könnte man sagen, kritisch sind die Situationen bzw. Fälle, in denen die erwünschte Wiederannäherung (aus verschiedenen Gründen, seien es Eigenschaften oder Verhaltensweisen der Person oder äußere Gegebenheiten, z. B. im Kontext der Pandemie-Restriktionen bzgl. sozialer Zusammenkünfte) nicht gelingt. In diesen Fällen ergeben sich auf Dauer Gefahren für die Gesundheit, die in Kapitel 6 dargestellt werden.

Stigma

Die Pathologisierung der Einsamkeit befördert auch die →Stigmatisierung betroffener Menschen. Im sozialpsychologischen Sinne bedeutet dies die Verknüpfung eines bestimmten Merkmals mit negativen Eigenschaften oder Stereotypen durch andere/die Gesellschaft als Ganzes, woran sich die Trennung in „us vs. them" (deutsch: wir vs. die anderen) sowie Diskriminierung anschließen. Auch wissenschaftliche Annäherungen an die Einsamkeit laufen zuweilen Gefahr, einsame Menschen in problematischer Art und Weise zu charakterisieren, z. B. als sozial inkompetent oder unfreundlich, was beides unzutreffende Generalisierungen sind (Barreto et al., 2022).

Selbststigma

Wenn Betroffene diese Vorstellungen übernehmen, wird dies als Selbststigma bezeichnet. Einsame Menschen berichten zum Beispiel, dass sie sich schämen und ihre Einsamkeit nicht ihrem sozialen Umfeld mitteilen. So sagt ein 56-jähriger ehemaliger Soldat, der wegen →posttraumatischer Belastungsstörung, Angst und Depression in psychotherapeutischer Behandlung ist, folgendes (zitiert nach Sagan und Miller, 2017, S. 9, Übersetzung der Autorin):

> *„Ich fühle mich einsam, traurig und einsam. […] Und es gibt Menschen, mit denen ich reden kann, aber ich möchte mit denen nicht wirklich darüber reden, über das Gefühl, einsam zu sein. […] Es ist eine Art Stigma, über das man nicht sprechen will, weil man es nicht zugeben will."*

Dabei ist mit Blick auf die Ergebnisse der bisherigen Forschung nicht klar zu sagen, ob andere Personen diejenigen, die gerade mit Einsamkeit zu kämpfen haben, als grundsätzlich unsympathischer einschätzen: Im Anschluss an Gruppeninteraktionen zwischen vier gleichgeschlechtlichen Fremden berichteten Christensen und Kashy (1998), dass einsame Personen von den anderen Gruppenmitgliedern sogar als freundlicher wahrgenommen wurden als nicht einsame Gruppenmitglieder. Es wurde vermutet, dass die einsamen Teilnehmer:innen sich ggf. besonders über die Möglichkeit freuten, in einer freundlichen Umgebung wie einem klar strukturierten Versuchssetting neue Kontakte zu knüpfen.

Folgen der Tabuisierung

Die negativen Implikationen der Wahrnehmung von Einsamkeit als ein Tabuthema sind jedoch vielfältig: Der Unwille, die Einsamkeit überhaupt sich selbst gegenüber zuzugeben, verunmöglicht ihre funktionelle Nutzung als Alarmsignal. Nur wer anerkennen kann, dass er einsam ist, kann etwas dagegen tun. Auch Freund:innen, Familienmitglieder oder professionell unterstützende Personen in Gesundheitsberufen wie Psychotherapeut:innen können nicht unterstützend reagieren, wenn sie nichts von dem Leiden wissen. Das ist wiederum als Risikofaktor für eine Verschlimmerung und Chronifizierung der Einsamkeit zu sehen.

Leider gibt es bisher noch nicht viel empirische Forschung zu den Effekten, die das Selbststigma der Einsamkeit auf Betroffene hat. Erkenntnisse aus verwandten Forschungsfeldern lassen jedoch vermuten, dass es die psychische Belastung weiter erhöht. Aus der Suizidforschung ist beispielsweise bekannt, dass die starke gesellschaftliche Verurteilung von → Suizidgedanken und selbstschädigendem Verhalten einen zusätzlichen Stressfaktor für Personen, die in irgendeiner Form von Suizidalität betroffen sind, darstellt (sei es, weil sie selbst bereits suizidale Krisen erlebt haben, sie diese bei Angehörigen miterlebt haben oder in der Vergangenheit einen geliebten Menschen durch Suizid verloren haben) (Oexle et al., 2020). Darüber hinaus wird das Suizidstigma auch von Betroffenen als zentrales Hindernis für die Offenlegung von Suizidalität und damit für die Inanspruchnahme von Hilfe genannt.

Stigmatisierung stellt eine Barriere für die Kommunikation von Leid und damit für den Zugang zu Unterstützung dar.

Forscher:innen haben sich hoffnungsvoll gezeigt, dass der aktuelle, verstärkte Diskurs über die Einsamkeit zu ihrer Entstigmatisierung beitragen könnte: O'Sullivan et al. (2021) zufolge hat die Pandemie verdeutlicht, dass Einsamkeit nicht nur im höheren und hohen Lebensalter vorkommt, sondern alle Altersgruppen betreffen kann. Viele Menschen hätten zudem das erste Mal oder viel stärker als sonst gespürt, wie schmerzhaft sich ungewollte →soziale Isolation anfühlen kann. Dies könnte die Empathie mit von Einsamkeit betroffenen Menschen fördern. Beide Aspekte, also sowohl die Möglichkeit, die subjektive Erfahrung der Einsamkeit nachfühlen zu können, als auch die Einsicht in die Universalität dieses Gefühls, dürften Einstellungen gegenüber einsamen Menschen positiv beeinflussen. Tatsächlich haben entsprechende gezielte →Interventionen bezogen auf die Entstigmatisierung psychischer Erkrankungen bereits vielversprechende Effekte gezeigt (Thornicroft et al., 2016).

5.3 Weitere aktuelle Perspektiven auf den Umgang mit „schwierigen Gefühlen"

Die →Emotionsfokussierte Psychotherapie (EFT), ein integratives Verfahren, unterstreicht die essenzielle Bedeutung, sich auch negativen Emotionen zuzuwenden. Sie folgt der Prämisse, dass menschliche Emotionen mit grundlegenden Bedürfnissen verbunden sind. Daher postuliert sie auch, dass die Auseinandersetzung mit negativen Emotionen ein grundlegendes Element für psychisches Wohlbefinden und emotionale Gesundheit ist. Dieser Standpunkt findet seine Basis in der Theorie, dass Emotionen ein adaptiver Mechanismus sind, der nicht nur als Reaktion auf aktuelle Umstände fungiert, sondern auch als Wegweiser für die Verarbeitung vergangener Erfahrungen und die Gestaltung zukünftiger Verhaltensweisen, insbesondere auch in Beziehungen, dient (z. B. Greenberg, 2004).

Leid als fehlgeschlagenes Coping

In der EFT werden psychische Erkrankungen bzw. Leiden als fehlgeschlagenes →Coping begriffen: Man geht davon aus, dass den beobachtbaren Symptomen psychischer Erkrankungen eigentlich andere schmerzhafte Gefühle zugrunde liegen, die nicht ausreichend verarbeitet worden sind, aus einem Versuch heraus, sich seelisch zu stabilisieren. Dieser Prozess geschieht automatisch.

Dauerhaft stellt dieser Nicht-Umgang keine Lösung dar, sondern kann zu einem eigenen Problem werden, was sich anhand des Konzepts der primären und sekundären Emotionen verdeutlichen lässt. Dies ist nicht im evolutionären Sinne gemeint, sondern bezeichnet die Emotionen, die in einer bestimmten Situation jeweils zuerst entstehen bzw. danach.

Primäre Emotionen

Primäre adaptive emotionale Reaktionen sind erste emotionale Reaktionen auf einen bestimmten Stimulus, die in der gegenwärtigen Situation einen eindeutigen Nutzen haben, z. B. Traurigkeit bei Verlust, Wut bei Verletzung und Angst bei Bedrohung. Traurigkeit ist eine adaptive Reaktion, wenn sie Menschen dazu motiviert, sich mit jemandem oder etwas Wichtigem, das fehlt, wieder zu verbinden. Wut ist eine adaptive Reaktion, wenn sie Menschen motiviert, zielgerichtete Maßnahmen zu ergreifen, um die Verletzung zu beenden. →Angst ist eine adaptive Reaktion, wenn sie Menschen dazu motiviert, eine überwältigende Bedrohung zu vermeiden oder ihr zu entkommen. Zusätzlich zu den Emotionen, die Handlungstendenzen anzeigen (wie die drei gerade genannten), gehören zu den primären adaptiven Emotionsreaktionen das Gefühl, sicher und in Kontrolle zu sein oder unsicher und nicht in Kontrolle zu sein, und/oder ein allgemeines Gefühl von emotionalem Schmerz – diese Gefühle und der emotionale Schmerz liefern keine unmittelbaren Handlungstendenzen, aber adaptive Informationen.

In der emotionsfokussierten Psychotherapie wird anhand ihrer zeitlichen Abfolge des Auftretens zwischen primären und sekundären Emotionen unterschieden.

sekundäre Emotionen

Sekundäre Emotionen hingegen bezeichnen komplexere Kettenreaktionen, bei denen eine Person auf ihre primäre emotionale Reaktion reagiert und diese dann durch eine andere, sekundäre emotionale Reaktion ersetzt. Es sind sozusagen emotionale Reaktionen auf die ersten emotionalen Reaktionen, die als schmerzhaft, unkontrollierbar oder verletzend erlebt werden. Es kann sich dabei um Eskalationen einer primären Emotionsreaktion handeln, z. B. wenn Menschen wütend über ihre Wut, ängstlich über ihre Angst oder traurig über ihre Traurigkeit sind. Sie können eine Abwehrreaktion auf eine primäre Emotion sein, z. B. wenn man Wut empfindet, um Traurigkeit zu vermeiden, oder Angst, um Wut zu vermeiden; dazu können auch geschlechtsrollenstereotype Reaktionen gehören, wie z. B. Wut auszudrücken, wenn man in erster Linie Angst empfindet (stereotyp für die Geschlechterrolle des Mannes), oder Traurigkeit auszudrücken, wenn man in erster Linie wütend ist (stereotyp für die Geschlechterrolle der Frau).

Solche Ersetzungsreaktionen werden vor allem bei Emotionen beobachtet, die (gesellschaftlich oder auf Basis der individuellen Biographie) als bedrohlich wahrgenommen werden, z. B. weil sie stigmatisiert sind und nicht mit einem positiven Selbstbild vereinbar. Zu diesen gehört letztlich auch die Einsamkeit.

Hier finden sich Parallelen zu Cacioppos evolutionärer Theorie der Einsamkeit und dem Vergleich der Einsamkeit mit Hunger oder Durst: Genauso spricht Greenberg (2004) von Emotionen als einem Signalsystem, er vergleicht sie z. B. mit einem Feuermelder. Sie haben einen aktivierenden Effekt, so dass das Individuum hoffentlich etwas tut, was dann das ursächliche Problem löst – also das Feuer löscht. Analog bestünde der adaptive Umgang mit der Einsamkeit also darin, sie als unangenehme Emotionen zunächst wahrzunehmen und in ihrer Differenziertheit wirklich zu fühlen – und sich dem zuzuwenden, was sie uns sagen möchte, um dann danach zu handeln und z. B. die entsprechenden Schritte zu unternehmen, mit anderen wieder in Kontakt zu kommen. Schwierig oder gar unmöglich wird diese Lösung jedoch, wenn man den Feuermelder gar nicht hören möchte. Neben der Reaktion mit einer Sekundäremotion im Sinne der → EFT ist auch die gänzliche Negation bzw. Vermeidung negativer Gefühle als problematisch zu bewerten.

toxische Positivität

In den letzten Jahren ist in diesem Kontext das Konzept der „toxic positivity" (deutsch: → toxische Positivität) diskutiert worden. Zur Positivität gehören allgemeiner sowohl Eigenschaften sowie Praktiken wie Dankbarkeit, Optimismus und eine positive Neubewertung bestehender Situationen, die alle mit besserem Wohlbefinden assoziiert worden sind. Toxische Positivität hat keine formale Definition, beschreibt aber generell die Ablehnung, Verleugnung oder das Ungeschehenmachen von jeglicher Negativität bzw. emotional belastenden Erfahrungen (z. B. Goodman, 2022).

Toxische Positivität lässt sich anhand von Beispielen am besten illustrieren. Wenn wir uns zum Beispiel an Freund:innen wenden, weil wir in einer schweren Zeit (z. B. nach einer Trennung) Unterstützung benötigen und der/die Freund:in uns „Sieh doch mal das Positive daran" sagt, so könnten wir das Gefühl haben, dass unser Leid nicht ernstgenommen wird. Möglicherweise fühlen wir in dieser Interaktion, dass wir nicht ganz wir selbst sein zu können bzw. diesem Freund/dieser Freundin gegenüber nicht alles äußern können, was uns beschäftigt. Andererseits, wenn jemand Anteil nimmt und uns sagt „Ich bin für dich da und froh, dich in meinem Leben zu haben." – so drückt er/sie sowohl die Akzeptanz unserer negativen Gefühle als auch Mitgefühl und Dankbarkeit aus, die ebenfalls zu den positiven Gefühlen gehören. Diese Herangehensweise ist jedoch nicht toxisch, weil sie unsere Emotionen nicht verleugnet und eher nicht den Eindruck hinterlässt, dass es unangemessen ist, uns mit diesen an diese/n Freund:in zu wenden.

Der generelle Modus der toxischen Positivität ist der Einsatz von positiven Emotionen bzw. Bewältigungsstrategien hin zur Schaffung dieser, um eigentlich negative Emotionen zu vermeiden bzw. negative Erfahrungen umzudeuten. Es ist nicht so, dass die in diesem Zusammenhang als toxisch klassifizierten Umgangsweisen ganz generell schädlich oder schlechte Ratschläge sind, vielmehr werden sie auf die falsche Art und Weise und zur falschen Zeit angebracht.

Eine Studie zeigte, dass die Emotionsregulationsstrategie der positiven Neubewertung nur in *unkontrollierbaren* Situationen von Vorteil war. Wenn wir beispielsweise unseren Arbeitsplatz verlieren, könnten wir davon profitieren, wenn wir an unsere Zukunftschancen denken. Wenn wir jedoch versuchen, in *kontrollierbaren* Situationen eine positive Neubewertung einzusetzen, könnte es uns dadurch sogar schlechter gehen (Troy, Shallcross & Mauss, 2013). Wenn unser/e Chef:in uns zum Beispiel verbal beleidigt, sollten wir vielleicht lieber in eine andere Abteilung wechseln als zu versuchen, etwas Positives an diesem Verhalten zu finden (und dadurch in einer Situation verharren, die uns nicht guttut).

Das unbedingte Streben nach positiven Gefühlen und ein übermäßiger Fokus auf das Glücklichsein haben sich ebenfalls als schlecht für das Wohlbefinden erwiesen (Ford & Mauss, 2014). Es wird vermutet, dass dieses zu einer Diskrepanz zwischen dem, wie wir uns *jetzt fühlen*, und dem, wie wir uns *fühlen wollen*, führen kann. Übersteigerte Erwartungen, die der normale Alltag nicht erfüllen kann, sind entsprechend schlecht für unsere psychische Gesundheit.

Positive Psychologie

Tatsächlich kann toxische Positivität eine unbeabsichtigte Nebenwirkung der →Positiven Psychologie sein. Kurz zusammengefasst ist die Positive Psychologie die Lehre von dem, was das Leben lebenswert macht. Dazu gehören Dinge wie Glück, Optimismus, Hoffnung und Kreativität (Seligman & Csikszentmihalyi, 2014). Das Fachgebiet entstand als Reaktion auf die allgemeine Tendenz in der Psychologie, sich auf das Negative zu konzentrieren – etwa auf psychische Erkrankungen und das Erleben von Leid. Anstatt sich rein auf die Verringerung negativer Emotionen und Belastungen zu konzentrieren, widmet sich die Positive Psychologie der Steigerung positiver Emotionen und Erlebensweisen. Diese soll nicht per se diskreditiert werden. Gelegentlich laufen ihre Forschungsansätze jedoch Gefahr, zu einseitig angelegt zu sein, so dass integrativere Sichtweisen (wie z. B. die Anerkennung der Tatsache, dass sowohl positive als auch negative Emotionen Teil des menschlichen Lebens sind) keinen Raum finden. In der Forschung zur Positiven Psychologie werden zum Beispiel auch nur selten Situationen erörtert, in denen entsprechende Ansätze nicht hilfreich oder sogar schädlich sein könnten (wie in der oben genannten Studie).

Susan Cain bietet eine eingehende Untersuchung der Ambivalenz menschlicher Emotionen und argumentiert für die Notwendigkeit einer ausgewogenen Sichtweise, die sowohl positive als auch negative Emotionen als integralen Bestandteil der menschlichen Existenz anerkennt und respektiert. Dieser Komplexität nähert sie sich mit Rückgriff auf eine breite Palette psychologischer Theorien und Forschungsergebnisse, persönlicher Anekdoten und Fallgeschichten.
Cain, S. (2023). Bittersüß: Wie Sehnsucht und Melancholie uns Halt und Kraft geben. München: Knaur Verlag.

5.4 Zusammenfassung

Kapitel 5 widmete sich kritisch dem aktuellen Diskurs über die Einsamkeit (auch über die strikt wissenschaftliche Auseinandersetzung hinaus). Einer ausschließlich negativen Betrachtung der Einsamkeit als Gesundheitsrisiko, das es unbedingt auszumerzen gilt, wurde der im Rahmen der evolutionären Theorie der Einsamkeit zentrale Nutzen der Einsamkeit als Alarmsignal gegenübergestellt. Grundsätzlich ist Einsamkeit adaptiv bzw. sollte sie es sein – sie stellt lediglich dann ein Problem dar, wenn ein dysfunktionaler Umgang mit ihr stattfindet oder wenn sie sich (auf nicht mehr hilfreiche Art und Weise) verstetigt. Diese Kontrastierung sollte zu einer differenzierten Auseinandersetzung mit der Einsamkeit anregen, die nicht nur auf die negativen (gesundheitlichen) Folgen dieser letztgenannten, vergleichsweise weniger häufigen Auftretensform der Einsamkeit fokussiert.

5.5 Fragen zu Kapitel 5

1. Was versteht man unter der Funktionalität der Einsamkeit?

2. Welche negativen Konsequenzen kann es haben, dass Einsamkeit ein Stigma anhaftet? Denken Sie hier sowohl über die gesellschaftliche Ebene nach als auch an die Perspektive der Betroffenen.

3. Bedeuten Stigmatisierung und Pathologisierung dasselbe?

4. Warum warnen Expert:innen vor einer „Medikalisierung" der Einsamkeit und was genau ist damit gemeint?

5. Worin würde ein „toxisch positiver" Umgang mit der Einsamkeit bestehen und warum könnte dieser auf Dauer eher negative Folgen haben?

6. Worin besteht die Zielsetzung der Forschung im Bereich der Positiven Psychologie?

7. Welche Gemeinsamkeiten finden sich bezogen auf die angenommene Rolle von Emotionen im Rahmen der emotionsfokussierten Psychotherapie nach Greenberg und der Beschreibung des evolutionären Nutzens der Einsamkeit durch Cacioppo?

6 Einsamkeit und Gesundheit

Spätestens mit der Formulierung des biopsychosozialen Modells (Engel, 1977) erhielt die Relevanz sozialer Determinanten Eingang in die medizinisch-wissenschaftliche Betrachtung individueller Gesundheit. Körperliche und psychische Vorgänge wurden als untrennbar voneinander und von den Beziehungen gesehen, in die jedes menschliche Wesen von Geburt an eingebettet ist. Werden die bereits angesprochenen grundlegenden Bedürfnisse nach Beziehung nicht erfüllt, so leiden wir. In der Konsequenz wurden sowohl Einsamkeit als auch sozialer Ausschluss als Stressoren verstanden, die – vor allem auf Dauer – negative gesundheitliche Implikationen haben.

Einsamkeit ist dabei nicht nur für die einzelne Person sehr belastend, sondern hat auf gesamtgesellschaftlicher Ebene weitreichende Auswirkungen, auch durch eine stärkere Belastung der Gesundheitssysteme. Diese entsteht einerseits durch die Behandlung eventuell lebenslang bestehender chronischer Erkrankungen, die durch die Einsamkeit befördert werden, anderseits aber auch durch die Inanspruchnahme medizinischer Leistungen (v. a. im allgemeinmedizinischen Bereich) als Ersatz für fehlende soziale Kontakte, vor allem durch isoliert lebende ältere Menschen. In einer Studie aus dem Vereinigten Königreich wurden die mit Einsamkeit assoziierten Mehrkosten für Gesundheitsleistungen auf 11.725 britische Pfund pro Person geschätzt (World Health Organization, 2021).

6.1 Einsamkeit und psychische Gesundheit

Mittlerweile gibt es eine ganze Reihe qualitativ hochwertiger Querschnitts- und Längsschnittuntersuchungen, die den Zusammenhang zwischen Einsamkeit und psychischen Erkrankungen wie →Angst, Depression und →Schizophrenie, sowie einen Zusammenhang zwischen Einsamkeit und →Suizidgedanken sowie selbstschädigendem Verhalten belegen.

Eine Übersichtsarbeit, die die Effekte von Einsamkeit auf verschiedene Gesundheitsfolgen zusammenfasst und kontrastiert, bestätigte konsistent deutliche, mindestens mittelstarke Effekte. Sie wies besonders starke, negative Wirkungen der Einsamkeit auf die psychische Gesundheit und das allgemeine Wohlbefinden nach (Park et al., 2020).

Depressionen und Angststörungen

Das gemeinsame Auftreten von Einsamkeit und verschiedenen, vor allem internalisierenden psychischer Erkrankungen wie →Depressionen und Angststörungen (Lim et al., 2020) stand bisher im Zentrum der internationalen Forschung.

In einer großen deutschen Bevölkerungserhebung war Einsamkeit trotz statistischer Kontrolle für soziodemographische Unterschiede und andere psychische Belastungen mit einem deutlich erhöhten Risiko für ein klinisch relevantes Ausmaß von Depressions- (Odds Ratio: 1,91) und Angstsymptomen (Odds Ratio: 1,21) assoziiert. Das Odds Ratio wird berechnet, indem man das Verhältnis der Odds (Chancen) des Auftretens eines Ereignisses in einer z. B. von Einsamkeit betroffenen Gruppe zur Odds des Ereignisses in einer nicht von Depressionen betroffenen Gruppe nimmt. Es gibt also an, wie viel wahrscheinlicher ein Ereignis in einer Gruppe ist im Vergleich zu einer anderen. Mit steigender Einsamkeit berichteten auch mehr Studienteilnehmer:innen, Antidepressiva und Anxiolytika (Medikamente gegen Angst) einzunehmen (Beutel, Klein et al., 2017).

Eine britische Längsschnittstudie, die den Zusammenhang von Einsamkeit und Depressionen bei Menschen über 50 Jahren untersuchte, zeigte, dass jeder Anstieg um einen Punkt auf der Einsamkeitsskala mit einem Anstieg der durchschnittlichen Schwere der Depressionssymptome um 16 % verbunden war. Einsamkeit hatte einen starken Einfluss auf Depressionen und stand in Verbindung mit fast einem von fünf (18 %) Fällen von Depression ein Jahr später und einem von zehn (11 %) Fällen nach zwölf Jahren (Lee et al., 2021). In der zweiten Hälfte dieses Kapitels wird die Art dieses Zusammenhangs im Sinne einer Ursache-Wirkungs-Beziehung genauer in den Blick genommen.

Ein mögliches Bindeglied zwischen Einsamkeit und Depression besteht auch im herabgesetzten Selbstwert. Diesen hatten wir bereits in Kapitel 1 im Zusammenhang mit der →Soziometer-Theorie angesprochen. Menschen, die angeben, sich einsam zu fühlen, berichten fast zehnmal häufiger über ein geringes →Selbstwertgefühl (10,5 % im Vergleich zu 1,1 %), mehr als siebenmal häufiger über eine geringe Lebenszufriedenheit (15,2 % im Vergleich zu 1,9 %) und mehr als dreimal so häufig unglücklich zu sein (18,8 % im Vergleich zu 5,6 %) als diejenigen, die Einsamkeit niedrig einschätzen. Sie berichten auch doppelt so häufig, ängstlich zu sein (34,8 % im Vergleich zu 15,1 %) (Thomas, 2015).

Lim et al. (2016) fanden heraus, dass ein höheres Maß an Einsamkeit schwerere →soziale Ängste, Paranoia und Depressionen über ei-

Tab. 7: Mini-Social Phobia Inventory (Mini-Spin): Screeningfragebogen für soziale Phobie

Instruktion: Bitte überprüfen Sie, wie sehr Sie die folgenden Probleme während der letzten Woche belastet haben. Kreuzen Sie bitte nur ein Kästchen für jedes Problem an, und denken Sie daran, alle Fragen zu beantworten.

Nr.		Überhaupt nicht	Wenig	Ziemlich	Sehr stark	Extrem
1	Aus Angst vor Verlegenheit vermeide ich es, bestimmte Dinge zu tun oder Personen anzusprechen	0	1	2	3	4
2	Ich vermeide Aktivitäten, durch die ich im Mittelpunkt der Aufmerksamkeit stehe	0	1	2	3	4
3	Sich zu schämen oder dumm zu wirken gehört zu meinen schlimmsten Ängsten	0	1	2	3	4

Hinweis zur Auswertung: Die jeweiligen Antworten zu den einzelnen Items werden summiert. Höhere Werte sind als ein höheres Symptomniveau sozialer Phobie zu verstehen. Als Schwellenwert einer klinisch relevanten Symptomschwere wurde ein Summenwert von mindestens 6 identifiziert.

nen Zeitraum von sechs Monaten vorhersagte. Allerdings sagten nur Symptome sozialer Angst zukünftige Einsamkeitsgefühle vorher. Diese schienen also zentraler zu sein als Paranoia. Soziale Angststörungen beziehen sich vor allem auf die Angst vor Bewertung durch andere, überlappen also sehr stark mit den (evolutionär wurzelnden) so bedrohlichen Evaluationen, die Sie in Kapitel 3 kennengelernt haben.

Exemplarisch sei ein gängiges Maß zur Erfassung der zentralen Symptome dargestellt, der Mini-Spin (Abkürzung für Mini-Social Phobia Inventory) (Wiltink et al., 2017) (Tabelle 7).

Auch bezogen auf Angsterkrankungen scheint Einsamkeit das Risiko für eine Neuerkrankung vorherzusagen, wie ein Review auf Basis von sechs verschiedenen, internationalen Studien herausfand (Mann et al., 2022): Die meisten zeigten einen signifikanten positiven Zusammenhang mit Einsamkeit, darunter eine Untersuchung einer Kohorte dänischer Erwachsener, die über einen Zeitraum von 13 Jahren begleitet wurden. Im Vergleich zu Studienteilnehmer:innen, die zu Beginn der Studie berichteten, sich nicht einsam zu fühlen, hatten StudienteilnehmerInnen, die Einsamkeit bejahten, ein deutlich erhöhtes Risiko, im weiteren Studienverlauf neu mit einer Angststörung diagnostiziert zu werden, ausgedrückt als Hazard Ratio (HR; eine statistische Kennzahl, die in der Epidemiologie und klinischen Forschung verwendet wird, um das relative Risiko zwischen zwei Gruppen in Bezug auf das Auftreten eines Ereignisses zu bewerten) von 2,01. Im Vergleich zu denjenigen Frauen, die ihre Einsamkeit als „teils/teils" angegeben hatten, also nicht sicher in einem Bereich der Einsamkeit lagen, der eine große Einbuße der Lebensqualität darstellte, war ihre HR für eine Angsterkrankung mit 1,14 immer noch erhöht. Bei Männern lagen die entsprechenden Hazard Ratios bei 2,34 bzw. 2,03. Eine weitere Studie an jungen Menschen mit einer Nachbeobachtungszeit von 21 Jahren ergab, dass Einsamkeit mit erhöhter Angst im Erwachsenenalter assoziiert war, selbst nach Bereinigung um mehrere Kovariaten einschließlich psychischer Erkrankungen in der Kindheit. Zudem stellte sich heraus, dass in Studien mit mehreren Erhebungswellen Einsamkeit in einer Welle konsistent mit dem Auftreten von Ängsten in der nächsten Welle verbunden war.

Darüber hinaus deuten neuere Arbeiten darauf hin, dass zwischen Einsamkeit, →Depression und →sozialer Angst zeitliche Zusammenhänge bestehen, wobei sich die Veränderungsrate der einen Beschwerde auf die Veränderungsrate der anderen auswirkte (Lim et al., 2020).

Diese Erkenntnis legt nahe, dass →Interventionen, die erfolgreich die Einsamkeit reduzieren, auch Auswirkungen auf die Linderung von Depressionen und sozialen Ängsten haben dürften.

Suizidalität

→Suizidgedanken werden teilweise als Aspekt depressiver Erkrankungen aufgefasst, z. B. in den gängigen diagnostischen Manualen DSM-5 und ICD-11.

Suizidalität inkl. selbstschädigender Verhaltensweisen wird jedoch zunehmend als eigene Krankheitsentität mit komplexer, multifaktorieller Ätiologie aufgefasst (Turecki et al., 2019). Sowohl die einflussreichsten theoretischen Modelle als auch internationale Forschung deuten darauf hin, dass Einsamkeit hier eine besondere Rolle spielt.

Ende des 19. Jahrhunderts analysierte Émile Durkheim Statistiken aus mehreren europäischen Ländern, die direkt oder indirekt mit der Suizidrate in Zusammenhang standen. In seinem Werk „Le suicide" (Durkheim, 1897) untersuchte er sowohl Gesellschaften in einem historischen Kontext hinsichtlich ihrer grundlegenden strukturellen

Merkmale als auch Individuen und ihr Verhalten in anschaulichen Fallstudien. Durkheim differenzierte verschiedene Formen des Suizids, sah jedoch in allen Fällen die Ursache in der Beziehung des Individuums zur Gesellschaft im weiteren Sinne. In diesem Zusammenhang prägte er den Begriff der →Anomie.

Anomie

Seinem griechischen Ursprung anomía (ἀνομία) zufolge kann Anomie mit Gesetzlosigkeit, Normlosigkeit oder Unordnung übersetzt werden. Durkheim bezog sich damit auf den Zustand eines Individuums oder einer Gruppe, der es an sozialen Bindungen mangelt. Am Beispiel des Suizids postulierte er, dass Gefühle von Solidarität und →sozialer Verbundenheit buchstäblich lebensnotwendig seien in dem Sinne, dass der Einzelne ein Leben ohne sie nicht ertragen kann.

Im Gegensatz dazu konzentrierte sich Shneidmans (1998) Theorie des Suizids auf individuelle Faktoren, wobei er intensiven seelischen Schmerz (→„Psychache") als Hauptursache für Suizid ansah. Dieser sei unerträglich, da er aus unerfüllten Grundbedürfnissen resultiere. Einige davon – darunter z. B. Zugehörigkeit – seien bei Suizidenten häufiger unerfüllt als bei Personen mit anderen psychischen Leiden.

Interpersonelle Theorie suizidalen Verhaltens

In jüngerer Zeit wurde im Rahmen der →Interpersonellen Theorie suizidalen Verhaltens (Original: „Interpersonal Theory of Suicide"; Van Orden et al., 2010) die These aufgestellt, dass →„Thwarted Belongingness" ein wichtiger Faktor ist, der das Entstehen von Suizidgedanken begünstigt. Thwarted Belongingness wird, ähnlich wie Einsamkeit, als ein psychisch schmerzhafter, unerfüllter Wunsch nach sozialer Zugehörigkeit beschrieben.

Zahlreiche empirische Untersuchungen haben den Zusammenhang zwischen Einsamkeit und Suizidgedanken bzw. selbstschädigenden Verhaltensweisen belegt. Einer →Meta-Analyse längsschnittlicher Studien zufolge war der Effekt von Einsamkeit auf spätere Suizidversuche noch etwas stärker als der Effekt auf spätere Suizidgedanken (McClelland et al., 2020).

Ausgewählte weitere Störungsbilder

Obwohl Angst- und Depressionssymptome sowie Suizidalität die am häufigsten im Zusammenhang mit Einsamkeit untersuchten psychischen Beschwerden waren, zeigte eine jeweils kleinere Anzahl an Studien auch Zusammenhänge mit weiteren Störungsbildern auf.

Psychosen

Dazu gehörten vor allem schwere psychische Erkrankungen bzw. Symptome, die in besonderer Art und Weise die Kommunikation mit anderen betrafen, wie Psychosen. Eine →Psychose ist ein Zustand, bei dem eine Person vorübergehend den Kontakt zur Realität verliert und Dinge sieht, hört, denkt oder fühlt, die für andere nicht wahrnehmbar sind und die nicht in der realen Umgebung vorhanden sind. Man könnte auch sagen, dass Menschen, die Psychosen erleben, einen Extremfall der bereits breiter im Einsamkeitskontext beschriebenen Realitätsverzerrungen erleben können – so dass die Realität ihnen (zumindest zeitweise) gänzlich abhandenkommt.

Selbst Personen, die zum ersten Mal eine psychotische Episode erlebt hatten, berichteten über ein hohes Maß an Einsamkeit. Ein Drittel von ihnen berichtete, keine einzige Vertrauensperson in ihrem sozialen Umfeld zu haben. Dieser Grad an Isolation und Einsamkeit variierte zwar zwischen Diagnosegruppen und Symptomprofilen (mit bis zu 94 %, die Einsamkeit berichteten), war aber durchgängig deutlich höher als in Stichproben aus der Allgemeinbevölkerung (Badcock et al., 2015).

Kleinere empirische Untersuchungen unterstrichen auch die Relevanz der im Kontext der Einsamkeit veränderten →sozialen Kognition für das Auftreten von Psychosen: Eine Pfadanalyse auf Basis von 65 Teilnehmer:innen mit →Schizophrenie-Diagnose zeigte, dass der Zusammenhang zwischen Einsamkeit und Paranoia signifikant und vollständig durch negative, auf andere bezogene Schemata (d. h. Muster von Gedanken, Überzeugungen und Erwartungen) erklärt wurde. Diese wurden mit einem Fragebogen erfasst, der theoretisch abgeleitete und empirisch bestätigte Schemata enthielt, die bei Menschen mit Psychosen häufig vorkommen. Studienteilnehmer:innen stimmten z. B. Aussagen wie „Andere Menschen sind hinterhältig“ oder „Andere Menschen sind feindselig“ zu. Darüber hinaus war in der Studie ein geringes Maß an →wahrgenommener sozialer Unterstützung signifikant mit Einsamkeit assoziiert, während die selbstberichtete Häufigkeit sozialer Kontakte dies nicht war (Lamster et al., 2017). Diese Ergebnisse betonen, in Übereinstimmung mit Studien aus anderen Stichproben, die Sie kennengelernt haben, die Bedeutung der *subjektiven Wahrnehmung* von Beziehungen für das Erleben von Einsamkeit, auch in dieser klinischen Population.

Zwangsstörungen

Eine andere verhältnismäßig stark von Einsamkeit betroffene Diagnosegruppen waren Menschen mit →Zwangsstörungen (Lim et al., 2020). Zu diesem erhöhten Risiko können Gefühle von Scham beitragen, das Bewusstsein über die Irrationalität der eigenen Denk- und Verhaltensweisen (gefolgt von Selbstabwertungen), die Schwierigkeit, dieses Erleben anderen zu kommunizieren, und die Sorge, abgelehnt und nicht verstanden zu werden. Überwältigende, repetitive Gedanken und Handlungen wie exzessives Duschen, Putzen oder Ordnen kosten betroffene Personen über den Tag viel Zeit und Energie, die dann für andere (soziale) Aktivitäten fehlt. Sie hindern sie zudem daran, das Zusammensein mit anderen zu genießen. Weitere Belastungen entstehen durch Versuche der Geheimhaltung, sowohl in Situationen, in denen man mit anderen zusammen ist, als auch im Sinne eines zunehmenden sozialen Rückzugs. Im Fall von Sammelzwängen und dem Drang, Dinge zu Hause zu horten, fällt es Betroffenen beispielsweise auch schwer, andere in ihre privaten Wohnräume zu lassen.

Persönlichkeitsstörungen

Bezogen auf →Persönlichkeitsstörungen wurden bisher vor allem Menschen mit emotional-instabiler Persönlichkeitsstörung in den Blick genommen. Die Symptomatik der emotional-instabilen Persönlichkeitsstörung hat vielfältige negative Implikationen für das Gelingen von Beziehungen. Die langanhaltenden Beschwerden der Betroffenen umfassen ein Schwanken zwischen extremen Gefühlslagen inklusive innerer Leere und ausgeprägten Spannungs- und Angstgefühlen, intensive, aber unsichere und/oder konflikthafte zwischenmenschliche Beziehungen, Schwierigkeiten, Handlungsimpulse zu kontrollieren, sowie Selbstverletzungen. Dabei waren sowohl quantitative als auch qualitative Aspekte von Beziehungen (z. B. gelingende Kommunikation) besonders relevante Faktoren, die mit starker Einsamkeit in dieser vulnerablen Gruppe assoziiert waren (Liebke et al., 2017). Vergleichende Untersuchungen verschiedener psychischer Erkrankungen betonten die negativen Folgen wahrgenommener →Stigmatisierung (auch im Zusammenhang mit stationären, psychiatrischen Behandlungen) für Gefühle sozialer Zugehörigkeit und Anerkennung. Diese trifft Menschen mit Persönlichkeitsstörungen mehr als z. B. Menschen mit Spinnenphobie, da ihre Erkrankungen oft als unveränderlich und als für Außenstehende schwerer verständlich dargestellt werden. Außerdem wird ihr Verhalten, das eine Folge von quälender innerer Instabilität und Impulsivität ist, zuweilen als manipulativ und „dramatisch" eingeordnet.

Suchterkrankungen

Einsamkeit ist als Risikofaktor für das neue Auftreten, die Aufrechterhaltung und eine schlechtere Prognose im Kontext schädlichen Alkoholkonsums und anderer stoffgebundener (z. B. Medikamente, illegale Drogen) und -ungebundener (z. B. Internetsucht, Spielsucht) →Suchterkrankungen bestätigt worden. Menschen mit Suchterkrankungen nannten Einsamkeit gleichermaßen als wichtigen Faktor in der Entstehung ihrer Sucht als auch als belastende Konsequenz (z. B. als Folge von gesellschaftlicher Marginalisierung und Scham, stationären

Aufenthalten und weiteren Disparitäten, die Suchtkranke überzufällig betreffen, wie Wohnungslosigkeit) (Klein, 2022). Auch hier ist die Klärung der Richtung der Effekte, also die Frage, ob die Einsamkeit oder die Sucht zuerst bestand, demzufolge komplex. Sie wird zusätzlich erschwert durch hohe Komorbiditätsraten mit weiteren psychischen Erkrankungen wie z. B. Depressionen und Persönlichkeitsstörungen, deren Risikofaktoren bzw. Symptomatik sowohl bezogen auf die Entstehung und Aufrechterhaltung der Einsamkeit als auch der Sucht eine Rolle spielt (wie ein geringer Selbstwert, Emotionsregulationsschwierigkeiten und Impulsivität).

Posttraumatische Belastungsstörung

Die Implikationen von sowohl Gewalt und Vernachlässigung in der Kindheit als auch später im Leben auftretenden einschneidenden Erfahrungen (z. B. Unfälle, lebensbedrohliche Erkrankungen, Verlust des Partners/der Partner:in) sind bereits zur Sprache gekommen. Studien haben demonstriert, dass ihre Effekte auf Einsamkeit auch durch die Symptome der →Posttraumatischen Belastungsstörung (PTBS) erklärt werden können. Diese umfassen Unruhe, Nervosität und Schreckhaftigkeit, belastende, sich aufdrängende Erinnerungen und Gedanken (in Form von Flashbacks), Zurückgezogenheit und Teilnahmslosigkeit sowie Vermeidungsverhalten. Besonders Reizbarkeit und plötzliche Aggressionen können das soziale Umfeld Betroffener verunsichern. Auch Schlafstörungen gehören dazu, wie stundenlanges Wachliegen, mehrfaches Erwachen und das Erreichen von insgesamt nur wenigen Stunden Schlaf. In längsschnittlichen Studien hingen sowohl Veränderungen von PTBS-Symptomen mit Einsamkeit zusammen als auch Veränderungen von Einsamkeit mit PTBS-Symptomen (Fox et al., 2021). Schon zuvor hatten klinische Untersuchungen illustriert, dass sich traumatisierte Personen von anderen zutiefst entfremdet fühlen können, und dieses Empfinden mit verschiedenen Facetten der Einsamkeit, darunter emotionale und soziale Einsamkeit, verknüpft. Beide Richtungen dieses Zusammenhangs sind dabei plausibel: Einsamkeitsgefühle können theoretisch über eine ganze Reihe von Mechanismen, die in den vergangenen Kapiteln beschrieben wurden, PTBS-Symptome begünstigen, z. B. durch Schlafprobleme, sozialen Rückzug und Vermeidungsverhalten. PTBS-Symptome wie negative Kognitionen und ein situationsunabhängig anhaltendes Gefühl der Bedrohung ähneln zudem dem Erleben (chronisch) einsamer Menschen, bei denen z. B. eine implizite Hypervigilanz gegenüber sozialen Bedrohungen festgestellt wurde. Darüber hinaus kann Vermeidungsverhalten im Kontext der PTBS auch dazu führen, dass sich eine Person zurückzieht, was soziale Isolation verstärken kann. Aber auch die subjektive

Qualität sozialer Beziehungen kann durch die PTBS negativ beeinflusst werden. So berichten manche von PTBS betroffene Personen, insbesondere Veteranen, über Misstrauen und Schwierigkeiten, sich anderen gegenüber verletzlich zu zeigen, was die Möglichkeiten untergräbt, sich auf vertrauensvolle Beziehungen einzulassen (Wilson, Hill & Kiernan, 2018).

weitere psychische Erkrankungen

Gemischte Stichproben in Studien umfassten „common mental disorders“ (häufige psychische Erkrankungen), die unterschiedlich definiert wurden, aber meist →Depressions-, →Angst- und →Zwangsstörungsdiagnosen einschlossen (Nuyen et al., 2020). „Severe mental disorders“ hingegen bezogen sich auf Schizophrenien, Psychosen und Persönlichkeitsstörungen, gelegentlich auch auf bipolare Störungen bzw. Manie (Hofer et al., 2022). Menschen mit diesen Diagnosen waren konsistent von mehr Einsamkeit betroffen als Vergleichsgruppen aus der Allgemeinbevölkerung.

6.2 Einsamkeit und körperliche Gesundheit

Analog zu der vorangegangenen Sektion, in der es um psychische Morbidität ging, soll hier der Schwerpunkt auf großen, mit qualitativ hochwertiger Methodik untersuchten Bevölkerungskohorten liegen.

Hinweise auf den Zusammenhang von Einsamkeit und körperlichen Erkrankungen haben bereits Querschnittsstudien geliefert, die zeigten, dass einsame Menschen sehr viel häufiger Ärzt:innen verschiedener Fachrichtungen aufsuchten als nicht einsame (Beutel, Klein et al., 2017). Eine wachsende Zahl von Längsschnittuntersuchungen hat mittlerweile zudem Belege erbracht, dass Einsamkeit ein erhöhtes Risiko für das Neuauftreten sowie die Verschlimmerung verschiedener körperlicher Erkrankungen (vor allem verbreitete „Volkskrankheiten“) und das Versterben (z. B. innerhalb eines definierten Studienzeitraums) prädiziert. Die Auswirkungen der Einsamkeit scheinen sich dabei im Laufe der Zeit zu kumulieren und die physiologische Alterung zu beschleunigen.

Herz-Kreislauf-Erkrankungen

Koronare Herzkrankheit (einschließlich Herzinfarkt) und Schlaganfall sind zwei der häufigsten Todesursachen weltweit und gehören zu den drei häufigsten Todesursachen in Ländern mit hohem Einkommen. Beide Erkrankungen lassen sich unter dem Oberbegriff Herz-Kreislauf-Erkrankungen zusammenfassen, der Erkrankungen des Herzens oder der Blutgefäße umfasst. Einsamkeit wurde mit einem erhöhten Risiko für sowohl Schlaganfall als auch koronare Herzkrankheit, einschließlich Herzinfarkt, bei Personen mittleren und höheren Alters in Verbindung gebracht. Eine von Valtorta, Kanaan, Gilbody, Ronzi und Hanratty (2016) durchgeführte Metaanalyse auf der Grundlage von 16 verschiedenen Längsschnittdatensätzen zeigte, dass Einsamkeit und soziale Isolation mit einem um 29 % erhöhten Risiko für koronare Herzkrankheiten und mit einem um 32 % erhöhten Risiko für Schlaganfälle verbunden waren. Dies war sowohl für Männer als auch Frauen der Fall und unabhängig von anderen bestätigten Risikofaktoren für Herzkrankheiten (wie z. B. Angststörungen). Soziale Isolation und Einsamkeit implizierten zudem eine schlechtere Prognose bei Personen, die bereits eine koronare Herzkrankheit oder einen Schlaganfall hatten – an einem sechs Jahre späteren Messzeitpunkt hatten sie ein 100 % bis 200 % erhöhtes Sterberisiko im Vergleich zu Personen mit derselben bestehenden Morbidität, die jedoch nicht sozial isoliert oder einsam waren.

Es gibt Belege, dass auch die Dauer der Zeit, über die man sich einsam fühlt, relevant ist und dass das Risiko über die Lebensspanne steigt: Einerseits war ein höheres Ausgangsniveau der Einsamkeit mit einem stärkeren Anstieg des systolischen Blutdrucks assoziiert. Zudem standen Phasen der Einsamkeit bereits ab der Kindheit in einer Dosis-Wirkungs-Beziehung mit dem kardiovaskulären Gesundheitsrisiko: Je größer die Anzahl der Messzeitpunkte war, bei denen die Teilnehmer:innen einsam waren (d. h. Kindheit, Jugend und im jungen Erwachsenenalter), desto größer war die Anzahl der kardiovaskulären Risikofaktoren (z. B. hohem Blutdruck, Cholesterinspiegel) im jungen Erwachsenenalter (Caspi et al., 2006).

Diabetes

Diabetes ist eine metabolische Störung, die sich durch eine anhaltende Überzuckerung (Hyperglykämie) auszeichnet, die auf einer unzureichenden Produktion von Insulin, einer gestörten Insulinwirkung oder beidem beruhen kann, was zu dysregulierter Glukosehomöostase und potentiell schwerwiegenden Auswirkungen auf verschiedene Organsysteme führt. Eine gegenwärtig noch überschaubare Anzahl von Studien zeigt die Zusammenhänge von Einsamkeit und Diabetes, vor allem des eher lebensstilabhängigen Typ-2-Diabetes. In einer Studie aus dem Jahr 2020 wurden mehr als 4.000 Menschen über einen Zeitraum von zwölf Jahren beobachtet. Dabei stellte sich heraus, dass diejenigen, die zu Beginn der Studie einsamer waren, mit größerer Wahrscheinlichkeit neu an Typ-2-Diabetes erkrankten als diejenigen, deren Einsamkeitswerte niedriger waren (Hackett et al., 2020).

Gleichzeitig mehren sich auch in diesem Kontext die Hinweise auf das Zusammenwirken von Risikofaktoren: Frühere Studien hatten herausgestellt, dass der Zusammenhang zwischen Einsamkeit und Diabetes bei männlichen Probanden vergleichsweise stärker ausgeprägt war als bei weiblichen. Zudem sind körperliche Erkrankungen positiv miteinander assoziiert, so dass Diabetes ein eigener Risikofaktor für Herz-Kreislauf-Erkrankungen ist – und es gibt Hinweise, dass Einsamkeit diesen gefährlichen Zusammenhang noch weiter verstärkt: In einer Analyse der UK Biobank, die 18.509 Proband:innen umfasste und diese im Schnitt über eine Zeit von elf Jahren begleitete, war Einsamkeit (nicht jedoch soziale Isolation) mit einem höheren Risiko für das Neuauftreten von Herz-Kreislauf-Erkrankungen bei Diabetespatient:innen assoziiert. Einsamkeit hatte hier sogar stärkere Effekte als Lebensstilfaktoren (wie Ernährung und Bewegung), die sonst als Hauptziele von →Präventions- und →Interventionsmaßnahmen adressiert werden (Wang et al., 2023b).

Demenz und kognitive Leistungsfähigkeit

Nicht zuletzt wurde Einsamkeit in vielen Studien negativ mit kognitiven Fähigkeiten assoziiert. Dies betraf z. B. Defizite der Merkfähigkeit (operationalisiert als Schwierigkeiten bei der unmittelbaren und verzögerten Worterinnerung) als auch globale kognitive Funktionen wie Verarbeitungsschnelligkeit und visuell-räumliche Orientierung. Studien haben gezeigt, dass eine stärker ausgeprägte Einsamkeit zu einem früheren Messzeitpunkt mit einem vergleichsweise beschleunigten kognitiven Abbau zu einem zwölf Jahre späteren Zeitpunkt verbunden war, selbst nach Kontrolle von soziodemographischen Faktoren (z. B. Bildungsniveau), sozialer Isolation zu Beginn der Studie, Gesundheitszustand und Depressionssymptomen (Donovan et al., 2017). Einsamkeit ist somit als unabhängiger Risikofaktor für den Verlust kognitiver Fähigkeiten im Alter zu sehen und wurde auch mit pathologischen Hirnveränderungen, die im Zusammenhang mit neurodegenerativen Erkrankungen wie v. a. der Alzheimer-Demenz stehen, assoziiert (Lara et al., 2019). Einige Autor:innen bezeichnen Einsamkeit sogar als Prodromalstadium (d. h. Vorläuferphase) der Demenz (Holwerda et al., 2014), wobei für den Zusammenhang zwei unterschiedliche mögliche Erklärungen diskutiert werden. Die erste besteht darin, dass Einsamkeit eine Folge der Demenz ist, möglicherweise als Verhaltensreaktion auf verminderte kognitive Fähigkeiten oder als direkte Konsequenz der neuronalen Veränderungen, die auch Demenz auslösen. Die zweite Möglichkeit besteht darin, dass Einsamkeit und ihre negativen Gesundheitsfolgen (wie z. B. Entzündungsprozesse, Diabetes und Bluthochdruck) die neuronalen Systeme, die Kognition und Merkfähigkeit zugrunde liegen, in so einer Art und Weise beeinträchtigt, dass einsame Personen anfälliger für die schädlichen Auswirkungen altersbedingter Neuropathologie werden.

Immunsystem Weitere Unterschiede zwischen einsamen und nicht einsamen Menschen bezogen sich auf die Immunregulation. Studien zeigten, dass die Immunität bei einsamen Personen in bestimmten Situationen unterdrückt sein kann. Einsamkeit wurde mit einer beeinträchtigten zellulären Immunität in Verbindung gebracht, die sich in einer geringeren Aktivität der natürlichen Killerzellen (NK) und höheren Antikörpertitern gegen das Epstein-Barr-Virus und Herpesviren widerspiegelt. Bei jungen Studierenden war Einsamkeit mit einer schlechteren Antikörperreaktion auf eine Komponente des Grippeimpfstoffs assoziiert, was darauf hindeutet, dass die humorale Immunantwort (d.h. die Produktion von Antikörpern durch die B-Lymphozyten) bei einsamen Personen ebenfalls beeinträchtigt sein könnte (Pressman et al., 2005).

Darüber hinaus fühlen sich einsame Menschen möglicherweise schlechter, wenn sie krank sind, als nicht einsame Vergleichspersonen. In einer von Leroy et al. (2017) durchgeführten Studie gaben die Studienteilnehmer:innen zunächst ihren Grad an Einsamkeit an und wurden dann mit einem Erkältungsvirus infiziert und mehrere Tage lang beobachtet. Einsame Teilnehmer:innen erkrankten nicht häufiger an einer Erkältung, und ihre objektiven Erkältungssymptome waren ähnlich stark ausgeprägt. Die subjektiven Erkältungssymptome waren bei den einsamen Teilnehmer:innen jedoch stärker ausgeprägt (wobei soziodemographische Merkmale, Depressionssymptome und die Jahreszeit der Studienteilnahme statistisch kontrolliert wurden).

Mortalität Es ist vermutlich nicht überraschend, dass Einsamkeit auf Basis der oben dargestellten, mannigfaltigen negativen Gesundheitsfolgen auch als Risikofaktor für ein vergleichsweise früheres Versterben bestätigt wurde. Die bisherige Forschung hat sich sowohl auf die Gesamtmortalität („all-cause mortality") als auch auf die ursachenspezifische Mortalität konzentriert, insbesondere auf die Mortalität im Zusammenhang mit Herz-Kreislauf-Erkrankungen und Schlaganfall. Das *Gesamtmortalitätsrisiko* der Einsamkeit kann als das kumulierte Sterberisiko aller mit der Einsamkeit zusammenhängenden Erkrankungen interpretiert werden, während das *ursachenspezifische Mortalitätsrisiko* der Einsamkeit das Risiko bewertet, an einer bestimmten, eng mit der Einsamkeit zusammenhängenden Erkrankung zu sterben. Der der Einsamkeit zuzuschreibende Risikogradient ist mit anderen bekannten Faktoren wie körperlicher Inaktivität und häufigem Rauchen vergleichbar (Holt-Lunstad et al., 2015). Im Einzelnen haben zwei →Meta-Analysen ergeben, dass Einsamkeit das Risiko der Gesamtmortalität um 22 % (Rico-Uribe et al., 2018) bzw. 26 % (Holt-Lunstad et al., 2015) erhöht. Diese Zusammenhänge waren zudem über Altersgruppen, Geschlechter, Todesursachen, Herkunftsländer und anfänglichen Gesundheitszustand hinweg konsistent. Mehrere unabhängige Auswertungen und →Meta-Analysen haben diese Ergebnisse replizieren können, sie sind also als sehr verlässlich anzusehen.

Empirische Studien haben sich auch den diesem Zusammenhang zugrunde liegenden Faktoren gewidmet: Einige Studien haben versucht, die separaten Beiträge von Einsamkeit und sozialer Isolation zum überhöhten Mortalitätsrisiko statistisch zu trennen. Beller und Wagner (2018) legten in einer Querschnittsstudie nahe, dass Einsamkeit und soziale Isolation synergetisch auf die Sterblichkeit wirken, d. h., dass höhere Werte des einen Faktors die Wirkung des anderen verstärken. In längsschnittlichen Studien zeigte sich dann, dass bei Einbezug beider Aspekte nur die soziale Isolation ein signifikanter Prädiktor für die Sterblichkeit war (Elovainio et al., 2017). Dieses Ergebnis könnte darauf hindeuten, dass soziale Isolation der kausal zugrunde liegende Faktor ist, der sowohl die Sterblichkeit als auch die Einsamkeit beeinflusst.

In anderen Studien verlor der Effekt der Einsamkeit statistische Signifikanz, wenn zusätzliche biologische, verhaltensbezogene, sozioökonomische und psychologische Mortalitätsrisikofaktoren berücksichtigt werden (Elovainio et al., 2017), was ihre Relevanz als vermittelnde Mechanismen unterstützt, die im Folgenden genauer entschlüsselt werden sollen.

6.3 Wechselwirkungen, Mechanismen und vermittelnde Variablen zwischen Einsamkeit und Gesundheit

Wechselwirkungen

Einsamkeit wird häufig als Risikofaktor beschrieben und untersucht, und das auch zurecht, wie die dargestellte Evidenz eindrucksvoll zeigt. Es gibt jedoch auch Belege für den umgekehrten Zusammenhang, d. h. von bestehender Psychopathologie und auch bestehenden körperlichen Einschränkungen auf Einsamkeit. Aus forschungsmethodischer Sicht ist dieser ein ernsthaftes Problem, da er die Fähigkeit üblicher statistischer Schätzverfahren untergräbt, die direkten und unabhängigen Auswirkungen der Einsamkeit auf die Gesundheit zu isolieren. Casabianca und Kovacic (2022) zeigten, dass angesichts eines bidirektionalen Effekts der geschätzte Koeffizient (also die Größe des Effekts) der Einsamkeit auf depressive Symptome um das 3,5-fache, für Suizidalität um das 2,5-fache und für funktionelle Einschränkungen (d. h. Schwierigkeiten bei der selbstständigen Bewältigung alltäglicher Aktivitäten, z. B. Essen, Anziehen oder Toilettengang durch Einschränkungen der Motorik und Mobilität u. a.) um das 6,4-fache kleiner ist.

Die Ergründung der tatsächlichen kausalen Richtung dieser Zusammenhänge, also die Klärung der Frage, ob Einsamkeit psychische und körperliche Erkrankungen jeweils begünstigt oder ob der umgekehrte Effekt stärker ist, stellt Wissenschaftler:innen dabei noch immer vor Herausforderungen. Bei vielen der generell als Risikofaktoren bezeichneten Variablen sind wechselseitige Beziehungen mit Einsamkeit jedoch wahrscheinlich und teils auch empirisch belegt.

Wechselwirkungen und gegenläufige Effekte bei psychischen Erkrankungen

Einsamkeit und Depression

Auch wenn es sich bei Einsamkeit und →Depressionen um zwei unterschiedliche Konstrukte handelt, so haben beide im Kern das Vorhandensein eines dysphorischen Erlebens gemeinsam. Die subjektive Erfahrung der Einsamkeit wurde auch als ein schmerzhafter Zustand emotionaler Not beschrieben, der mit einem tiefen Gefühl der Leere, Wertlosigkeit und des Kontrollverlusts verbunden sein kann. In jüngster Zeit wächst der Konsens darüber, zwischen Depression als allgemeiner Stimmung und Einsamkeit als spezifischer emotionaler Reaktion auf die Bewertung sozialer Beziehungen zu unterscheiden (Cacioppo et al., 2010).

Die wechselseitigen Beziehungen zwischen Einsamkeit und Depression sind intuitiv leicht nachvollziehbar: Einerseits können depressive Symptome wie Energie- und Interessensverlust, verminderte Aktivität und sozialer Rückzug, Selbstvorwürfe und Reizbarkeit zu einer Entfremdung von wichtigen Bezugspersonen führen, die sich in zwischenmenschlicher Belastung, mangelnder sozialer Unterstützung, objektiver sozialer Isolation und Einsamkeit äußert. Internationale Evidenz stützt diesen Zusammenhang (Luo et al., 2012; Dahlberg et al., 2015; Beller und Wagner, 2018).

Andererseits impliziert Einsamkeit auch negative Affektivität, eines der Kernsymptome der Depression, z. B. in Form von Traurigkeit, Hoffnungslosigkeit und Verzweiflung. Zudem kann Einsamkeit Rumination, Selbstzweifel und eine negative Selbstwahrnehmung begünstigen.

So haben Studien gezeigt, dass interpersonelle Schwierigkeiten und soziale Isolation sowohl das Auftreten als auch den Verlauf von Depressionen vorhersagten (Goodman et al., 2019).

In Übereinstimmung mit einer US-amerikanischen Untersuchung von Cacioppo et al. (2006) sagte Einsamkeit in der Gutenberg Health Study (GHS), einer deutschen repräsentativen Kohortenstudie, den Anstieg depressiver Symptome deutlich vorher. Für die Vorhersage rezidivierender Symptome erwies sich Einsamkeit jedoch als weniger relevant als für das Neuauftreten (Tibubos et al., 2019). Cacioppo et al. (2010) wiesen anhand von Cross-Lagged-Analysen (d. h. die statistische Modellierung reziproker Beziehungen zwischen Variablen über mehrere Zeitpunkte hinweg) nach, dass Einsamkeit in einer Stichprobe im mittleren und Übergang zum höheren Erwachsenenalter spätere Veränderungen depressiver Symptome vorhersagte, aber nicht umgekehrt. Ein solches Modell ist in Abbildung 16 gezeigt. Dieser zeitliche Zusammenhang war nicht auf demographische Unterschiede, objektive soziale Isolation, dispositionelle Negativität, Stress oder soziale Unterstützung zurückzuführen. Eine größer angelegte Untersuchung aus Taiwan betonte jedoch vor allem den gegenläufigen Effekt von Depressionssymptomen auf Einsamkeit (Hsueh et al., 2019).

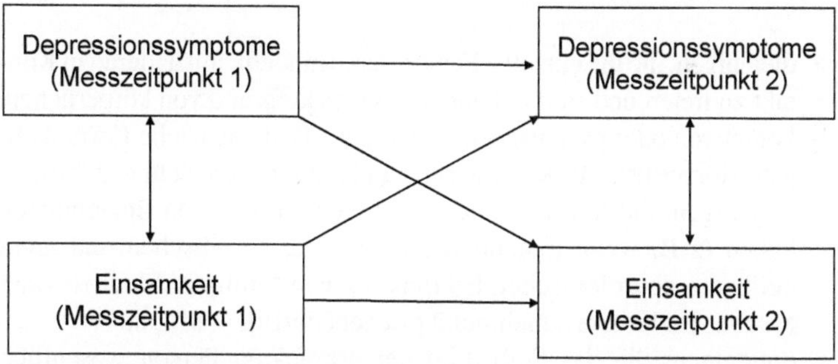

Abb. 16: Beispielhafte, simplifizierte Darstellung eines sog. Cross-lagged Panel Modells (hier: zur statistischen Untersuchung der Aufeinanderbezogenheit von Einsamkeit und Depression im Laufe der Zeit)

Die zentrale Annahme des Modells ist, dass Depressionssymptome an Zeitpunkt 1 die Einsamkeit an Messzeitpunkt 2 beeinflussen können und umgekehrt. Dies wird als Cross-Lagged-Effekt bezeichnet und spiegelt die mögliche kausale Verbindung zwischen den Konstrukten wider. Diese Effektschätzungen werden durch Autoregressions-Terme ergänzt (d. h., die statistische Modellierung der Beziehung zwischen den Messungen der gleichen Variablen über die Zeit hinweg), um die Stabilität der Konstrukte über die Zeit zu kontrollieren. Somit können die individuellen Veränderungen bezogen auf Depressionssymptome und Einsamkeit im Laufe der Zeit erfasst und von den potentiellen Kreuzeffekten unterschieden werden.

Die dargestellten Studien müssen jedoch vor dem Hintergrund ihrer Limitationen interpretiert werden. Obschon Cross-Lagged-Panel-Modelle darauf abzielen, zeitliche Beziehungen zwischen Variablen zu schätzen, können sie die Richtung der Kausalität nicht endgültig bestimmen. Zudem müssen stets noch andere, nicht gemessene Variablen als alternative Erklärungen bzw. vermittelnde Mechanismen bedacht werden. Als potentiell einflussreiche Drittvariable sei beispielsweise schädliches →Gesundheitsverhalten genannt.

Wechselwirkungen und gegenläufige Effekte bei körperlichen Erkrankungen

Bezogen auf die Relevanz chronischer und/oder schwerer körperlicher Erkrankungen für Einsamkeit müssen vor allem in den Blick genommen werden:

- diejenigen, die die einzelne Person daran hindern, mit anderen in Kontakt zu treten und sich mitzuteilen, sei es aufgrund von körperlichen, kognitiven oder psychischen Gründen (z.B. demenzielle Erkrankungen, Hörverlust, Muskelschwäche und Lähmungen, Schlaganfall),
- diejenigen, die Implikationen für die Gestaltung von Beziehungen haben (z.B. wenn jemand aufgrund einer chronischen und nicht heilbaren neurologischen Erkrankung wie Multipler Sklerose oder Morbus Parkinson zunehmend pflegebedürftig wird) und
- diejenigen, die das Selbstbild der erkrankten Person wesentlich beeinflussen (z.B. äußerlich sichtbare Veränderungen wie Hauterkrankungen oder Haarausfall, die negative Effekte auf das Selbstwertgefühl haben können, aber auch vergleichsweise plötzlich auftretende Herzerkrankungen oder Verletzungen/Einschränkungen infolge von Unfällen, welche die Person mit ihrer Verwundbarkeit und Mortalität konfrontieren).

Funktionelle Einschränkungen

Zu den körperlichen Erkrankungen und Einschränkungen, die mit Einsamkeit in Verbindung gebracht wurden, gehören z.B. funktionelle Einschränkungen inklusive körperlicher und geistiger Behinderungen,

Hörverlust und Fatigue. Bisher gibt es deutlich weniger Studien, die Einflüsse dieser Richtung untersuchten und somit auch die Auswirkungen von Gesundheitsveränderungen (wie neu auftretende Erkrankungen, neue Diagnosestellungen oder Zustandsverbesserungen und -verschlechterungen über die Zeit). Aber es gibt Belege dafür, dass eine Zunahme körperlicher Behinderungen mit einem höheren Risiko verbunden ist, einsam zu werden (Cohen-Mansfield et al., 2016). Beispielhaft war eine stärkere Hörbehinderung zu Beginn des Studienzeitraums mit geringerer sozialer Aktivität und Zugehörigkeitsgefühlen ein Jahr später assoziiert, einschließlich „sich einsam oder abgeschieden fühlen", „sich anderen nicht nahe fühlen" und „sich sogar in einer Gruppe ausgeschlossen fühlen". Diese Effekte fanden sich aber nicht für alle Facetten der Gesundheit gleichermaßen, eine Abnahme des subjektiv eingeschätzten Gesundheitszustands wirkte sich jedenfalls nicht auf die empfundene Einsamkeit aus.

Rolle kontextueller Faktoren

Auch kontextuelle Faktoren spielen eine wichtige Rolle: So wurde der Zusammenhang zwischen körperlicher Behinderung und Einsamkeit statistisch unbedeutend, wenn andere Risikofaktoren für Einsamkeit, wie der Verlust eines Partners und eine verminderte soziale Aktivität, berücksichtigt wurden. Eine mögliche Erklärung für diese Beobachtung ist, dass eine körperliche Behinderung die Zunahme von Einsamkeitsgefühlen vorrangig indirekt, über einen Rückgang sozialer Aktivitäten, beeinflusst.

Körperliche Erkrankungen wirken sich vermutlich nicht direkt auf das Einsamkeitserleben aus, sondern vermittelt über z. B. weniger soziale Teilhabe.

Dieses Ergebnis legt nahe, dass es nicht nur die Krankheit selbst (inkl. der mit ihr direkt assoziierten Beschwerden) sein dürfte, die betroffene Personen anfälliger für Einsamkeit macht, sondern ihre psychosozialen Auswirkungen.

Krebs-Langzeitüberlebende

Dies zeigt sich besonders eindrucksvoll am Beispiel von langzeitüberlebenden Personen nach Krebserkrankungen. Durch immer bessere Diagnose- und Behandlungsmöglichkeiten steigen ihre Zahlen auch in Deutschland stark an, aber immer mehr Studien zeigen, dass auch trotz des Wiedererlangens guter körperlicher Gesundheit Spätfolgen und Bedürfnisse bestehen können, die nicht vorrangig im Bereich der medizinischen Versorgung liegen. So sind Langzeitüberlebende eher sozial isoliert als die Allgemeinbevölkerung, und auch mehr von ihnen fühlen sich einsam. Besonders Langzeitüberlebende von Krebserkrankungen im Kindes- und Jugendalter zeigten sich als vulnerable Gruppe (Papini et al., 2023), vermutlich, weil ihre Krankheits- und Behandlungserlebnisse in sensiblen Phasen liegen, in denen sie die Bewältigung nachhaltig wichtiger Meilensteine der psychosozialen Entwicklung wie den Aufbau von Beziehungen – sowohl zu Freund:innen als auch ersten romantischen Partner:innen – und die Identitätsentwicklung unterbrechen und nachhaltig erschweren können. Studienteilnehmer:innen berichteten zudem von konkreten Ausgrenzungs- und Diskriminierungserfahrungen, auch aufgrund äußerlicher Veränderungen (wie Gewichtsab- oder -zunahmen, Haarverlust oder Amputationen), fehlender Unterstützung und Konflikten bei Versuchen der Reintegration, z. B. ins Schulleben.

An dieser Stelle ist wichtig festzuhalten, dass das erhöhte Einsamkeitsrisiko, das mit körperlichen Erkrankungen und Einschränkungen einhergeht, nicht als unausweichliche Konsequenz aufgefasst werden sollte. Auch wenn die Erkrankung oder Behinderung selbst dauerhaft war, wurden doch mehrere potentiell veränderbare vermittelnde Faktoren dieses Zusammenhangs identifiziert, die sich aus der Welt räumen ließen (z. B. durch Unterstützung mobilitätseingeschränkter Personen, barrierefreie Kommunikation, u. v. m.).

Mechanismen und vermittelnde Variablen

Als Grundlage des Zusammenhangs zwischen Einsamkeit und psychischer bzw. körperlicher Morbidität und Mortalität werden unterschiedliche Mechanismen diskutiert, die unabhängig voneinander, aber auch gemeinsam wirken können. Auch die neuronalen Veränderungen und Unterschiede in der → sozialen Kognition kommen hier zum Tragen.

kognitive Prozesse

Wie Sie bereits lesen konnten, spielen kognitive Mechanismen vor allem bei der Aufrechterhaltung und Chronifizierung der Einsamkeit eine Rolle (siehe v. a. die Ausführungen zum → Teufelskreismodell und → Reaffiliationsprozess in Kapitel 3.1). Diese betreffen neben der sozialen Kognition viele weitere Prozesse, die gesundheitliche Implikationen haben. So hat sich beispielsweise gezeigt, dass schwere und anhaltende Einsamkeitsgefühle die exekutiven Funktionen beeinträchtigen, die Empfindlichkeit gegenüber negativen sozialen Reizen erhöhen und das zwischenmenschliche Vertrauen untergraben – all dies erschwert die Bewältigung des Alltags und impliziert negative Affektivität sowie psychische Belastungen. An dieses Erleben schließen sich die über Verhaltensmechanismen und körperliche Veränderungen vermittelten indirekten Effekte der Einsamkeit auf die Gesundheit an (Überblick: Hawkley & Cacioppo, 2010).

Schädliches Gesundheitsverhalten und Schlafschwierigkeiten

Große, internationale Kohortenstudien belegen, dass einsame Menschen eher zu körperlicher Inaktivität, ungesunder Ernährung, Alkohol- und Tabakkonsum neigen (Hawkley & Cacioppo, 2003).

Diese Verhaltensweisen beeinflussen nicht nur die körperliche, sondern auch die psychische Gesundheit in negativer Art und Weise. Einerseits sind im Angesicht der Einsamkeit selbstregulatorische Prozesse beeinträchtigt, was sich sowohl auf die Emotionsregulation als auch auf andere Selbstkontrollprozesse auswirkt, wie die Ausblendung von Ablenkungen oder Selbstbeherrschung bezogen auf die Nahrungsaufnahme.

In einer Laborstudie von Baumeister et al. (2005) wurde beispielsweise einer zufällig ausgewählten Gruppe von Versuchsteilnehmer:innen mitgeteilt, dass niemand von den anderen Proband:innen mit ihnen zusammenarbeiten wollte – hier wurde also experimentell das Gefühl sozialer Zugehörigkeit und Anerkennung manipuliert. Die Teilnehmer:innen bekamen dann die Aufgabe, Kekse zu probieren und diese zu bewerten – wobei die Teilnehmer:innen, die sich außerhalb ihrer Gruppe und ganz allein fühlten, wesentlich mehr Kekse aßen, obwohl sie angaben, dass ihnen diese nicht mal besonders gut schmeckten. Auch abseits des Labors hing Einsamkeit mit der Ernährung zusammen: So berichten Cacioppo und Patrick (2008) von einer Steigerung der täglich konsumierten Fettkalorien um 2,56 % mit jeder Standardabweichung mehr Einsamkeit (bezogen auf den Selbstbericht der Proband:innen anhand der →UCLA Loneliness Scale).

Gleichzeitig kann schädliches →Gesundheitsverhalten auch Ausdruck des Erlebens von Stress sein bzw. als (auf Dauer nicht hilfreiche) Regulationsstrategien negativ erlebter Emotionen dienen, wenn adaptivere Bewältigungsstrategien nicht zur Verfügung stehen. Ein schlechteres Gesundheitsverhalten deutet zudem auf eine mangelnde Selbstfürsorge hin, was sich im Zusammenhang mit dem bei Einsamkeit herabgesetzten →Selbstwertgefühl verstehen lässt. Dazu passen die Befunde, dass von psychischen Erkrankungen betroffene Personen eher rauchen, mehr Alkohol konsumieren und ein größerer Anteil von ihnen deutlich übergewichtig ist als die Allgemeinbevölkerung (z. B. Whooley et al., 2008; Beutel et al., 2014).

Der Zusammenhang von Einsamkeit und ungünstigem Gesundheitsverhalten betrifft sowohl den vermehrten Einsatz risikohafter Verhaltensweisen (z. B. Rauchen, Alkoholkonsum) als auch die vergleichsweise geringere Ausübung gesundheitsförderlicher Aktivitäten (z. B. Sport).

Rauchen In einer großen deutschen Kohorte lag z. B. der Anteil von Raucher:innen unter den nicht einsamen Studienteilnehmer:innen nur bei 18.5 %, während in der am stärksten von Einsamkeit betroffenen Gruppe 31.8 % der Studienteilnehmer:innen rauchten (Beutel, Klein et al., 2017).

Alkoholkonsum In manchen Studien war Einsamkeit auch mit anderen gesundheitsschädlichen Verhaltensweisen assoziiert, wie mit verschiedenen Formen problematischen Alkoholkonsums (z. B. bezogen auf die Häufigkeit, Gesamtmenge und das Vorkommen von „Filmrissen"), wobei diese Ergebnisse nicht einheitlich waren. Beispielsweise auf die Häufigkeit des Trinkens gab es widersprüchliche Befunde, die möglicherweise dadurch zu erklären sind, dass in manchen Stichproben (v. a. sozial eingebundener, nicht psychisch kranker Personen) häufigeres Trinken auch mit häufigeren Möglichkeiten für Sozialkontakte einhergeht, wie gemeinsame Abendessen oder Unternehmungen. In diesem Fall ist die konsumierte Alkoholmenge natürlich dennoch gesundheitsschädlich, aber nicht als Funktion negativer Affektivität oder Einsamkeit mit den entsprechenden negativen Gesundheitsfolgen verknüpft.

Bewegungsmangel Querschnittliche Studien zeigten darüber hinaus, dass einsame Menschen im Durchschnitt seltener Sport treiben als nicht einsame Menschen. Interessanterweise wiesen längsschnittliche Studien darauf hin, dass es auch bezogen auf die körperliche Aktivität gegenseitige Abhängigkeiten zu geben scheint: Mehr Aktivität kann Einsamkeit verringern (man denke hier vor allem an Mannschaftssportarten wie Fußball), aber Einsamkeit kann es auch erschweren, sich aufzuraffen und etwas zu unternehmen – gerade wenn depressive Symptome wie niedergeschlagene Stimmung und Energielosigkeit hinzukommen, die häufig mit dem Erleben von Einsamkeit verbunden sind (Pels & Kleinert, 2016).

Schlafprobleme Darüber hinaus wird Einsamkeit mit verschiedenen Formen von Schlafschwierigkeiten in Verbindung gebracht. Die Rolle des Schlafs für die Gesundheit kann kaum überschätzt werden: Als Ausgleich zu den vielfältigen Herausforderungen des Alltags bietet der Schlaf physiologische Erholung. Sowohl experimenteller Schlafentzug als auch eine selbst gewählte kürzere Schlafdauer im Alltag haben nachteilige Auswirkungen auf eine Reihe metabolischer Risikofaktoren gezeigt. Eine kürzlich erschienene Zusammenfassung internationaler Studien, die insgesamt über 227.000 Personen umfasst, zeigte, dass einsame Menschen mehr Schlafschwierigkeiten berichteten, inkl. Schwierigkeiten ein- und durchzuschlafen (Hom et al., 2020). Die Forscher:innen diskutierten hier die schon erwähnte erhöhte Aufmerksamkeit gegenüber potentiell bedrohlichen (sozialen) Reizen als zugrunde liegende Ursache.

Aber nicht nur die Dauer, sondern auch die Qualität des Schlafs ist wichtig und auch diese war bei einsamen Menschen schlechter. Ein nicht erholsamer Schlaf führt zu Beeinträchtigungen am Tag, wie z. B. körperliche und geistige Müdigkeit und Gedächtnisprobleme. Eine aufwendige Tagebuchstudie zeigte, dass sowohl Einsamkeit als auch subjektiv als weniger gut empfundene soziale Beziehungen mit einer nach eigenen Angaben schlechten Schlafqualität und entsprechenden Folgen am Tag (d. h. geringe Energie, Müdigkeit) assoziiert waren, welche wiederum Gefühle der →sozialen Isolation im Alltag weiter verschlimmerten (Hawkley et al., 2010).

Kombination schlechter Gesundheitsverhaltensweisen

Die negativen Effekte schlechten →Gesundheitsverhaltens addieren sich, da sie in gewissen Kombinationen auftreten. Viele Menschen, die häufig und viel Alkohol trinken, rauchen ebenfalls und viele Menschen, die sich gesund ernähren, bewegen sich auch genug. Cacioppo und Patrick (2008) erklären, dass diese Verhaltensweisen nicht nur korrelieren, weil sie mit denselben zugrunde liegenden psychologischen Faktoren in Beziehung stehen (z. B. geringe Selbstfürsorge und Selbstregulation), sondern auch aufgrund sozialer Muster. Das Verhalten einer einzelnen Person wird durch das Verhalten ihrer Familie, Freund:innen und Kolleg:innen beeinflusst und darüber hinaus durch die größere Gemeinde sowie der Rollen und Gruppenzugehörigkeiten einer Person bezogen auf die Gesellschaft als Ganzes. Menschen mit weniger Geld und niedrigerem Bildungsniveau leiden häufiger unter sozialen Stressoren wie Arbeitslosigkeit, haben einen schlechteren Zugang zu Leistungen der Gesundheitsversorgung, u. v. m. Nicht zuletzt variiert das Angebot von Freizeitaktivitäten, die Aktivität fördern (wie z. B. Sportplätzen und -vereinen), sowie das Nahrungsmittelangebot in Abhängigkeit des sozioökonomischen Status einer Nachbarschaft. In den USA zeigt sich dies besonders eindrücklich am Beispiel der Food Deserts (etwa: Nahrungsmittelwüsten). Als solche werden Wohnumgebungen bezeichnet, in denen der Zugang zu erschwinglichen, gesunden Lebensmitteln (insbesondere zu frischem Obst und Gemüse) eingeschränkt oder nicht vorhanden ist, weil es keine Lebensmittelgeschäfte in bequemer Entfernung gibt. Sie finden sich überzufällig in Regionen, in denen mehr arme Menschen und Angehörige von Minderheiten leben. Auch das Gesundheitsverhalten ist demnach nur ein begrenzt individuell zu betrachtender Faktor.

Die Stressreaktion und ihre körperlichen Folgen

Das erhöhte Risiko für schwere und chronische Erkrankungen, das im Zusammenhang mit anhaltender Einsamkeit beobachtet wurde, ergibt sich aus den mit ihr einhergehenden körperlichen Veränderungen.

Diese können sich im subklinischen Bereich zeigen, führen auf Dauer aber zu manifesten körperlichen Erkrankungen wie z. B. Diabetes und Herzinsuffizienz. Doch wie genau kommen sie zustande?

Einerseits haben Sie das schlechte →Gesundheitsverhalten als Bindeglied kennengelernt, andererseits die erhöhten Belastungen, denen Betroffene durch die mit Einsamkeit einhergehenden kognitiven Veränderungen ausgesetzt sind. Vielleicht erinnern Sie sich auch noch, dass zu Anfang dieses Buchs beschrieben wurde, dass Einsamkeit – aus evolutionärer Sicht – ein Alarmsignal darstellt. Es kommuniziert eine ernsthafte Bedrohung und ist somit bereits für sich genommen eine Quelle von →Stress.

Stress Psychologischen Theorien zufolge entsteht Stress nicht nur aus der Situation an sich, sondern auch aus der subjektiven Bewertung. Lazarus' und Folkmans (1984) →transaktionalem Stressmodell zufolge findet zuerst eine *primäre Bewertung* statt, bei der es darum geht, ob wir die Situation als irrelevant, positiv oder negativ wahrnehmen. Die anschließende *sekundäre Bewertung* bezieht sich auf die Einschätzung der eigenen Bewältigungsfähigkeiten, d. h., wie gut wir glauben die Herausforderungen meistern zu können. Bei dieser Einschätzung berücksichtigen wir auch unsere individuellen Ressourcen, unser Wissen und unsere Fähigkeiten, die uns helfen können, den Stressor zu bewältigen. Diese Bewertung beeinflusst, wie stark in der Folge unser Stressempfinden ist. Auf körperlicher Ebene löst Stress eine charakteristische biologische Reaktion aus.

körperliche Stressreaktion Die körperliche →Stressreaktion, auch als „Fight-or-flight"-Reaktion bekannt, wird hauptsächlich vom sympathischen Nervensystem gesteuert und zielt darauf ab, uns auf eine schnelle Reaktion vorzubereiten, entweder um zu kämpfen oder zu fliehen.

Die Stressreaktion ist eine evolutionär entwickelte Reaktion, die den Organismus auf die Bewältigung einer Bedrohungssituation wie Kampf oder Flucht vorbereitet.

Die Stressreaktion beginnt in der Amygdala, dem emotionalen Zentrum unseres Gehirns. Interpretiert sie diese Informationen (von außen oder von innen kommende, d. h., auch Gedanken und antizipierte Bedrohungen spielen eine Rolle) als eine Gefahr, sendet sie ein Notsignal an den Hypothalamus.

Der Hypothalamus sitzt im Zwischenhirn und stellt die oberste Schaltzentrale unseres autonomen Nervensystems dar. Dieses reguliert lebenswichtige Funktionen des Körpers, ohne dass wir darauf bewusst Einfluss nehmen können oder müssen. Das autonome Nervensystem besteht aus zwei Komponenten: dem Sympathikus und dem Parasympathikus. Das sympathische Nervensystem löst die „Fight-or-Flight"-Reaktion aus und versorgt den Körper mit einem Energieschub. (Im Kontrast zum parasympathischen Nervensystem, das in Aktion tritt, wenn der Körper in einen entspannten und ruhigen Zustand übergeht. Es reguliert die Verdauung und senkt die Herzfrequenz.)

Das sympathische Nervensystem sendet über die autonomen Nerven Signale an die Nebennieren. Diese pumpen das Hormon Adrenalin in den Blutkreislauf, was eine Reihe physiologischer Veränderungen auslöst: Das Herz schlägt schneller und treibt das Blut zu den Muskeln, zum Herzen und anderen lebenswichtigen Organen. Pulsfrequenz und Blutdruck steigen an. Die Atmung wird schneller und Blutzucker (Glukose) und Fette gelangen vermehrt ins Blut.

Wenn die anfängliche Adrenalinausschüttung abklingt, aktiviert der Hypothalamus die zweite Komponente des Stressreaktionssystems, die sog. HPA-Achse. Dieses Netzwerk besteht aus dem Hypothalamus, der Hirnanhangsdrüse und den Nebennierendrüsen, welche Cortisol freisetzen (das als „Stresshormon" bekannt ist), was den Körper weiter in Alarmbereitschaft hält. Die kurzfristige Aktivierung dieser biologischen Mechanismen ist adaptiv, mobilisiert Energie und erhöht die Wachsamkeit, damit wir auf Herausforderungen der Umgebung reagieren können. Eine chronische Überaktivität schädigt jedoch die involvierten Systeme, fördert Entzündungen und fährt das Immunsystem herunter.

Eine anhaltende Aktivierung des Stresssystems führt zu gesundheitlichen Problemen.

Längerfristige Folgen umfassen Stoffwechselstörungen wie Insulinresistenz und Diabetes sowie ein erhöhtes Risiko für Bluthochdruck und koronare Herzkrankheit.

Cacioppo und Patrick (2008) hoben hervor, dass viele der bei einsamen Menschen beobachteten körperlichen Veränderungen, die mit einer anhaltenden körperlichen Stressreaktion in Verbindung gebracht wurden, einem beschleunigten körperlichen Alterungsprozess entsprechen.

6.4 Modell der Zusammenhänge zwischen Einsamkeit und Gesundheitsfolgen

Zusammenfassend lässt sich also festhalten, dass gesundheitsschädliches Verhalten, Schlafstörungen und verschiedene biologische Dysregulationsprozesse, vor allem im Zusammenhang mit der Stressreaktion, zu den Schlüsselmechanismen gehören, die den Auswirkungen von Einsamkeit auf die allgemeine Morbidität und Mortalität zugrunde liegen.

Die Forschung deutet auch darauf hin, dass die gesundheitlichen Auswirkungen jedes dieser Pfade im späteren Leben am deutlichsten zu Tage treten, obwohl weitere Forschung zu Altersunterschieden bei den Zusammenhängen zwischen Einsamkeit und gesundheitsbezogenen Prozessen erforderlich ist. Die Einsamkeitsforscherin Holt-Lunstad (2021) hat die postulierten Zusammenhänge über die Lebensspanne in einem simplifizierten Modell zusammengestellt (Abbildung 17).

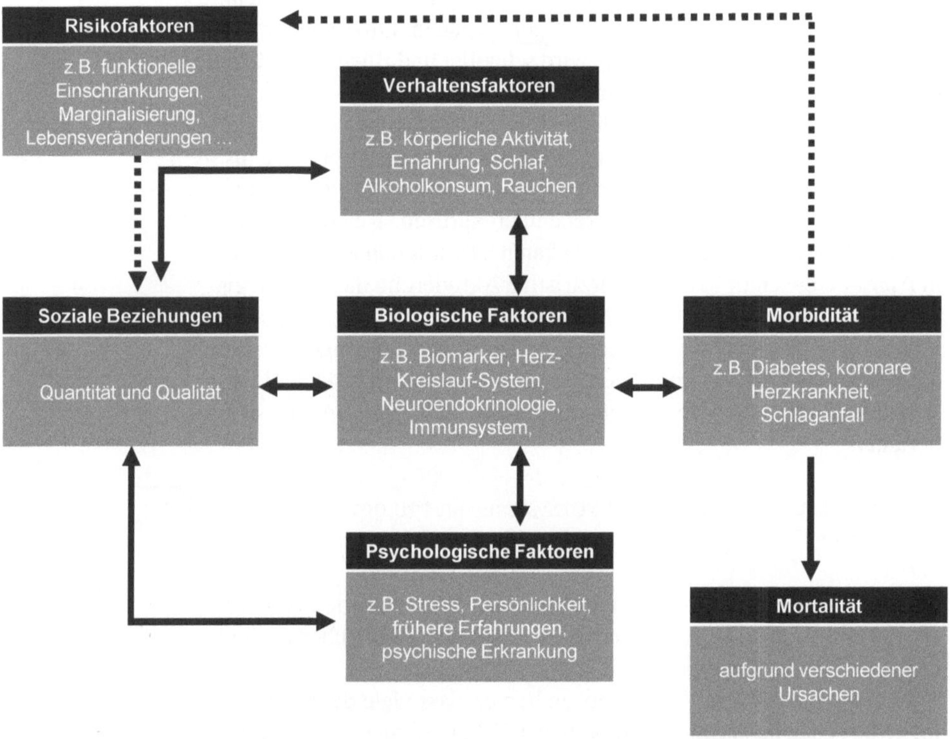

Abb. 17: Schematische Darstellung der Wirkung von Einsamkeit auf körperliche Morbidität und Mortalität (übersetzt und angepasst nach Holt-Lunstad, 2021)

Um den negativen Gesundheitsfolgen der Einsamkeit entgegenzutreten, ist demzufolge die Reduktion der Einsamkeit an sich (z. B. durch psychologisch fundierte Techniken) nicht die einzige Möglichkeit der Intervention.

Stattdessen könnten sowohl Ansätze zur Verringerung subjektiven Stresserlebens (z. B. Entspannungsübungen) als auch niedrigschwellige Interventionen, die einzelne Lebensstilvariablen adressieren (z. B. Erhöhung körperlicher Aktivität, Rauchstopp, Unterstützung gesünderer Ernährung), sich insgesamt positiv auswirken.

Wichtig ist hier zudem die Bidirektionalität der meisten Zusammenhänge zu beachten (d. h., dass die Pfeile nicht nur von der Einsamkeit als einzelner, isolierter Risikofaktor weg zu den anderen Bereichen gehen): Aufgrund der Verwobenheit psychischer und körperlicher Gesundheit und der skizzierten Wechselwirkungs- und Rückkopplungsprozesse ist also plausibel, dass entsprechende Veränderungen, z. B. bezogen auf den Lebensstil und/oder die psychische und körperliche Gesundheit, schlussendlich auch Effekte auf die empfundene Einsamkeit haben könnten.

6.5 Zusammenfassung

Kapitel 6 detaillierte die Bezüge von Einsamkeit zu psychischer und körperlicher Gesundheit bzw. Krankheit. Einsamkeit wird als relevanter eigenständiger Risikofaktor für die Entstehung, Aufrechterhaltung und Verschlimmerung diverser psychischer Erkrankungen wie →Depressionen, →Angststörungen und Suizidalität aufgefasst.

Beleuchtet wurden allerdings auch die Limitationen bestehender Studien hinsichtlich der Bestätigung der angenommenen Kausalrichtungen dieser Zusammenhänge: Diese bleiben oftmals unklar bzw. erscheinen Wechselwirkungs- und Rückkopplungsprozesse zwischen Gefühlen von Einsamkeit und verschiedenen Formen psychischer Belastung wahrscheinlich.

Auch die Beziehungen zwischen Einsamkeit und körperlichen Erkrankungen sind komplex und indirekt (beispielsweise vermittelt über Schlafschwierigkeiten sowie schädliches Gesundheitsverhalten wie übermäßiges Trinken, Rauchen und körperliche Inaktivität), gleichzeitig können körperliche Erkrankungen und mit ihnen einhergehende Einschränkungen (z. B. bezogen auf Mobilität) als Risikofaktoren für Einsamkeit verstanden werden. Als wesentlicher Mechanismus, über den Einsamkeit zu diversen, weitreichenden Gesundheitsfolgen bis hin zum frühzeitigen Versterben führen kann, wurde die körperliche Stressreaktion vorgestellt, bzw. die empirisch gestützte Annahme, dass ein anhaltendes Erleben von Einsamkeit den Körper unter chronischen Stress setzt, was in der Folge das Risiko für negative Folgeerscheinungen inklusive manifester körperlicher Erkrankungen wie Diabetes maßgeblich erhöht. Es bestehen komplexe Wechselwirkungen zwischen Einsamkeit als unangenehmer subjektiver Gefühlslage und psychischen, verhaltensbezogenen sowie körperlichen Faktoren. Diese wiederum bedingen Morbidität und Mortalität (und wurden in dem Modell, mit dem das Kapitel schließt, sowohl als Ursachen als auch als Folgen der Einsamkeit dargestellt) und bieten sich demnach ebenfalls als Ansatzpunkte für Interventionen an, deren Ziel in der Milderung negativer Folgen der Einsamkeit besteht.

6.6 Fallbeispiele

Felix

Felix, ein 18-jähriger junger Mann in Ausbildung zum Fachinformatiker, meldet sich für ein Erstgespräch bei einer niedergelassenen Psychotherapeutin. Früher war er gesellig und kontaktfreudig, seit zwei Jahren leidet er jedoch unter wiederkehrenden Depersonalisations-/Derealisationssymptomen. Diese traten das erste Mal kurz nach einem traumatischen Ereignis auf (einem Autounfall, bei dem er fast gestorben wäre). Für Felix kommen diese Symptome aus heiterem Himmel: Sie zeigen sich so, dass er plötzlich das Gefühl hat, von sich selbst und seiner Umgebung wie abgeschnitten zu sein – als ziehe sein Leben wie ein Film an ihm vorbei, den er aus der Ferne beobachtet. Seine Umgebung erscheint ihm unwirklich. In diesen Phasen, die stundenlang anhalten können, fühlt er sich auch bei Treffen mit Freund:innen außen vor und unverbunden. Er wird dann ganz still, weil er Angst hat, dass die anderen bemerken, was gerade in ihm vorgeht und ihn für verrückt halten. Wenn es besonders schlimm ist, verlässt er, ohne etwas zu sagen, die Situation. Manchmal vermeidet er soziale Zusammenkünfte wie Parties oder gemeinsames Kochen auch von vorneherein.

Seine Freund:innen nehmen ihn zunehmend als distanziert wahr – so als sei Felix emotional ganz weit weg.

In der Therapie wird mit ihm zunächst ein Verständnis für auslösende und aufrechterhaltende Faktoren seiner Symptomatik erarbeitet. Auch setzt er sich mehr mit seinen schmerzhaften Emotionen auseinander. Er traut sich, den Freund:innen von seinen Symptomen zu berichten. Anders als befürchtet, lehnen sie ihn deshalb nicht ab und drücken Felix ihr Mitgefühl aus. Endlich können sie besser verstehen, worunter er leidet. Felix fühlt sich verstanden. Dadurch wird er auch im Alltag entspannter, er beobachtet sich nicht mehr dauernd selbst, ob vielleicht gleich wieder Symptome auftreten und er hat auch nicht mehr so große Angst vor ihnen. Mit der Zeit wird ihr Auftreten immer seltener.

Fragen zum Fall Felix

- Würden Sie in dem Fallbeispiel Einsamkeit eher als Folge oder als Risikofaktor für die geschilderte psychischen Erkrankung auffassen?
- Finden Sie Hinweise darauf, dass Felix' Erkrankung auch sein Risiko für soziale Isolation erhöht?
- Welche schützenden Faktoren finden Sie in Felix' Fallbeispiel, die einer Vereinsamung als Folge seiner Symptomatik entgegenwirken könnten?

Luis

Luis ist 13 Jahre alt. Vor einem Jahr war er mit Leukämie diagnostiziert worden, was für seine ganze Familie einen großen Schock bedeutete. Statt in den Sommerferien mit seinen Freund:innen etwas zu unternehmen oder mit seiner Familie zu verreisen, begann für ihn nun eine intensive, langwierige Behandlung. Da Luis' Leukämie aggressiver war, wurde ihm eine Stammzelltransplantation empfohlen. Dieser Prozess war komplex und erforderte eine sorgfältige Vorbereitung sowie eine Zeit der Isolation, um das Risiko von Infektionen zu minimieren. Nun, da er als geheilt entlassen worden ist, freut er sich sehr, endlich wieder zur Schule zu gehen und seine Hobbies wieder aufzunehmen. Durch seinen großen Rückstand kann er jedoch nicht in seine alte Klasse zurückkehren. Sein Versuch, wieder anzufangen, Fußball zu spielen, lief auch nicht gut: Abgesehen davon, dass er seine Fitness erst wieder aufbauen muss, macht es auch deshalb nicht mehr so viel Spaß wie früher, weil seine Mannschaftskollegen ihn auf einmal wie ein rohes Ei behandeln. Deshalb ist er nach ein paar Wochen nicht mehr zum Training gegangen. Dabei wünscht er sich doch einfach nur, „normal" zu sein. Er weiß nicht, wem er sich anvertrauen könnte. Sein Hausarzt, der seine Nachsorge unterstützt, hat ihm einen Tipp für eine lokale Selbsthilfegruppe von Krebsüberlebenden gegeben. Dort war er ein einziges Mal und mit Abstand der jüngste, was sich komisch angefühlt hat. Luis fühlt sich traurig und hilflos. Er kommt sich wie ein Versager vor und er schämt sich, dass es ihm so schwerfällt, wieder normal am Leben teilzunehmen. Nachts liegt er oft wach und grübelt, oder er sitzt bis morgens am PC und zockt, um sich abzulenken.

Fragen zum Fall Luis:

- Welche Faktoren tragen in Luis' Fall dazu bei, dass die körperliche Erkrankung zum Risikofaktor für Einsamkeit wird?
- Welche potentiellen Schutzfaktoren kommen in der Beschreibung von Luis' Fall vor?
- Stellen Sie bei Luis Symptome einer psychischen Erkrankung fest?
- Inwiefern könnte bei Luis ein Kreislauf zwischen Einsamkeit, psychischer Belastung und weiteren körperlichen Beschwerden bzw. Erkrankungen entstehen?

Sabine

Sabine ist 47 Jahre alt und arbeitet als Buchhalterin in einer mittelständischen Firma. Vor etwa zehn Monaten hat sie sich von ihrem langjährigen Partner getrennt. Sie gingen in einem großen Streit auseinander und haben seitdem nicht mehr richtig miteinander gesprochen. Dass sie ihren Ex-Partner an der Arbeit immer noch sehen muss, macht es nicht leichter, über ihn hinwegzukommen. Auch einige Kolleg:innen, die sie als Freund:innen bezeichnet hätte, haben sich von ihr abgewandt.

Sabine hat den Eindruck, sie ist komplett außen vor und unbeliebt. Sie muss sich jeden Tag überwinden, ins Büro zu gehen. Ihren Job hatte sie zwar schon immer als stressig und fordernd empfunden, aber nun fühlt sich jedes Meeting an wie ein Spießrutenlauf. Zunehmend fällt es Sabine auch nach Feierabend schwer, zur Ruhe zu kommen. Das eine oder andere Glas Wein hilft ihr dann dabei, sich zu entspannen. Sie wüsste auch gar nicht, was sie sonst tun sollte, um sich zu beruhigen. Sabine hatte sonst eigentlich nur in Gesellschaft getrunken, aber seit der Trennung sitzt sie viel öfter allein zu Hause und aus einem Glas werden bald drei, aus wenigen Abenden in der Woche die meisten. Sie isst auch zu viel, vor allem Süßes, aber es fällt ihr schwer, sich zu zügeln. Dadurch hat sie deutlich an Gewicht zugenommen, was ihr sehr bewusst und unangenehm ist. Sie hält es kaum aus, wenn sie vor ihren Kolleg:innen etwas präsentieren muss und alle sie anschauen. Sie malt sich aus, was die anderen alles Negatives über sie denken können und lebt in ständiger Angst vor peinlichen oder demütigenden Momenten. In der Folge greift sie immer häufiger zum Alkohol, um ihre Ängste zu betäuben. An manchen Tagen ist sie morgens zu verkatert und die Angst zu groß, sich wieder der sozialen Situation im Büro zu stellen, so dass sie zunehmend Fehltage hat.

Fragen zum Fall Sabine:

- Die Symptome welcher psychischen Erkrankung können Sie bei Sabine feststellen?
- Was sind potentielle Mechanismen, über die Sabines Verhalten und Erlebnisse ihre Einsamkeit befördern bzw. zu ihrer Chronifizierung beitragen?
- Über welche Mechanismen könnte Sabine langfristig negative gesundheitliche Folgen erleiden?
- Sehen Sie in Sabines Fall Bezüge zu Faktoren aus anderen Kapiteln, die im Zusammenhang mit ihrer Einsamkeit als Risiko- bzw. Schutzfaktoren wirken könnten?

6.7 Fragen zu Kapitel 6

1. Welche psychischen Erkrankungen sind in empirischen Studien mit Einsamkeit assoziiert worden?

2. Nennen Sie eine/n Autor:in bzw. eine Theorie, die Einsamkeit mit Suizidalität in Verbindung gebracht hat.

3. Mit welchen körperlichen Erkrankungen ist Einsamkeit bisher in Verbindung gebracht worden?

4. Über welche Mechanismen macht chronische Einsamkeit körperlich krank? Nennen Sie mindestens zwei verschiedene.

5. Erläutern Sie, warum zwischen psychischen Erkrankungen wie z. B. Depressionen und Einsamkeit wechselseitige Beziehungen angenommen werden können.

6. Auf welche verschiedenen Arten und Weisen können manifeste körperliche Erkrankungen bzw. Behinderungen das Einsamkeitsrisiko betroffener Personen erhöhen? Welche Maßnahmen könnten dagegen ergriffen werden?

7. Ist das Gesundheitsverhalten einer Person ein rein individuelles Problem?

8. Welche Faktoren, die das Gesundheitsverhalten beeinflussen, liegen gewissermaßen in der Person und welche befinden sich außerhalb ihrer Kontrolle?

9. Beschreiben Sie, wozu die akute Stressreaktion (aus evolutionärer Sicht) nützlich ist. Ist langanhaltender, chronischer Stress immer noch hilfreich für uns?

10. Warum kann man Einsamkeit als Stressor konzeptualisieren?

11. Erläutern Sie, wie die Stressreaktion im menschlichen Körper abläuft.

7 Erhebung und Erforschung von Einsamkeit und assoziierten Konstrukten

Selbstbericht

Da Einsamkeit als subjektives Erleben definiert ist, haben sich vor allem Erhebungsinstrumente im Selbstberichtsformat etabliert. Das heißt, während →soziale Isolation, also eine tatsächliche Armut an Sozialkontakten, theoretisch auch durch Beobachter:innen beurteilbar wäre oder sich anhand soziodemographischer Merkmale wie z. B. der Wohnsituation (Single- vs. Mehrpersonenhaushalt) einschätzen lässt, kann das Gefühl der Einsamkeit am besten durch die Befragung der betroffenen Person erfasst werden. Im Sinne der Messtheorie geht man also davon aus, dass es sich bei der Einsamkeit um ein sog. *latentes Konstrukt* handelt, also etwas, das nicht direkt der Beobachtung zugänglich ist. Gleichzeitig wird jedoch angenommen, dass die Stärke dieses inneren Empfindens kausal beeinflusst, wie eine befragte Person auf bestimmte Fragebogen-Items reagiert (reflektive Messannahme).

Bei der Erhebung der Einsamkeit wird deshalb in der Regel weniger nach objektiven Aspekten der Beziehung gefragt, sondern die Gefühlsebene adressiert. Gleichwohl gibt es Instrumente, die beide Aspekte inkludieren, wie die De Jong-Gierveld Loneliness Scale.

In der bisherigen Einsamkeitsforschung eingesetzte Instrumente umfassen sowohl komplexe, psychometrisch validierte Skalen, die aus mehreren Fragen bestehen, und Einzelfragen. Außerhalb spezialisierter Studien zum Einsamkeitsempfinden ist die Verwendung validierter psychometrischer Skalen und Kurzskalen zur Einsamkeitserfassung jedoch relativ selten. Besonders in langfristig angelegten bevölkerungsrepräsentativen Mehrfach-Querschnittserhebungen und Panelstudien fehlen sie in der Regel ganz.

In der Folge werden etablierte Instrumente anhand ihres inhaltlichen Fokus, ihres Umfangs und ihres Frageformats unterschieden.

7.1 Instrumente mit mehreren Items zur Erhebung verschiedener Charakteristika von Beziehungen und ihrer subjektiven Wahrnehmung

Aufgrund der beschriebenen Integration verschiedener Beziehungsaspekte in einzelnen Instrumenten sowie vor dem Hintergrund der zuweilen wenig trennscharfen Verwendung des Einsamkeitsbegriffs sollen die im Folgenden dargestellten Instrumente zunächst hinsichtlich ihrer inhaltlichen Schwerpunkte eingeordnet werden. Valtorta, Kanaan, Gilbody und Hanratty (2016) haben ein hilfreiches Koordinatensystem, einerseits zur Unterscheidung der Funktion und Struktur von Beziehungen und andererseits des Grads der Subjektivität der Einschätzung, in Abbildung 18 vorgeschlagen (Übersetzung und Erweiterung der Autorin).

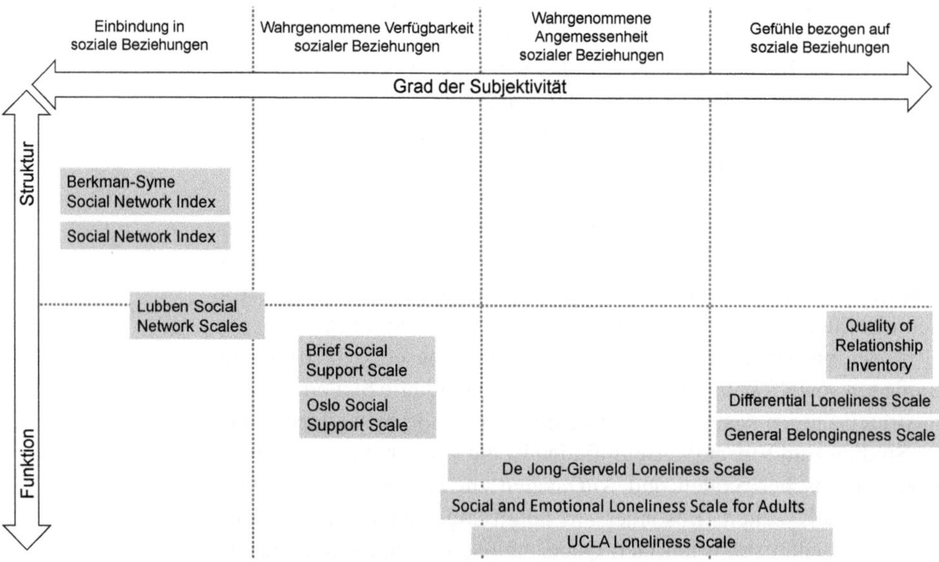

Abb. 18: Vergleich und Einordnung verschiedener Fragebogenmaße, die Aspekte von Beziehungen erfassen

Diese Fragebogeninstrumente mit mehreren Items werden nun in ihrer dargestellten Reihenfolge von links oben nach rechts beschrieben (mit Ausnahme der Brief Social Support Scale, die Sie in Kapitel 1.2 kennengelernt haben).

Selbstverständlich decken diese nicht alle Instrumente ab, die in der internationalen Forschung zum Einsatz kommen. Für die kritische Einordnung weiterer Ansätze sei an dieser Stelle auf Maes et al. (2022) und Mund (2022) (vor allem bezogen auf den deutschen Sprachraum) verwiesen.

Social Network Index (SNI)

Soziale Isolation bzw. Integration wird häufig mit dem →Social Network Index (Cohen et al., 1997) gemessen. In der Validierungsstudie, die soziale Bindungen mit der Anfälligkeit für Erkältungen in Verbindung brachte, gaben die Teilnehmer:innen Auskunft über zwölf Arten von sozialen Beziehungen (inklusive zu Ehepartner:innen, Eltern, Schwiegereltern, Kindern, anderen engen Familienmitgliedern, Freund:innen, Arbeitskolleg:innen, Mitschüler:innen und anderen Mitgliedern religiöser Gruppen). Auf Basis der Antworten zu diesem mittlerweile etablierten Instrument wird ein Punkt für jede Art von Beziehung vergeben, die der/die Teilnehmer:in nach eigenen Angaben hat. Dafür muss er/sie mindestens einmal in zwei Wochen mit einer Person der jeweiligen Kategorie gesprochen haben (persönlich oder telefonisch). Auch die Anzahl der Gesamtkontakte wird erfasst. Die Ergebnisse der ersten Studie mit dem SNI zeigten, dass Personen, die in mehr Arten von sozialen Beziehungen eingebunden waren, weniger anfällig für Erkältungen waren. Dieser Zusammenhang blieb auch nach Kontrolle der Anzahl der Kontakte signifikant, was darauf hindeutet, dass die Vielfalt sozialer Beziehungen ein relevanter Aspekt bei der empirischen Erhebung sozialer Beziehungen und der Erforschung ihrer Effekte ist. Beziehungscharakteristika, die sich mit dem SNI abbilden lassen, umfassen neben der Größe und Diversität des →sozialen Netzwerks einer Person die Anzahl von Subnetzwerken (innerhalb von drei Subskalen). Der SNI ermöglicht jedoch keine Einblicke, wie die erhobenen Beziehungen subjektiv erlebt werden und ob sie (hinsichtlich Qualität und Quantität) den individuellen Bedürfnissen der befragten Person entsprechen.

Berkman-Syme Social Network Index (BSSNI)

Der Berkman-Syme Social Network Index (BSSNI) (Berkman & Syme, 1979) war eine der ersten wissenschaftlichen Annäherungen an die Quantifizierung sozialer Netzwerke.

Die erste Fassung des BSSNI wurde anhand einer großen Anzahl von Items erstellt, die in einer bevölkerungsbasierten Gesundheitserhebung mit Fokus auf dem mittleren Erwachsenenalter erprobt worden waren. Im Anschluss wurde eine Variante erstellt und evaluiert, die sich auf vier spezifische Arten von sozialen Beziehungen bzw. Austausch konzentriert. Der Bogen fragt die Teilnehmer:innen sowohl nach der Häufigkeit der Kontakte (z. B. „Wie viele enge Freund:innen sehen Sie mindestens einmal pro Woche?“) als auch nach der wahrgenommenen Nähe (z. B. „Wie viele enge Freund:innen haben Sie, bei denen Sie sich wohl fühlen und mit denen Sie über private Angelegenheiten sprechen können?“). Zudem wird der Familienstand erfasst (verheiratet vs. nicht verheiratet), Geselligkeit/Kontaktfreudigkeit (Anzahl und Häufigkeit der Kontakte mit Kindern, nahen Verwandten und engen Freund:innen), Mitgliedschaft in einer religiösen Gemeinschaft (ja vs. nein) und Mitgliedschaft in anderen Organisationen (ja vs. nein). Anhand dieses Maßes können Personen vier disjunkten Gruppen zugeordnet werden: sozial integriert, mäßig sozial integriert oder sozial isoliert (wobei letztere Gruppe dadurch definiert ist, dass die Personen unverheiratet sind, weniger als sechs Freund:innen oder Verwandte haben und weder eine religiöse noch eine andere gemeinschaftliche Zugehörigkeit angeben). Damit fokussiert der BSSNI wie auch der SNI auf objektive, strukturelle Merkmale von Beziehungen.

Lubben Social Network Scale (LSNS)

Die Lubben Social Network Scale (LSNS) (Lubben et al., 2006) ist ein kurzes Instrument, mit dem die soziale Isolation älterer Erwachsener durch die Messung der →wahrgenommenen sozialen Unterstützung durch Familie und Freund:innen erfasst wird (erfragt als Anzahl von Personen, die bereitstünde, z. B. um Privates zu besprechen, ungeachtet der Tatsache, ob aktuell oder in der Vergangenheit ein entsprechender Bedarf besteht bzw. bestand).

Der Fragebogen wird ausgewertet als gleich gewichtete Summe von zehn Items, mit denen die Größe, die Nähe und die Häufigkeit der Kontakte des sozialen Netzwerks des Befragten gemessen werden. Der Fragebogen wurde ursprünglich 1988 entwickelt und 2002 überarbeitet (LSNS-R). Es existieren Versionen mit sechs, zwölf und 18 Items, wobei kürzere Versionen vor allem in klinischen Settings Einsatz finden werden und längere im Kontext sozial- und gesundheitswissenschaftlicher Forschung, die differenziertere Informationen erheben möchten. Alle LSNS-Varianten messen dabei den Grad der wahrgenommenen Unterstützung durch a) Familie und b) Freund:innen und Nachbar:innen (zwischen denen nicht unterschieden wird). Auch wenn bei der LSNS strukturelle Aspekte mit angesprochen werden, deckt sie gleichermaßen Funktionen der Beziehungen ab.

Oslo Social Support Scale (OSSS-3)

Die Oslo Social Support Scale (OSSS-3) (Dalgard et al., 2006) ist ein quantitatives Instrument zur Erfassung des wahrgenommenen sozialen Unterstützungsnetzwerks einer Person.

Sie fokussiert demnach mehr auf funktionale Eigenschaften der Beziehungen statt auf strukturelle. Die Skala besteht aus drei Items, die jeweils unterschiedliche Dimensionen der sozialen Unterstützung ansprechen. Diese erfassen sowohl die Quantität als auch die Qualität der sozialen Unterstützung und beziehen sich auf die Erwartung der Verfügbarkeit praktischer Hilfe („Wie einfach ist es für Sie, praktische Hilfe von Nachbar:innen zu erhalten, wenn Sie diese benötigen?"), emotionaler Unterstützung („Wie viele Menschen stehen Ihnen so nahe, dass Sie sich auf sie verlassen können, wenn Sie ernste persönliche Probleme haben?") und Interesse bzw. Anteilnahme anderer („Wie viel Anteilnahme und Interesse zeigen andere Menschen an dem, was Sie tun?"). Die Ergebnisse der OSSS-3 werden üblicherweise summiert, wobei höhere Gesamtpunktzahlen auf ein stärkeres wahrgenommenes soziales Unterstützungsnetzwerk hinweisen.

De Jong-Gierveld Loneliness Scale bzw. Rasch-Type Loneliness Scale (RTLS)

Die Skala wurde Anfang der 1980er Jahre in den Niederlanden entwickelt (De Jong-Gierveld & Kamphuis, 1985) und bezieht sich auf die Theorie von Weiss (1974), die Einsamkeit als eine subjektive Erfahrung definiert, die auftritt, wenn die Zahl der Freundschaften oder Beziehungen, die jemand hat, geringer ist als gewünscht/benötigt (soziale Einsamkeit) oder wenn jemand Intimität in seinen Beziehungen, Freundschaften oder Bekanntschaften vermisst (emotionale Einsamkeit).

Sie ist auch unter dem Namen →Rasch-Type Loneliness Scale bekannt, da sie – anders als andere verbreitete Erhebungsmethoden wie z. B. die →UCLA Loneliness Scale – nicht auf der Klassischen Testtheorie basiert, sondern auf dem Rasch-Modell der Item-Response-Theorie.

Ursprünglich 34 Fragen wurden in den 1980er Jahren durch die Analyse von über 100 Betroffenen entwickelt. Die Fragen wurden anschließend weiter getestet und verfeinert, um eine größere Bandbreite, d. h. auch weniger intensive Einsamkeitsgefühle zu erfassen. Schließlich wurde eine elf Fragen umfassende Skala entwickelt, wobei sechs Fragen die emotionale Einsamkeit und fünf Fragen die soziale Einsamkeit abfragen. Diese Skala wurde erprobt und ausgiebig genutzt, bevor 2006 eine kürzere Version mit insgesamt sechs Fragen zur Verwendung in größeren Erhebungen erstellt wurde. Diese Fragen adressieren Gefühle von Leere, Vermissen von Gesellschaft, Zurückweisungsgefühle, Verfügbarkeit von Personen, mit denen man Probleme besprechen kann, Anzahl von Personen, denen man vertraut und die subjektiv eingeschätzte Angemessenheit der Anzahl von Personen, denen man sich nahe fühlt. Eine Stärke der De Jong-Gierveld Loneliness Scale bezieht sich auf die Erfassung verschiedener Arten von Einsamkeit (emotional und sozial), was gezieltere Hinweise auf die individuellen Bedürfnisse der befragten Person gibt und zudem in der Forschung differenziertere Untersuchungen der Zusammenhänge mit möglichen Gesundheitsfolgen ermöglicht. Sie ist nach der UCLA Loneliness Scale die am zweithäufigsten eingesetzte Skala, um Einsamkeit zu messen und findet vor allem im europäischen Raum Anwendung.

UCLA Loneliness Scale

Global und auch im deutschen Sprachraum das am häufigsten eingesetzte Instrument zur Erhebung der Einsamkeit ist die UCLA Loneliness Scale (Russell, 1996), die in ihrer Langform 20 Items umfasst.

Die in den 1970er Jahren entwickelte und in den 1990er Jahren überarbeitete Skala basiert auf der Diskrepanztheorie der Einsamkeit (d. h., Einsamkeit tritt auf, wenn es eine Diskrepanz zwischen der Quantität und der Qualität der Beziehungen gibt, die wir haben und wollen). Sie basiert auf zwei älteren Skalen, darunter eine 75 einzelne Fragen umfassende Skala, die auf Aussagen von 20 Psycholog:innen zur Beschreibung von Einsamkeit beruhte. Ausgewählte Items wurden an einer Studierendenstichprobe getestet und schließlich auf 20 Items reduziert, die sowohl Einsamkeit als auch soziale Isolation messen sollten.

Der Bogen umfasst Fragen zur Auftretenshäufigkeit negativer und positiver Empfindungen hinsichtlich sozialer Kontakte, fragt aber nicht direkt nach dem Auftreten von Einsamkeit. Beispiele für diese Fragen sind „Wie oft fühlen Sie sich isoliert von anderen?“ und „Wie oft fühlen Sie sich Menschen nah?“. Die UCLA Loneliness Scale wird weltweit in unterschiedlichen validierten Lang- und Kurzfassungen verwendet, zunehmend findet sie auch als Kurzskala mit drei Items Anwendung. Diese sind in Tabelle 8 gezeigt. Der Fragebogen wird in dieser Form z. B. im Sozioökonomischen Panel (SOEP), einer groß angelegten deutschlandweiten Befragung eingesetzt.

Tab. 8: Deutsche Version der UCLA 3-Item Loneliness Scale

Instruktion: Wie oft haben Sie das Gefühl,…						
Nr.		**Sehr oft**	**Oft**	**Manchmal**	**Selten**	**Nie**
1	… dass Ihnen die Gesellschaft anderer fehlt?	4	3	2	1	0
2	… außen vor zu sein?	4	3	2	1	0
3	… dass Sie sozial isoliert sind?	4	3	2	1	0

Hinweise zur Auswertung: Summieren Sie die Werte Ihrer Antworten auf die drei Fragen. Für die Klassifizierung als einsam oder nicht einsam werden unterschiedliche Schwellenwerte angelegt: In manchen Studien bereits ab einem Gesamtwert von 3 (diesen würden Sie also bereits erreichen, wenn Sie bei allen Items „selten" ankreuzen oder bei nur einem „oft"), in anderen ab 5.

Die UCLA Loneliness Scale wird als eindimensional betrachtet, weshalb zumeist der Summenscore genutzt wird. Aus psychologischer Sicht meint Eindimensionalität, dass alle Items miteinander korrelieren und sich auf ein zugrunde liegendes latentes Konstrukt beziehen (also z. B. Einsamkeit als unangenehmes Gefühl).

Variationen in den Antworten auf diese Items werden als Variationen entlang einer einzigen Dimension interpretiert. Im Kontrast dazu entspricht die explizite Differenzierung emotionaler und sozialer Einsamkeit einem zweidimensionalen Ansatz. Manche Studien, die die Dimensionalität der UCLA Loneliness Scale mit statistischen Methoden untersuchten, fanden auch für diese mehrdimensionale Strukturen, die von zwei bis fünf Dimensionen reichten (Mund, 2022), aber dies betraf vor allem längere Versionen der Skala.

Eine Validierung und Normwerte, die anhand einer deutschen Repräsentativstichprobe für die deutsche Drei-Item-Version der UCLA Loneliness Scale errechnet wurden, haben Klein et al. (2021) vorgelegt. Bisher existiert noch kein fest etablierter Cut-off, viele Studien klassifizieren jedoch Proband:innen, die einen Summenwert >3 erzielen, als einsam.

Differential Loneliness Scale (DLS)

Die Differential Loneliness Scale (DLS) ermöglicht eine beziehungsspezifische Erhebung von Einsamkeit (bezogen auf Freund:innen, Familien, Partner:innen und größere Gruppen) (Schmidt & Sermat, 1983).

Sie besteht aus 60 Items, die entweder mit „ja“ oder „nein“ beantwortet werden und sich vier Skalen zuordnen lassen: romantische Beziehungen (z. B. „Zurzeit habe ich keine romantische Beziehung, die mir viel bedeutet“), Freundschaften (z. B. „Einige meiner Freund:innen würden mir in fast allen Schwierigkeiten beistehen.“), Familie (z. B. „Im Allgemeinen habe ich das Gefühl, dass die Mitglieder meiner Familie meine Stärken und positiven Eigenschaften anerkennen.“) und größere Gruppen (z. B. „Ich habe nicht viele Freund:innen in der Stadt, in der ich lebe.“), womit sie auch zu den multidimensionalen Instrumenten gehört. Das konzeptuelle Modell der DLS bezieht sich dabei auf Einsamkeit als relationales Defizit, genauer auf Unzufriedenheiten mit bestimmten Dimensionen der Interaktion (definiert als Präsenz vs. Abwesenheit, d. h., Items, die abfragen, ob ein gewisses Beziehungsbedürfnis überhaupt erfüllt ist, Annäherungs- vs. Vermeidungsverhalten, Kooperation und Unterstützung, Evaluation/Qualitative Einschätzung und letztlich Kommunikation).

Social and Emotional Loneliness Scale for Adults (SELSA)

Die Social and Emotional Loneliness Scale for Adults (SELSA) erlaubt – wie die De Jong-Gierveld Loneliness Scale – ebenfalls mit Bezug auf die theoretische Fundierung von Weiss (1974) eine multidimensionale Erfassung der Einsamkeit (DiTommaso & Spinner, 1993).

Eine Besonderheit ist, dass sie dabei beziehungsspezifisch vorgeht. Die Skala wurde ursprünglich in einer Studierendenstichprobe validiert, mittlerweile aber auch in großen Bevölkerungsstichproben mit einer breiteren Altersspanne eingesetzt. Nach Erprobung von 75 Items wurde eine finale Fassung mit 37 Items, die sich drei Faktoren zuordnen ließen, erstellt. Eine neuere Kurzversion (SELSA-S) umfasst nur noch 15 Items, die sich aber ebenfalls auf drei Dimensionen verteilen: sozial (z. B. „Ich fühle mich einer Gruppe von Freund:innen zugehörig"), familiär (z. B. „Ich fühle mich meiner Familie nahe") und romantisch (z. B. „Ich würde mir eine befriedigendere Liebesbeziehung wünschen").

General Belongingness Scale

Die General Belongingness Scale (etwa: Allgemeine Zugehörigkeitsskala) erfasst das subjektive Gefühl sozialer Zugehörigkeit.

Soziale Zugehörigkeit

Dieses wird als ein breiteres Konstrukt als Einsamkeit aufgefasst. Zugehörigkeit bezieht sich auf die Wahrnehmung von Qualität, Bedeutung und Zufriedenheit mit sozialen Beziehungen, kann sich aber auch auf ein Gefühl der Verbundenheit mit einem Ort oder einem Ereignis beziehen. Ein geringes Zugehörigkeitsgefühl und Einsamkeit können zwar gemeinsam auftreten, aber es hat sich gezeigt, dass eine Verbesserung des Zugehörigkeitsgefühls keine Garantie dafür ist, dass das Gefühl der Einsamkeit abnimmt. Malone et al. (2012) haben einen Fragebogen entwickelt, der mit zwölf Fragen (jeweils sechs davon positiv bzw. negativ formuliert) einen allgemeinen, subjektiven Eindruck von Zugehörigkeit abbildet und sich dabei sowohl auf Freund:innen und Familie bezieht als auch die Zugehörigkeit in unspezifischen Kontexten bzw. als globales Gefühl operationalisiert. Faktorenanalytische Überprüfungen legten dabei zwei Facetten nahe: Akzeptanz/Inklusion (zu der Items wie „Wenn ich mit anderen Menschen zusammen bin, fühle ich mich einbezogen" gezählt wurden) und →Ablehnung/Ausgrenzung (wozu beispielsweise das Item „Ich fühle mich wie ein/e Außenseiter:in" gehörte).

Quality of Relationship Inventory (QRI)

Das Quality of Relationships Inventory (QRI), ist ein weit verbreiteter Selbstauskunftsfragebogen zur subjektiven Wahrnehmung verschiedener Aspekte von Beziehungen (Reiner et al., 2012).

Der QRI erfasst diese mit Blick auf nur eine Beziehung zu einer bestimmten Person, z. B. innerhalb einer intimen Beziehung, und spiegelt damit – anders als viele andere Instrumente – nicht die insgesamt erwartete Unterstützung durch das eventuell deutlich größere →soziale Netzwerk wider bzw. die subjektive Wahrnehmung der verfügbaren Beziehungen im Allgemeinen. Neben der erwarteten Unterstützung (z. B. „Wie sehr können Sie auf die Hilfe Ihres/r Partner/in zählen, wenn Sie ein Problem haben?") inkludiert der QRI zwei weitere Merkmale, die für die Beziehungsqualität von großer Bedeutung sind: Konflikt (das Ausmaß, in dem die Beziehung eine Quelle von Streit, Ärger und ambivalenten Gefühlen ist, z. B. „Wie sehr macht Ihr/e Partner/in Sie wütend?") und Tiefe (die Wichtigkeit der Beziehung, z. B. „Wie bedeutungsvoll ist diese Beziehung in ihrem Leben?"). Bislang hat sich der QRI sowohl in der klinischen als auch in der nicht-klinischen Forschung über enge Beziehungen als nützlich erwiesen: Er weist eine sehr hohe Korrelation mit anderen Bewertungen der subjektiv wahrgenommenen Beziehungszufriedenheit sowie der verhaltensbezogenen Beziehungsqualität (im Sinne spezifischer und positiver, beziehungsfördernder Verhaltensweisen) auf, und obwohl er hauptsächlich zur Bewertung der Qualität von romantischen und intimen Beziehungen verwendet wird, wurde er auch erfolgreich zur Bewertung der Qualität anderer Beziehungen, wie z. B. Mentoring- oder Peer-Beziehungen, eingesetzt.

7.2 Single-Item-Maße

Einer der Vorteile von Befragungen mit einzelnen Items besteht darin, dass ihre Anwendung sehr ökonomisch ist.

Dadurch lassen sie sich besonders gut in Forschungskontexten einsetzen, in denen Zeit bzw. Geld stark limitierende Faktoren sind. Ersteres betrifft z. B. Ansätze wie Ambulantes Assessment, also zeitlich hochauflösende Monitorings mittels mehrfach täglich durchgeführter kurzer Befragungen, die über Smartphones oder -watches gesteuert werden. Das Ziel dieser Methode besteht darin, Daten über das Verhalten, Emotionen oder Kognitionen von Menschen in ihrer natürlichen Umgebung und in Echtzeit zu erfassen, wodurch ein genaueres und kontextreicheres Verständnis ihrer psychologischen Prozesse erreicht wird.

Ambulantes Assessment

Ein Beispiel ist in Abbildung 19 dargestellt: In der TempRes-Studie (Ernst et al., 2022) beantworteten Teilnehmer:innen über zehn Tage lang bis zu zehn Mal am Tag einen kurzen Fragebogen, den sie als Push-Nachricht auf ihr Smartphone erhielten. Dort inkludiert war die Aussage „Ich fühle mich einsam", deren Zutreffen die Teilnehmer:innen –

bezogen auf den aktuellen Moment – auf einer siebenstufigen Skala einschätzen sollten. Im Schnitt beantworteten Teilnehmer:innen fünf einzelne Erhebungen am Tag, der Einsatz längerer Fragebogenmaße wäre hier also nicht zumutbar gewesen. Das einzelne Item konnte so zwar keinen Einblick in die (ggf. abweichende) Ausprägung einzelner Facetten der Einsamkeit geben, dafür jedoch in die individuelle Fluktuation der Einsamkeit über den Messzeitraum hinweg, was ebenfalls eine relevante Information ist (vor allem, da das Studienziel in der Untersuchung zeitlich variabler Risiko- und Schutzfaktoren bezogen auf Suizidalität besteht).

Abbildung 19 zeigt nun, dass nicht nur das Niveau der Einsamkeit (also der Mittelwert über den Erhebungszeitraum) zwischen Studienteilnehmer:innen aus der Allgemeinbevölkerung variierte, sondern auch ihre zeitliche Dynamik.

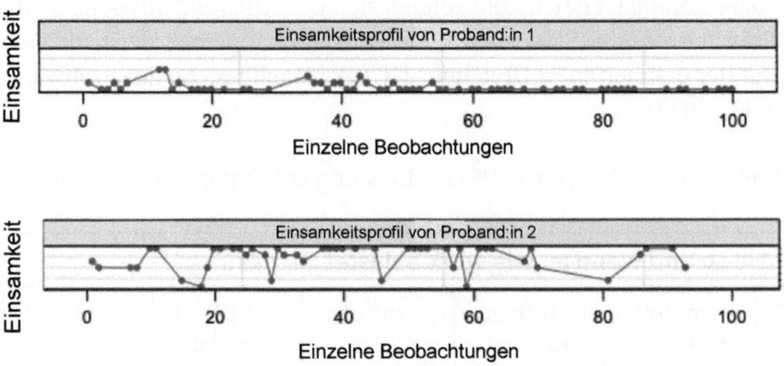

Abb. 19: Unterschiedliche Fluktuation der Einsamkeit bei zwei Teilnehmer:innen einer Studie, die ambulantes Assessment einsetzte

Auf der x-Achse sind die einzelnen bis zu 100 Messzeitpunkte abgetragen, auf der y-Achse die jeweilige Stärke der Einsamkeit im Moment der Befragung (von 1 = „gar nicht" bis 7 = „sehr").

Ein weiterer Anwendungsbereich, in dem besonders kurze Erhebungsmethoden geschätzt werden, sind groß angelegte Bevölkerungsumfragen, die als Face-to-Face-Befragung stattfinden, aber auch multidisziplinäre Kohortenstudien, in denen viele verschiedene Erhebungen (ggf. inklusive medizinischer Untersuchungen) untergebracht werden müssen und in denen mit jeder Befragungsminute substantielle Kosten entstehen.

große Bevölkerungskohorten

Ein Beispiel für eine zeitsparende, indirekte Erhebung von Einsamkeit ist das einzelne Item, das in der Gutenberg-Gesundheitsstudie (GHS) zur Anwendung kam, einer prospektiven Kohortenstudie, die seit 2007 in Mainz und der Region Mainz-Bingen durchgeführt wird. Diese Frage und die zugehörigen Antwortoptionen sind in Tabelle 10 dargestellt.

Proband:innen werden gebeten, auf eine einzelne Aussage zu reagieren (die für sich genommen eher soziale Isolation beschreibt). Die Antwortoptionen enthalten dann sowohl die Möglichkeit der Zustimmung zu bzw. Ablehnung dieses Items, als auch – im Falle der Zustimmung – den Grad subjektiv empfundenen Leidens, den die Befragten damit assoziieren. Durch diese Operationalisierung wird die konkrete Nennung des Begriffs Einsamkeit vermieden. Als Einschränkung ist jedoch festzuhalten, dass diese Art der Erhebung streng genommen nur das Ausmaß der Einsamkeit bei sozial isolierten Personen abbildet. Gleichwohl zeigten sich gute Übereinstimmungen mit Prävalenzen und Schweregrad der Einsamkeit gemäß der Erhebung mit der etablierten →Drei-Item-UCLA Loneliness Scale (Reinwarth et al., 2023).

Tab. 10: In der Gutenberg-Gesundheitsstudie (GHS) zur Messung von Einsamkeit eingesetztes Item

Trifft folgendes auf Sie zu und wenn ja, wie stark belastet Sie das?					
	Nein, trifft nicht zu.	Ja, trifft zu, aber hat mich nicht belastet.	Ja, trifft zu, aber hat mich wenig belastet.	Ja, trifft zu, aber hat mich mittelmäßig belastet.	Ja, trifft zu, aber hat mich stark belastet.
Häufiges Alleinsein, zu wenig Kontakte	0	1	2	3	4

Hinweise zur Auswertung: Wenn Sie 0 oder 1 ankreuzen, würden Sie in der Gutenberg Gesundheitsstudie als „nicht einsam" klassifiziert. Werte von 2 bis 4 weisen auf Einsamkeit hin, wobei höhere Werte stärkere akute Einsamkeit implizieren.

Auch international werden einzelne Fragen zur Erhebung von Einsamkeit in verschiedenen großen Studien eingesetzt, wie z. B. in Form des Items des Office for National Statistics des Vereinigten Königreichs (Office for National Statistics, 2018). Einzelnen Items wird in der Regel eine substantielle Inhaltsvalidität bescheinigt (d. h. eine gute Übereinstimmung des Forschungsansatzes mit dem Konstrukt/Konzept, das gemessen werden soll). Von ihrer Verwendung wurde in der Vergangenheit jedoch aus verschiedenen Gründen abgeraten, da aufgrund möglicher sozial erwünschter Reaktionen und mangelnder Standardisierung ihre Anwendbarkeit in Frage gestellt wurde. Der letztgenannte Punkt bezieht sich darauf, dass es eine Fülle von Single-Item-Erhebungsformaten der Einsamkeit gibt, die sich in Wortlaut und Antwortformat unterscheiden, so dass nicht ganz klar ist, ob die Ergebnisse all dieser Messungen dasselbe Konstrukt erfassen. Studien, in denen die Ergebnisse von Einzelitem- mit Mehritem-Messungen verglichen wurden, haben eine geringere Prävalenz von Einsamkeit bei Verwendung von Einzelitems festgestellt, vermutlich auch, weil ein größerer Anteil von ihnen direkt formuliert ist (siehe Mund, 2022). Zudem ist fraglich, ob die Werte einzelner Items die Komplexität des Konstrukts ausreichend erfassen. Abgesehen von den Prävalenzraten konvergieren die Ergebnisse, die mit Scores von Single-Item-Maßen erzielt werden, jedoch sehr gut mit denen, die mit Scores von Multi-Item-Skalen erzielt werden, z. B. hinsichtlich demographischer Aspekte, Persönlichkeitskorrelate (Buecker et al., 2020) und körperlicher und psychischer Gesundheit (Beutel, Klein et al., 2017) sowie Sterblichkeit (Holt-Lunstad et al., 2015).

Diese Vergleiche bezogen sich jedoch auf Erhebungen mit erprobten, validierten Items, die mit dem Ziel der Erhebung der Einsamkeit konstruiert worden waren. Kritischer ist die Verwendung von einzelnen Items zu sehen, die aus Instrumenten entnommen werden, die andere (wenngleich assoziierte) Konstrukte wie z. B. Depressionssymptome erfassen sollen und bisher nicht hinsichtlich ihrer Gültigkeit bezogen auf die Erhebung von Einsamkeit überprüft worden sind (z. B. durch ihre Übereinstimmung mit anderen, bewährten Einsamkeitsmaßen). Auch ein Einsatz solcher Maße kommt in der Forschung zuweilen vor und wird in →Meta-Analysen entsprechend als kritisches Merkmal einer Studie, das die Vertrauenswürdigkeit ihrer Ergebnisse einschränken kann, bewertet (ersichtlich z. B. in den „Risk of bias"-Bewertungen in Ernst, Niederer et al., 2022).

7.3 Messung und spezifische Verfahren in verschiedenen Altersgruppen

Die dargestellten Erhebungsmethoden unterscheiden sich auch hinsichtlich ihrer hauptsächlichen Zielgruppe bzw. Altersgruppe, für die sie entwickelt worden sind.

Während z. B. die LSNS primär für die Erfassung der Einsamkeit unter älteren Menschen entwickelt worden ist, wird die UCLA Loneliness Scale mit einem breiteren Geltungsbereich angewendet. Vergleichende Untersuchungen der Gültigkeit von Messinstrumenten in verschiedenen Altersgruppen werden jedoch nur selten durchgeführt. Aus psychologischer bzw. testtheoretischer Sicht interessiert hier die → Messinvarianz, d. h. die Untersuchung, ob die psychometrischen Eigenschaften über verschiedene Gruppen hinweg stabil bleiben. Die Messinvarianz-Überprüfung hat auch Implikationen für Gruppenvergleiche, also z. B. älterer und jüngerer Studienteilnehmer:innen: Wenn psychometrische Eigenschaften eines Messinstruments oder Tests in verschiedenen Gruppen nicht gleich sind, kann es schwierig sein, valide und zuverlässige Vergleiche zwischen diesen Gruppen anzustellen. Für die deutsche Kurzversion der UCLA Loneliness Scale wurde ihre Messinvarianz bezogen auf Alter und Geschlecht anhand einer Repräsentativerhebung geprüft und bestätigt (Klein et al., 2021).

Zudem weisen empirische Untersuchungen (siehe auch Kapitel 2) auf divergierende Quellen der Einsamkeit in verschiedenen Lebensphasen hin. Weiterhin könnten Anpassungen von Messinstrumenten nötig sein bzw. manche Messinstrumente nicht wie intendiert verstanden werden, wenn (ältere) Personen aufgrund kognitiver Einschränkungen Schwierigkeiten mit komplexen Formulierungen haben oder (bei Kindern) nur über einen begrenzten Wortschatz verfügen.

Fragebogen für Kinder und Jugendliche

Mittlerweile wurden verschiedene angepasste bzw. eigene Fragebogenverfahren für die Erhebung von Einsamkeit im Kindes- und Jugendalter entwickelt und erprobt. Beispielsweise wurde die (englischsprachige) UCLA Loneliness Scale so adaptiert, dass die Worte „companionship“ und „isolation“ ersetzt wurden, weil diese als nicht altersgemäß und ggf. zu schwer verständlich eingeschätzt wurden. Diese wurden durch die Formulierungen “finding a friend when I need one” bzw. “feeling left out of things” ersetzt.

Ein von Grund auf mit Blick auf das jüngere Lebensalter konzipiertes Instrument besteht hingegen in der Children’s Loneliness Scale (CLS) (Asher et al., 1984). Die CLS besteht aus 24 Items, von denen 16 Items zur Beurteilung der Einsamkeit verwendet werden, während die anderen acht Items „Füll-Items“ darstellen und nicht verwendet werden (z. B. „Ich mag Musik“). Die meisten Items beziehen sich konkret auf Beziehungen zu anderen Kindern oder Freund:innen. In neueren Versionen der Skala wurden die Items angepasst, indem sie mit einem eindeutigen Schulbezug versehen wurden (z. B. wurde „Ich habe niemanden zum Reden“ in „Ich habe niemanden in meiner Schulklasse, mit dem ich reden kann“ geändert). In der Literatur werden auch Kurzversionen verwendet, die bisher jedoch noch unzureichend validiert sind. Die CLS wurde als eindimensionale Skala entwickelt und ihre Auswertungen beziehen sich in der Regel auf einen einzelnen Summenwert.

7.4 Direkte und indirekte Erhebungsformate

Einsamkeit kann einerseits *direkt* adressiert werden, z. B. als Aussage „Ich bin einsam“, zu der die Befragten ihren Grad der Zustimmung angeben sollen.

Vorteil direkter Methoden

Der Vorteil solcher direkter Methoden ist, dass sie gut verständlich sind, eine hohe Augenscheinvalidität haben, wenig Spielraum für andere Interpretationen lassen und leicht interpretierbare Ergebnisse liefern. Sie fordern von den Proband:innen bei der Beantwortung weniger Konzentration als z. B. Frageformate mit negativer Polung, in denen dann Items wie „Ich vermisse es, Leute um mich herum zu haben“ (aus der De Jong-Gierveld Loneliness Scale) abgelehnt werden müssen, um eine niedrige Ausprägung der Einsamkeit zu kommunizieren.

Nachteil direkter Methoden

Ein zu reflektierender, potentieller Nachteil dieser Erhebungsform besteht jedoch darin, dass das direkte Ansprechen eines Umstands oder Gefühls wie der Einsamkeit, das als stigmatisierend wahrgenommen werden kann, Antwortverzerrungen begünstigt. Betroffene Personen könnten ihre Einsamkeit herunterspielen, d. h. als weniger stark ausgeprägt berichten, als sie sie tatsächlich empfinden, da ihnen eine solche Offenlegung gegenüber sich selbst und anderen schwerfällt. Solche Biases in der Beantwortung von Fragebögen sind den antwortenden Personen in aller Regel nicht bewusst und werden nicht absichtsvoll durch sie gesteuert. (Wir haben sie bereits in Kapitel 2.2 bezogen auf Unterschiede zwischen weiblich und männlich sozialisierten Personen angesprochen.)

Direkte Erhebungsmethoden können Antwortverzerrungen begünstigen und in der Folge zu Unterschätzungen des Ausmaßes der Einsamkeit bzw. ihrer Prävalenz führen.

Als Beispiel zeigten sich bei der Messung durch direkte Verfahren in früheren Studien eher Geschlechterunterschiede als durch indirekte – in die Richtung, dass Frauen höhere Einsamkeitswerte erzielten als Männer (z. B. Office for National Statistics, 2018).

Dies spiegelt Beobachtungen aus anderen Bereichen wider, die nahelegen, dass Frauen aversive Erlebnisse und emotionale Zustände eher mitteilen als Männer. Bei der Nutzung indirekter Verfahren zeigten sich diese Unterschiede nicht (z. B. Ernst et al., 2021).

In der internationalen Forschung am häufigsten eingesetzte, standardisierte Fragebogeninstrumente – wie die UCLA Loneliness Scale und die De Jong-Gierveld Loneliness Scale – sind indirekt formuliert, d. h., „einsam“ oder „Einsamkeit“ als Begriffe kommen in den einzelnen Items nicht vor.

Nachteile indirekter Verfahren

Indirekte Verfahren haben jedoch andere Nachteile: Neben ggf. schwererer Nachvollziehbarkeit der Itemformulierungen nähern sie sich Einsamkeit über verwandte Konstrukte an, z. B. Gefühle von Leere oder das Erleben von Ausschluss und Zurückweisung. Diese sind jedoch nicht deckungsgleich mit Einsamkeit – Gefühle von Leere wurden beispielsweise im Kontext einer Reihe psychischer Erkrankungen berichtet und sind nicht spezifisch für das (gleichzeitige) Auftreten von Einsamkeit. Ausschluss und Zurückweisung wiederum wurden bereits im Kontext experimenteller Erhebungen als Proxy für Einsamkeit angesprochen (Kapitel 3.4) und sind eng verwandte Konstrukte – jedoch wären auch Konstellationen vorstellbar, in denen Personen in manchen Lebensbereichen objektiv wahrnehmbar tatsächlich von anderen ausgeschlossen werden (z. B. falls sie an ihrem Arbeitsplatz Mobbing erleben), gleichzeitig könnten sie durch gute Beziehungen zu Familie und Freund:innen vor Einsamkeit geschützt werden. Mund (2022) weist darauf hin, dass indirekte Maße deshalb stärkere Zusammenhänge mit anderen Konstrukten, z. B. Dimensionen der Persönlichkeit wie Extraversion, zeigen als direkte Maße.

Vorteil von Methodenkombination

Zudem berichtet Mund (2022), dass die geschätzten Prävalenzen von Einsamkeit in Bevölkerungsstudien geringer ausfielen, wenn direkte (im Vergleich zu indirekten) Verfahren eingesetzt wurden. Dies hat natürlich auch Implikationen für die Vergleichbarkeit verschiedener Erhebungen, sei es zwischen Settings, Ländern oder zu unterschiedlichen Zeitpunkten, insofern die Methode gewechselt wird. Deshalb empfehlen manche Expert:innen, für besonders belastbare Schätzungen direkte und indirekte Erhebungsmethoden zu kombinieren. Sehr illustrativ sind auch die Ergebnisse des BBC Loneliness Experiments (z.B. Victor, Qualter & Barreto, 2019), einer Befragung von 55.000 Teilnehmer:innen, in deren Verlauf 30 % der Befragten von der Gruppe „nie einsam" zur Gruppe „manchmal einsam" wechselten, wenn die Einsamkeit mit einer indirekten (statt einer direkten) Methode erhoben wurde. Dies zeigt, dass Menschen nicht gerne zugeben, sich einsam zu fühlen.

7.5 Qualitative Methoden

Die vorgestellten quantitativ orientierten, standardisierten Instrumente sind für die Forschung nützlich und wichtig, da sie Vergleiche erlauben, einerseits zwischen Gruppen oder Ländern, und andererseits auch im Sinne eines Monitorings über die Zeit.

Gleichzeitig haben sie Limitationen, die qualitative Forschungsansätze zum Teil ausgleichen können. Diese sind offener angelegt und erlauben Einblicke in subjektive und individuelle Erlebensweisen der Befragten, die über das hinausgehen, was Forscher:innen auf Basis ihres eigenen Wissens und mit Rückgriff auf frühere Forschung antizipieren können.

Qualitative Methoden leisten einen wichtigen Beitrag zum Verständnis der Einsamkeit, vor allem, wenn es um die Gewinnung neuer Einsichten geht, die Ergründung individueller Auffassungen oder die Perspektive spezifischer (vulnerabler) Populationen.

Qualitative Forschungsmethoden umfassen eine große Bandbreite empirischer Untersuchungsansätze, die darauf abzielen, die Tiefe, Komplexität und subjektive Dimension menschlicher Erfahrungen, Interaktionen und sozialer Phänomene zu erfassen.

Dabei stehen die Erhebung und Analyse nicht-numerischer Daten im Zentrum. Ihr Ziel besteht darin, kontextuelle Einblicke, Bedeutungen, Muster und Zusammenhänge zu identifizieren und zu interpretieren. Unter Verwendung von Techniken wie Interviews, Beobachtungen oder Fokusgruppen strebt die qualitative Forschung danach, eine interpretative Tiefe zu erreichen, die es ermöglicht, die innere Dynamik der sozialen Realität zu erfassen und theoretische Einsichten auf der Grundlage dieser reichen Datenstruktur zu generieren.

In der Regel muss dabei eine gewisse Abwägung stattfinden: Während Fragebogen- bzw. Single-Item-Erhebungen unter Nutzung der beschriebenen Instrumente auch problemlos in größeren Stichproben eingesetzt werden können (und in diesen besonders sinnvoll sind), zielen qualitative Methoden darauf ab, mehr Tiefe (und auch neue Erkenntnisse) zu erbringen. Sie werden – auch wegen des hohen Aufwandes der Durchführung und Auswertung – häufig mit kleineren Stichproben durchgeführt. Es gibt jedoch auch Möglichkeiten der Integration („mixed methods"), die versuchen, die jeweiligen Vorteile beider Ansätze zu vereinen, um ein umfassenderes Verständnis eines Phänomens zu erlangen. Die Grundlage qualitativer Ansätze besteht in einem konstruktivistischen Zugang, dessen Annahmen Niederberger (2022, S. 12) folgendermaßen zusammenfasst:

1. „Wir können nie sicher wissen, wie andere Personen die Welt wahrnehmen.
2. Wir haben einen indirekten Zugang zur Wirklichkeit des Anderen, der (meist) durch Sprache erfolgt.
3. Forschungsgegenstände und -erkenntnisse sind nicht unabhängig vom Forschungsprozess."

Beispielhafte qualitative Forschungsansätze im Kontext der Einsamkeit haben sich der Frage angenommen, wie unterschiedlich sie international konzeptualisiert und subjektiv wahrgenommen wird (Heu et al., 2021).

Diese thematische Analyse von 42 Interviews mit Menschen aus Österreich, Bulgarien, Israel, Ägypten und Indien konnte nicht nur grundlegende Unterschiede der Definitionen von Einsamkeit aufdecken, sondern auch abweichende Vorstellungen zu den Ursachen der Einsamkeit und über als hilfreich angesehene Maßnahmen zu ihrer Linderung.

Auch die Inklusion weniger offener Fragen in eine größer angelegte, primär quantitative Umfrage kann von Nutzen sein, wie Victor, Qualter und Barreto (2019) zeigten. So konnten sie auf Basis einer großen Anzahl (55.000) befragter Personen diejenigen Definitionen von Einsamkeit extrahieren, auf die sich die meisten Personen aus der Bevölkerung einigen konnten (niemanden zum Reden zu haben; sich von der Welt abgetrennt zu fühlen; sich ausgeschlossen zu fühlen; Traurigkeit und das Gefühl, unverstanden zu sein).

Weitere besondere Chancen qualitativer Ansätze beziehen sich auf die Ergründung des individuellen Erlebens bestimmter Gruppen: So untersuchten Kirwan et al. (2023) Einsamkeit in emerging adulthood und trugen damit zu einem besseren Verständnis der Gründe für den in quantitativen Untersuchungen beobachteten Anstieg der Einsamkeit in dieser Altersgruppe bei.

Auch besonders vulnerable (und kleine) Gruppen können durch qualitative Ansätze gut erreicht werden. Die Flexibilität und Individualität qualitativer Ansätze ermöglichen hier besonders gut eine Charakterisierung der besonderen Herausforderungen, denen sie sich gegenübersehen, aber auch der Ressourcen, über die sie verfügen und von denen andere Menschen – inklusive Forscher:innen – mit anderen Perspektiven nichts ahnen. Beispielsweise berichteten Überlebende von Krebserkrankungen neben Erfahrungen posttraumatischen Wachstums (d. h. positive Veränderungen in verschiedenen Aspekten des Lebens nach Überwindung einer großen Herausforderung bzw. Krise) wie einer neuen Wertschätzung und Nähe in sozialen Beziehungen auch Einsamkeit und soziale Isolation, die aus dem Eindruck rührte, anderen gegenüber nicht authentisch zu sein, mit ihrer Krebserfahrung allein zu sein und keine Kontrolle darüber zu haben, wie sie von anderen gesehen wurden. Auch ein Mangel adäquater gesundheitlicher Versorgung und die für sie immer noch wahrnehmbare gesellschaftliche Stigmatisierung von Krebserkrankungen trugen zur Einsamkeit bei (Raque-Bogdan et al., 2019).

An dieser Stelle sei auf die durch das Kompetenznetz Einsamkeit publizierte Expertise von Niederberger (2022) verwiesen, die Einblick in die große Diversität der adressierten Fragestellungen und die Methodenvielfalt der qualitativen Einsamkeitsforschung (inklusive partizipativer Methoden) gibt. Sie enthält zudem praktische Empfehlungen zur weiteren Stärkung der qualitativen Einsamkeitsforschung (in Deutschland), die auch die besondere Rolle des/der qualitativ Forschenden betonen. Schließlich beeinflusst die Offenheit und sensible Herangehensweise der Person, die Rekrutierungsprozesse gestaltet, Interviews und Forschungsgruppen führt, inwiefern tatsächlich ein Einblick in sonst verborgene Lebenswelten möglich ist oder eigene Stereotypen und Stigmata reproduziert werden.

7.6 Zusammenfassung

In Kapitel 7 ging es um die Erhebung und Messung der Einsamkeit – die unabdingbare Grundlage jeglicher empirischer Forschung, auf die auch die anderen Kapitel dieses Buchs sich beziehen.

Da es sich bei der Einsamkeit um eine subjektive Wahrnehmung handelt, haben sich vor allem Instrumente im Selbstberichtsformat etabliert. Diese unterscheiden sich nicht nur hinsichtlich der Länge (Single-Item-Maße vs. längere Instrumente mit verschiedenen Subskalen), sondern auch hinsichtlich ihres Frageformats (indirekt vs. direkt). Es hat sich gezeigt, dass sowohl mit längeren als auch kürzeren und indirekten vs. direkten Frageformaten verschiedene Vor- und Nachteile einhergehen, die sorgfältig abgewogen werden müssen, wenn für ein neues Forschungsvorhaben ein Instrument ausgesucht werden soll. Diese Unterschiede beeinflussen auch die Interpretation der Ergebnisse. Schließlich unterscheiden sich verschiedene Messmethoden auch noch hinsichtlich ihres inhaltlichen Schwerpunkts: Es gibt Fragebögen, die ideal für die Erfassung struktureller Aspekte des sozialen Netzes einer Person geeignet sind, während andere mehr auf das subjektive Erleben und die wahrgenommene Angemessenheit der vorhandenen Beziehungen abheben. In den letzten Jahren ist zudem das Bewusstsein dafür gewachsen, dass Menschen verschiedenen Alters dasselbe Instrument ggf. unterschiedlich beantworten bzw. dass je nach Lebensphase der befragten Personen bestimmte Methoden zur Erhebung der Einsamkeit besser oder schlechter anwendbar sind (beispielsweise angesichts der Komplexität der enthaltenen Formulierungen). Auch dies hat Implikationen dafür, inwiefern erzielte Werte zwischen verschiedenen Gruppen, z.B. Jugendlichen und Hochaltrigen, sinnvoll verglichen werden können. Im Kontrast zu quantitativ-statistischen Forschungstraditionen haben qualitative Ansätze viel dazu beigetragen, Unterschiede bezogen auf die individuelle Wahrnehmung sowie abweichende Risiko- und Schutzfaktoren im Zusammenhang mit Einsamkeit zwischen verschiedenen Gruppen aufzudecken.

7.7 Fragen zu Kapitel 7

1. Was spricht dafür, Einsamkeit im Selbstbericht zu erheben?

2. Worin besteht der Unterschied zwischen direkten und indirekten Erhebungsmethoden der Einsamkeit? Nennen Sie für jede Kategorie ein Beispiel.

3. Welche Vorteile und Nachteile haben direkte Methoden der Erhebung der Einsamkeit im Selbstbericht?

4. Welche Vorteile und Nachteile haben indirekte Methoden der Erhebung der Einsamkeit im Selbstbericht?

5. Welche Facetten der Einsamkeit unterscheidet die De Jong-Gierveld Loneliness Scale?

6. Misst die UCLA Loneliness Scale eher die Funktion oder eher die Struktur der sozialen Beziehungen eines Menschen?

7. Welches Messinstrument fragt mehr nach dem subjektiven Eindruck, also z. B. den Gefühlen bezogen auf soziale Beziehungen – der Social Network Index (SNI) oder das Quality of Relationship Inventory (QRI)?

8. Aus welchen Gründen kann es nötig sein, Erhebungsmethoden für Einsamkeit für Stichproben verschiedenen Alters anzupassen?

9. Welche Vorteile hat die Erhebung der Einsamkeit mit einem einzelnen Item? Für welche Arten von Studiendesigns eignet sie sich besonders?

10. Welche Limitationen bzw. Nachteile hat die Erhebung von Einsamkeit mit einem sehr kurzen, z. B. Single-Item-Instrument?

11. Welche besonderen Chancen bieten qualitative Forschungsansätze?

8 Was hilft gegen Einsamkeit?

Angesichts der vielfältigen Dispositionen und Lebenslagen, aus denen Einsamkeit erwachsen kann, ist es sinnvoll, zu ihrer Bekämpfung ebenfalls eine große Bandbreite von Ansätzen zu verfolgen bzw. diese auch zu kombinieren.

In diesem Kapitel wird zwischen niedrigschwelligen Bewältigungsstrategien unterschieden, die für die einzelne Person gut umsetzbar sein können – wobei nicht jede/r von jeder Strategie gleichermaßen profitieren wird. Hier gilt es, diese mit den persönlichen Bedürfnissen und Präferenzen abzugleichen. Gerade im Falle chronifizierter Einsamkeit kann es aber notwendig sein, die (professionelle) Hilfe anderer in Anspruch zu nehmen, weshalb auch psychotherapeutische →Interventionen beleuchtet werden. Letztlich sollen Programme, die auf höheren Ebenen lokalisiert sind (z. B. nationale Strategien) neben einer besseren Versorgung einsamer Menschen, z. B. durch Bahnung von Zugängen zu Unterstützungssystemen, auch zur →Prävention der Einsamkeit in der Bevölkerung dienen. Bevor wir einstiegen, sollten diese Begriffe noch kurz eingeordnet werden (Bundesministerium für Gesundheit, 2023):

Prävention und Intervention

Der Begriff der **Intervention** verweist auf ein Eingreifen in einen Geschehensablauf (z. B. einen Prozess der Krankheitsentstehung oder Chronifizierung). **Prävention** ist hierzu kein Gegenbegriff, sondern eine Spezifizierung. Diese besteht darin, Eingriffe mit dem Ziel zu verknüpfen, die Eintrittswahrscheinlichkeit eines antizipierten, unerwünschten Phänomens zu verringern. Unter Prävention werden in der Medizin und allgemeiner im Gesundheitswesen zielgerichtete Maßnahmen verstanden, die dazu dienen, Erkrankungen zu verhindern, zu verzögern und Krankheitsfolgen zu vermeiden. Je nach Zeitpunkt im Verhältnis zur (drohenden) Erkrankung handelt es sich um primäre, sekundäre oder tertiäre Prävention:

Die **primäre Prävention** zielt darauf ab, die Entstehung von Krankheiten zu verhindern. Gerade „Volkskrankheiten" wie Diabetes Typ 2 oder Herz-Kreislauf-Erkrankungen, aber auch einige psychische Belastungen können in vielen Fällen durch eine gesundheitsbewusste

Lebensweise – unterstützt von gesundheitsfördernden Lebensbedingungen – vermieden, verzögert oder in ihrem Verlauf günstig beeinflusst werden.

Die **sekundäre Prävention** ist auf die Früherkennung von Krankheiten gerichtet, um so eine frühzeitige Therapie einleiten zu können. Eine eindeutige Abgrenzung von primärer und sekundärer Prävention ist nicht immer möglich. Screeningmaßnahmen kommen hier besonders zum Tragen (z. B. bezogen auf Vorstufen von Krebserkrankungen, aber auch auf Symptome psychischer Erkrankungen).

Bei der **Tertiärprävention** geht es schließlich um die Verhinderung der Verschlimmerung oder des Wiederauftretens bereits bestehender Erkrankungen. Auch Multimorbidität soll entgegengewirkt werden, d. h. man möchte das Risiko senken, dass körperliche Erkrankungen psychische begünstigen und umgekehrt.

Zudem lassen sich präventive Maßnahmen im Hinblick darauf unterscheiden, ob sie am individuellen Verhalten (**Verhaltensprävention**) oder an den Lebensverhältnissen ansetzen (**Verhältnisprävention**).

Wie Kapitel 6 zu den negativen Gesundheitsfolgen anhaltender Einsamkeit deutlich gemacht hat, besteht ein lohnendes Ziel darin, das allgemeine Risiko für Einsamkeit und ihre Chronifizierung in der Allgemeinbevölkerung zu senken. Darüber hinaus könnten bestimmte gefährdete Gruppen von besonderer Zuwendung und gezielterer Unterstützung profitieren. Beispielsweise könnten Personen, die chronische körperliche Erkrankungen haben, sich anderen Barrieren gegenüber sozialer Teilhabe und erfüllenden Kontakten mit anderen Menschen gegenübersehen.

8.1 Bewältigungsmöglichkeiten

Fachgesellschaften haben Empfehlungen zusammengestellt, wie man mit vorübergehenden Gefühlen von Einsamkeit, die jede/n mal treffen können, einen möglichst guten Umgang findet (Campaign to End Loneliness, 2020; Birken et al., 2023) und auch wie man es schafft, andere Menschen, die von Einsamkeit betroffen sind, zu unterstützen.

Der eigenen Einsamkeit entgegentreten

Die empfohlenen Handlungsmöglichkeiten sind aus der verfügbaren Evidenz zu unterstützenden Faktoren abgeleitet worden, zum Teil aber auch das Ergebnis von Befragungen betroffener Personen, die angeben sollten, was sich für sie in der Vergangenheit bewährt hat.

Der Einbezug betroffener Menschen in Forschungsaktivitäten wird zunehmend als unverzichtbar angesehen, gerade wenn es darum geht, Maßnahmen zu entwickeln – diese sollen schließlich die tatsächlich vorhandenen Bedürfnisse adressieren.

„Lived Experience" und partizipative Forschung
Im Englischen wird der Begriff →„Lived Experience" verwendet (etwa: gelebte Erfahrung), um auszudrücken, dass Personen selbst bereits die Erfahrungen mit dem Phänomen gemacht haben, um das es in der Forschung geht (z. B. Einsamkeit oder psychische Erkrankungen). Dieses Wissen aus erster Hand ist zu unterscheiden von Wissen, dass nicht selbst betroffene Forscher:innen z. B. durch Gespräche mit Studienproband:innen erhalten oder das aus der Forschungsliteratur gewonnen werden kann. Die absichtsvolle Einbindung der Perspektiven und Erlebnisse betroffener Menschen hilft nicht nur, die Forschung qualitativ zu verbessern, indem z. B. das Verständnis des jeweiligen Phänomens vertieft wird, sondern sie demokratisiert den Forschungsprozess und gibt Betroffenen die Möglichkeit, mitzubestimmen sowie einen sinnvollen, wichtigen Beitrag zu leisten, was empowernd wirken kann.

Im Falle partizipativer Forschung werden Betroffene an verschiedenen Stellen des Forschungsprozesses eingebunden. Das Institut für Gesundheits- und Versorgungsforschung (NIHR, National Institute for Health and Care Research) des Vereinigten Königreichs unterscheidet bzgl. der Größe und Art der Rolle Betroffener zwischen Beteiligung, Engagement und Einbindung (National Institute of Health and Care Research, 2021):

Beteiligung umschreibt die bisher am häufigsten umgesetzte Art der Studienteilnahme, z. B. durch das Ausfüllen von Fragebögen oder als Interviewteilnehmer:in. In einer nur auf Beteiligung angelegten Forschung haben betroffene Personen keine Mitsprachegelegenheit beim Entwurf der Studie (z. B. bezogen auf die verwendeten Materialien oder das Vorgehen) und der Interpretation und Kommunikation ihrer Ergebnisse.

Engagement betrifft die Bereitstellung und Verbreitung von Informationen und Wissen über Forschung. Beispiele für Engagement sind für die Öffentlichkeit zugängliche Wissenschaftsfestivals mit Debatten und Diskussionen über die Forschung, Tage der offenen Tür und ein Diskurs über die Durchführung von Forschungsprojekten sowie ihre Ergebnisse.

Einbindung schließlich meint, dass die Forschung tatsächlich **mit** oder **von** Betroffenen – und nicht **an**, **über** oder **für** sie durchgeführt wird. Es handelt sich um eine aktive Partnerschaft. Dies kann verschiedene Rollen bzw. deren Kombination umfassen: So können Betroffene Mitsprache oder Vetorecht haben, z. B. bei der Festlegung von Prioritäten eines Forschungsprojekts. Sie können als Mitglieder einer Projektberatungs- oder Lenkungsgruppe Einfluss nehmen, Studienmaterialien (wie Informationsbroschüren, Einverständniserklärungen sowie verwendete Fragebögen und Interviewleitfäden) mitgestalten bzw. kritisch überprüfen, oder selbst Interviews oder Erhebungen durchführen.

Beispielweise hat die australische Kampagne gegen Einsamkeit „Ending Loneliness Together“ ein Beratungsgremium aus Betroffenen, deren Aufgaben wie folgt umschrieben werden (Ending Loneliness Together, 2023):

- Kritische Bewertung von Ideen und Zielen aus der Perspektive der Nutzer:innen bzw. Betroffenen
- Beiträge zu Forschungsmethoden und zur Umsetzung/Implementierung der wichtigsten Ergebnisse (z. B. als Interventionen)
- Beratung zu politischen Initiativen und weiterem Forschungsbedarf
- Sicherstellen, dass die Perspektive Betroffener in allen Schritten des Forschungsprozesses eingebracht wird – von der Planung inkl. Ressourcenverteilung bis zur Ergebniskommunikation

Die vielfältigen Optionen zur Minderung von Einsamkeit, die im Alltag leicht umsetzbar sind, umfassten:

Sich mit angenehmen Aktivitäten beschäftigen: Eine Möglichkeit, der Einsamkeit zu begegnen, besteht darin, sich zu beschäftigen und

Dinge zu tun, die einem Spaß machen. Das kann ein Hobby sein, z. B. Gartenarbeit, Backen oder Malen, aber auch eine Alltagsaufgabe, bei der man zur Ruhe kommt, wie Aufräumen oder Putzen. Kleine Aktivitäten, für die man sich bewusst Zeit nimmt und die die Aufmerksamkeit und Konzentration fordern, können wieder mehr Energie geben und die Stimmung heben.

Selbstfürsorge praktizieren

Dabei geht es vorrangig um das Praktizieren von Selbstfürsorge und die Konzentration auf den Moment und nicht darum, etwas zu schaffen. Die Expert:innen empfehlen deshalb, darauf zu achten, keine zu überfordernden Aktivitäten anzugehen (z. B. an einem Tag die gesamte Wohnung ausmisten zu wollen).

Sich bewegen: Körperliche Aktivität hilft gegen Einsamkeit. Dabei sollte man keine hohen Ansprüche an sich haben, große sportliche Leistungen zu erbringen. Bereits ein Spaziergang im Park unterstützt uns dabei, auf andere Gedanken zu kommen und tut auch körperlich gut. Studienteilnehmer:innen berichteten, auch zur Lieblingsmusik ein bisschen im Wohnzimmer herumzutanzen, habe nicht zu unterschätzende Effekte.

Gewohnheiten etablieren

Möglicherweise fällt es schwer, sich zu Sport aufzuraffen – mit mehr Routine wird es aber immer einfacher. Sobald eine bestimmte Bewegungsform zur Gewohnheit geworden ist, z. B. eine Runde um den Block nach dem Mittagessen, benötigt man weniger Überwindung und es wird etwas so Automatisches wie sich morgens die Zähne zu putzen.

Den Menschen, die man im Alltag trifft, offen und positiv entgegentreten und Möglichkeiten für positive Kontakte schaffen: Eine Empfehlung bestand auch darin, ganz bewusst auf die anderen Menschen, denen man im Alltag begegnet, zuzugehen und mit ihnen freundlich in Kontakt zu kommen. Das kann der kurze Smalltalk mit der Nachbarin im Treppenhaus sein oder das nette „Guten Morgen“, bei dem man dem Kaffeeverkäufer in die Augen schaut. Diese Interaktionen kosten vielleicht etwas Überwindung, gerade wenn man sich einsam fühlt und sich lieber zurückziehen würde. Aber gerade dann können sie dabei helfen, aus einem Teufelskreis sich selbst verstärkender Einsamkeit herauszukommen – übrigens auch den anderen Menschen, die man trifft.

Anderen helfen

Man kann sich zudem aktiv um mehr Gelegenheiten bemühen, anderen zu helfen – sei es in Form eines Ehrenamts oder in Form von kleinen Hilfen im Alltag. Durch die Pflege positiver Interaktionen baut man sich ein stabiles, soziales Netz und minimiert die Gefahr von →sozialer Isolation und Gefühlen von Unverbundenheit.

Kontakte zu Freund:innen und Bekannten reaktivieren: In der heutigen vernetzten Welt ist es eigentlich einfach, sich bei Freund:innen und Bekannten zu melden, die man gern hat – dennoch werden manche Kontakte vernachlässigt oder geraten in Vergessenheit. Ein gutes Mittel gegen Einsamkeit ist es, auch hier die Initiative zu ergreifen. Diese muss nicht immer in einem Treffen münden, auch ein kleiner Austausch darüber, was bei der anderen Person gerade los ist und sie beschäftigt, kann erfüllend sein und auf Dauer die Beziehung stärken.

Angst vor Ablehnung überwinden

Gerade einsame Menschen haben oft Angst vor Ablehnung oder erwarten, dass die andere Person mit Desinteresse reagieren könnte. Diese Befürchtungen bewahrheiten sich aber in der Regel nicht, sondern sind ein Ergebnis der negativ getönten Gläser, mit denen wir in Situationen der Einsamkeit auf die Welt blicken.

Zeit mit Haustieren verbringen: Auch Haustiere können helfen, Gefühle von Einsamkeit zu überwinden und Alltagsstress zu bewältigen. Tiere geben uns nicht nur bedingungslose Liebe und Unterstützung, sondern helfen auch dabei, den Tag zu strukturieren. Je nach Haustier schätzten Studienteilnehmer:innen, jemanden zum Kuscheln zu haben, eine Motivation, das Haus zu verlassen und mit anderen in Kontakt zu treten, oder einfach das gute Gefühl, das daraus erwächst, sich um ein anderes Lebewesen kümmern zu können.

Soziale Medien in einer hilfreichen Art und Weise verwenden: Wenn man sich einsam fühlt, kann es schwer sein, mit anderen in Kontakt zu treten. Es ist jedoch immens hilfreich, sich mit anderen auszutauschen, die ähnliche Erfahrungen gemacht haben. Dies kann ein Gefühl der Zugehörigkeit vermitteln, das man in seinen sonst verfügbaren Beziehungen vermisst. Die sozialen Medien können hier sehr positive Effekte entfalten, sowohl durch rein digitale Communities wie Selbsthilfeforen und Online-Supportgruppen, die sich über Plattformen wie Twitter, Instagram oder Discord organisieren, Bildungs-, Gaming- und Streamingplattformen, als auch die Möglichkeit, dass online gebahnte Kontakte zu gemeinsamen Unternehmungen und Freundschaften führen können. Die Expert:innen empfehlen, bei der Nutzung sozialer Medien darauf zu achten, dass man sie gezielt nutzt und nur Inhalte zu konsumieren bzw. Interaktionen einzugehen, nach denen man sich eher besser als schlechter fühlt.

Einsame Menschen informell unterstützen

Bezogen auf die Möglichkeiten zur Selbsthilfe ist bereits angeklungen, dass viele Ansätze, die darauf abzielen, sich selbst weniger einsam zu fühlen, auch anderen helfen dürften, im Alltag mehr Interaktionen zu haben, die ein gutes Gefühl hinterlassen.

Darüber hinaus gibt es weitere Unterstützungsmöglichkeiten, die dazu beitragen, im direkten sozialen Umfeld die Einsamkeit anderer zu mindern.

Eigene negative Wahrnehmungen einsamer Menschen hinterfragen, einsame Menschen nicht stigmatisieren: →Stigmatisierung schmerzt und ist ein eigener Risikofaktor für psychische Belastungen sowie eine Barriere gegenüber der Inanspruchnahme von Hilfe. Die Stigmatisierung, die Betroffene von Seiten ihrer Mitmenschen erleben, wird dabei durch das Verhalten jedes/jeder Einzelnen beeinflusst. Als Gesellschaft sollten wir die negativen Stereotypen, die wir mit einsamen Menschen verbinden, hinterfragen. Zudem ist es wichtig, sich bewusst zu machen, wie verbreitet Einsamkeit ist. Dadurch, dass sie nicht direkt beobachtbar ist, kann es sein, dass ihre Häufigkeit und auch das mit ihr einhergehende Leiden auf Betroffenenseite von außen unterschätzt werden. Ein mitfühlender und verständnisvoller Umgang mit Menschen mit psychischen Belastungen und eine Reflektion, wie wir als Gesellschaft über psychische Gesundheit im Allgemeinen und Einsamkeit im Speziellen sprechen, kann dieses Leiden mindern und es einsamen Menschen erleichtern, wieder mit anderen in Kontakt zu kommen.

Gruppenaktivitäten einladend gestalten: Es kann für Menschen, die sich einsam fühlen, schwierig sein, sich einer Gruppe neu anzuschließen (wie einem Verein) oder zu gemeinsamen Aktivitäten bestehender Gruppen hinzuzustoßen. Das kann verschiedene Gründe haben, z. B. Persönlichkeitseigenschaften wie Zurückhaltung und Schüchternheit, aber auch ggf. einschränkende und Leid verursachende negative Überzeugungen, dass andere unfreundlich reagieren könnten, einen ablehnen würden, oder eigentlich wünschen, dass man nicht dabei ist – selbst wenn sie das nicht offen sagen. Das Wissen darüber, dass es gerade einsamen Menschen so gehen kann, sollte eine Motivation sein, Gruppen so einladend wie möglich für neu hinzukommende Personen zu gestalten, andere aktiv und explizit einzuladen und ihnen deutlich zu sagen, dass man sich über sie freut. Eine unmissverständliche Mitteilung, dass man den anderen Menschen schätzt, kann der Verselbstständigung negativer Vorstellungen entgegenwirken.

Die Zeit mit anderen qualitativ hochwertig gestalten: Im Gespräch mit anderen sollte man versuchen, Ablenkungen zu vermeiden, z.B. nicht auf sein Handy zu schauen und ihnen wirklich aufmerksam zuzuhören. Es kann schnell geschehen, dass man sich durch seinen eigenen Alltagsstress ablenken lässt. Für andere können solche Verhaltensweisen jedoch kränkend sein und Desinteresse signalisieren, auch wenn man dies keinesfalls so intendiert hat. Auch in einer größeren Gruppe können alle Mitglieder darauf hinwirken, dass andere sich willkommen, zugehörig und sicher fühlen – auch indem klargestellt wird, dass es keine Toleranz für Diskriminierungen und Herabwürdigungen anderer gibt (z.B. aufgrund ihrer ethnischen Zugehörigkeit, sexuellen Orientierung oder Geschlechtsidentität).

Die (englischsprachige) Webseite des Surgeon General bietet eine verständliche, informative Zusammenfassung der Eckpunkte des kürzlich erschienenen Berichts, der die Stärkung sozialer Verbundenheit ins Zentrum von Bemühungen um die Verbesserung der Gesundheit der Bevölkerung und die Förderung des sozialen Zusammenhalts rückte. Neben einer kondensierten Darstellung der wichtigsten Fakten (z.B. zu Gesundheitsfolgen) finden sich auch verschiedene Hinweise und Ressourcen zur Verbesserung der sozialen Verbundenheit für Privatpersonen, Gesundheitsdienstleister:innen, weitere Multiplikator:innen wie Bedienstete von Bildungseinrichtungen, u. v. m.:
US Department of Health and Human Services (2023). Social Connection. https://www.hhs.gov/surgeongeneral/priorities/connection/index.html (Abgerufen am 30.11.2023)

8.2 Interventionsstrategien

Formelle →Interventionsstrategien zur Bekämpfung der Einsamkeit lassen sich auf verschiedenen Ebenen ansiedeln und auch hinsichtlich der Art und Weise, wie sie das Ziel der Reduktion der Einsamkeit erreichen möchten, unterscheiden (für eine Übersicht entsprechender Einteilungen, die in der bisherigen Forschung genutzt wurden, siehe Beckers et al. (2022)).

Hinsichtlich der Ebenen (siehe Abbildung 20) soll in diesem Kapitel ein Fokus auf der individuellen liegen, d.h. auf Interventionen, die einzelne Personen bzw. deren Beziehungen adressieren. Interventionen auf der Individualebene sind vor allem zur Bekämpfung starker, chronischer Einsamkeit, aus der die einzelne Person sich nicht mehr allein befreien kann, indiziert. Anschließend werden jedoch auch noch Interventionen auf Ebene der Gemeinschaft (inkl. Infrastruktur) und Strategien auf gesamtgesellschaftlicher Ebene (z. B. Gesetze, Aufklärungskampagnen) dargestellt, die z. T. eher der Prävention von Einsamkeit in der Bevölkerung und allgemeiner Gesundheitsaufklärung zuzuordnen sind.

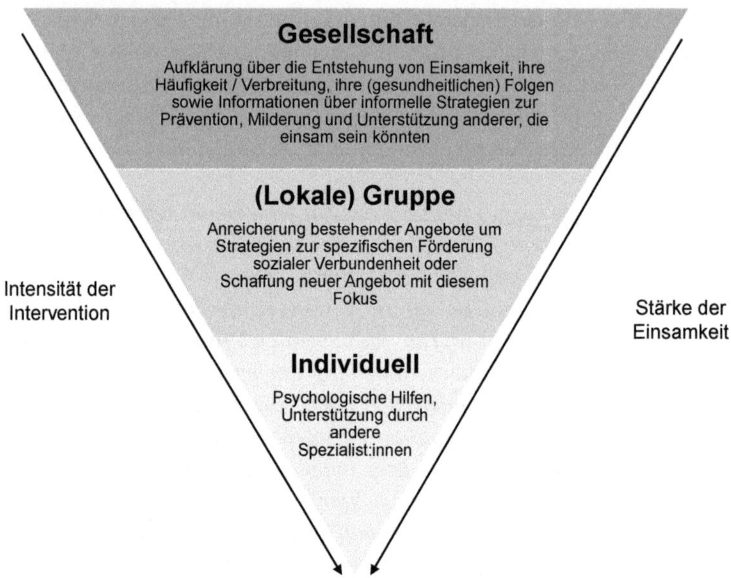

Abb. 20: Interventionen gegen Einsamkeit können verschiedene Ebenen betreffen

Bezüglich der unterschiedlichen Ansatzpunkte ordneten Masi et al. (2011) die vorhandene Evidenz vier verschiedenen Interventionsstrategien zur Verringerung von sozialer Isolation und Einsamkeit zu:

- Verbesserung sozialer Fähigkeiten,
- Stärkung sozialer Unterstützung durch andere,
- Erweiterung der Möglichkeiten für soziale Interaktion im Alltag und schließlich
- die Bearbeitung negativer Erwartungen bzw. Überzeugungen bezogen auf Beziehungen und andere Menschen.

Neben der Ebene (z. B. Individuum vs. Gesellschaft), auf der eine Intervention angesiedelt ist, lassen sich noch direkte und indirekte Ansätze unterscheiden.

Die zusammengefassten Maßnahmen, von denen die meisten auf der Individualebene stattfanden, zielten in der Regel darauf ab, eine gewisse Veränderung zu erreichen:

direkte Interventionen

Der einsame Mensch sollte darin unterstützt werden, mehr soziale Situationen aufzusuchen, sich in diesen angemessen verhalten zu können und/oder sie innerlich auch auf eine positive Art und Weise zu verarbeiten. Es wurden also *direkt* diejenigen Aspekte angesprochen, die – je nach zugrunde gelegtem Modell – als ursächlich für die Einsamkeit gesehen wurden (z. B. zu wenige Kontakte, negative Erwartungen an andere, etc.).

indirekte Interventionen

Indirekte Interventionen hingegen umfassten breiter angelegte Strategien zur (psychischen) Gesundheitsförderung und des Wohlbefindens, von denen angenommen wurde, dass sie sich neben diesen anderen Aspekten bzw. über diese auch (mildernd) auf die Einsamkeit auswirkten.

Grundsätzlich besteht zudem die Möglichkeit, direkte und indirekte Strategien im Zuge eines umfassenderen Behandlungsprogramms zu kombinieren (z. B. ein Training sozialer Kompetenzen als direkte Herangehensweise und das Erlernen von Entspannungsübungen als indirekt hilfreiche Intervention). Außerdem soll aus Sicht der Therapieforschung v. a. bezogen auf Interventionen auf der individuellen Ebene noch angemerkt werden, dass es gewisse machtvolle, allgemeine Wirkfaktoren gibt, die ganz unabhängig von spezifischen erlernten Techniken oder Inhalten zum Tragen kommen, z. B. die therapeutische Beziehung und die Hoffnung auf/Erwartung einer Verbesserung des Befindens.

Spezifische, psychologisch-psychotherapeutische Ansätze

Psychoedukation

→Psychoedukation ist – genereller betrachtet – ein wichtiges Element in der Therapie psychischer Erkrankungen, unabhängig von der zugrunde liegenden theoretischen Grundorientierung.

Auch viele Einsamkeitsinterventionen enthalten psychoedukative Anteile. Als Teil dieser wird Betroffenen vermittelt, dass Einsamkeit ein verbreitetes Gefühl ist, das jeden Menschen betreffen kann.

Einsamkeit stellt keinen Makel oder ein Versagen dar und man muss sich ihrer nicht schämen. Die Einordnung als evolutionär in uns angelegtes Alarmsignal, das darauf aufmerksam macht, dass etwas Überlebenswichtiges fehlt (analog zu Hunger oder Durst) kann ein Verständnis für die Funktionalität dieses Gefühls schaffen und auch die Angst vor der Einsamkeit reduzieren.

Gerade bei starker, chronischer Einsamkeit ist es hilfreich, die zugrunde liegenden Prozesse zu verstehen (z. B. die konkreten Folgen für die Aufmerksamkeit gegenüber sozialen Reizen und deren verzerrte Verarbeitung), die eine Wiederannäherung bzw. Re-Integration in das soziale Umfeld erschweren können. Gleichzeitig sollten Betroffene jedoch darauf hingewiesen werden, dass sie der Einsamkeit nicht ohnmächtig ausgeliefert sind, da es – durch eigene Initiative und mit therapeutischer Unterstützung – verschiedene Handlungsmöglichkeiten gibt, sie zu lindern. Schließlich kann es Mut machen, zu verstehen, dass der Teufelskreis der Einsamkeit durchbrochen werden kann und andere Verhaltensweisen und Wahrnehmungen auch neue, bessere Erlebnisse und Interaktionen nach sich ziehen werden (siehe die →Aufwärtsspirale aus der Einsamkeit).

In bisher durchgeführten Studien, die Module von Psychoedukation enthielten, konnten diese sich an Einzelpersonen, Gruppen und/oder Familien richten, waren in der Regel diagnoseorientiert und enthielten oft auch generellere Informationen über die Funktionen sozialer Beziehungen für die Gesundheit. Psychoedukation wurde dabei nie als alleinstehende →Intervention evaluiert, ist aber als wichtiger Einstieg zu verstehen, der auch die Akzeptanz einer Intervention sowie die individuelle Motivation fördern kann und somit den Boden für die im Folgenden dargestellten Methoden bereitet, die auf spezifische Mechanismen fokussieren.

Verbesserung sozialer Fertigkeiten

Ein eigener Interventionsstrang konzentriert sich auf praktisches Training sowie die Bildung eines Bewusstseins für soziale Fähigkeiten (→„Social Skills“). Diese beziehen sich auf eine Reihe von Fähigkeiten, die es einer Person ermöglichen, effektiv mit anderen zu interagieren, Beziehungen aufzubauen, zu pflegen und auch soziale Situationen mit bisher unbekannten Personen erfolgreich zu navigieren. Sie umfassen ein breites Spektrum, z. B. die Fähigkeit, ein Gespräch im Gang zu halten und die Reflexion der eigenen Körpersprache.

Auf Basis der bisherigen Evidenz erscheinen sie aber nicht als die Intervention der Wahl, die wirksam Einsamkeit lindern kann (Masi et al., 2011). Die bisherigen, eher ernüchternden Studienergebnisse wurden so interpretiert, dass Trainings für diejenigen Menschen, denen es tatsächlich an sozialen Fähigkeiten mangelt, durchaus hilfreich sein könnten – aber dass ein solcher Mangel für die wenigsten einsamen Menschen ein relevanter Faktor sein dürfte, der bestimmt, warum sie sich einsam fühlen.

Stattdessen legen experimentelle Studien nahe, dass einsame Menschen mindestens genauso gute soziale Fähigkeiten besitzen wie Studienproband:innen, die nicht einsam sind. Der Unterschied besteht darin, dass einsame Menschen diese Fähigkeiten schlechter einsetzen können, weil soziale Situationen für sie einen größeren Stressor darstellen (Knowles et al., 2015). Dieses Phänomen des Versagens unter Druck lässt sich vergleichen mit Sportler:innen, die im Training eine bestimmte Leistung beherrschen, diese aber am Wettkampftag nicht zeigen können, weil sie zu aufgeregt sind, unsicher werden und deshalb anfangen, zu viel über etwas nachzudenken, was ein Stück weit automatisiert ablaufen muss.

Als Alternative zum Training der sozialen Fähigkeiten bräuchten einsame Personen mit dieser Schwierigkeit also eher Hilfe dabei, ihre Emotionen zu regulieren, sich besser entspannen zu können und auch die soziale Situation als weniger bedrohlich wahrzunehmen, so die Wissenschaftler:innen. Auf diese Aspekte zielen andere Interventionen ab, die in diesem Kapitel dargestellt sind.

Kognitive Interventionen

Diese →Interventionen zielen darauf ab, maladaptiven Kognitionen bei Menschen, die sich einsam fühlen, zu verändern.

Wie z. B. im Rahmen des →Teufelskreismodells beschrieben, haben Sie gelernt, dass Menschen, die sich einsam fühlen (unabhängig davon, ob sie das Vollbild einer psychischen Erkrankung erfüllen), bestimmte kognitive Verzerrungen und Attributionsstile aufweisen, die über eine negative Bewertung anderer Menschen und einem Mangel an zwischenmenschlichem Vertrauen zur Chronifizierung der Einsamkeit, zu anhaltender sozialer Isolation, und zur Verschlimmerung seelischen Leidens führen können. Die beabsichtigte Wirkungsweise der kognitiven Interventionen gegen Einsamkeit besteht darin, diese Überzeugungen und Schemata zu verändern, z. B. die Art und Weise, wie eine Person über sich selbst in Beziehungen denkt, und ihre möglichen Annahmen über die Bewertungen und Reaktionen anderer Menschen. Es wird angenommen, dass Veränderungen dieser Aspekte wiederum zu veränderten sozialen Verhaltensweisen und damit zu einer Verringerung der individuellen Einsamkeit im Laufe der Zeit führen. Kognitive Interventionen können im Einzelsetting, in der Gruppe oder mit Hilfe digitaler Technologien durchgeführt werden.

Ein wichtiges Element zum Ziel der Verringerung der Einsamkeit besteht darin, dass Betroffene lernen, die automatischen negativen Gedanken zu erkennen, die sie über andere und über soziale Interaktionen im Allgemeinen haben und diese negativen Gedanken als möglicherweise fehlerhafte Hypothesen zu betrachten, die überprüft werden müssen.

Ein Beispiel einer kognitiven Intervention gegen Einsamkeit ist die **Modifikation des Interpretationsbias**, d. h. der Tendenz Betroffener, mehrdeutige (soziale) Informationen in negativer Art und Weise auszulegen.
Diese Interventionen zielen in der Regel darauf ab, das Ausmaß zu erhöhen, in dem Individuen mehrdeutige Situationen in einer guten Art und Weise interpretieren, um ein flexibleres Denken zu fördern, das weniger streng negativ ist.
Das „ambiguous situations paradigm" (etwa: Paradigma der mehrdeutigen Situationen) ist eine der am häufigsten verwendeten Aufgaben zur Manipulation von Interpretationsverzerrungen. Bei dieser Aufgabe werden den Proband:innen in der Regel kurze Absätze vorgelegt, in denen eine mehrdeutige Situation beschrieben wird. Die emotionale Auflösung des Absatzes wird erst am Ende des Absatzes enthüllt, z. B.: „Sie bitten eine Freundin, sich einen wichtigen Brief durchzulesen, den Sie geschrieben haben. Sie fragen sich, was sie von dem Geschriebenen halten wird. Sie kommt mit einigen Kommentaren zurück, die alle sehr f____dlich sind [Wortfragment in Kursivschrift; Lösung: freundlich – nicht feindlich]." Die Auflösung enthält oft ein Wortfragment, das die Person vervollständigen soll. Durch wiederholtes Üben, den mehrdeutigen Situationen nicht bedrohliche Bedeutungen zuzuordnen, soll gelernt werden, dass Ungewissheit eher auf eine positive als auf eine negative Art und Weise aufgelöst werden kann. Die Auflösung der Mehrdeutigkeit wird in der Regel durch eine kurze Frage im Anschluss an die Vervollständigung des Wortfragments verstärkt, bei der die Person aufgefordert wird, auf eine Weise zu antworten, die dem durch das Wortfragment bestimmten Ende der Situation entspricht.

Studien, die kognitive Ansätze empirisch überprüften, inkludierten sehr unterschiedliche Programme und Stichproben (z. B. Masi et al., 2011; Beckers et al., 2022): Sie reichten von einer Untersuchung älterer Erwachsenen aus einem Pflegeheim in Tapei, die an acht wöchentlichen Sitzungen teilnahmen, um ihre Gefühle besser wahrzunehmen und auszudrücken, positive Beziehungen aus ihrer Vergangenheit zu erkennen und diese früheren Erfahrungen auf ihre aktuellen Beziehungen anzuwenden (Chiang et al., 2010), bis hin zu einer Studie mit Rekrut:innen der Marine in der Grundausbildung, die sich über einen Zeitraum von neun Wochen einmal in der Woche trafen, um Strategien zur Stärkung des Zugehörigkeitsgefühls, zur Verringerung kognitiver Verzerrungen und zur Verbesserung der Bewältigung schwieriger Emotionen und zum Umgang mit Stress zu erlernen, miteinander zu diskutieren und praktisch zu üben (Williams et al., 2004).

Psychologisch-psychotherapeutische Ansätze zur Verringerung der Einsamkeit, die negative Kognitionen adressierten, zeigten sich bisher als erfolgreicher als z. B. Interventionen, die soziale Fähigkeiten oder soziale Unterstützung verbessern sollten.

Entsprechende psychologisch fundierte Therapien wurden in einer aktuellen Übersichtsarbeit als die bisher vielversprechendsten Ansätze genannt. Allerdings wurden alle Interventionen in Gruppen durchgeführt, und es war nicht möglich, den relativen Beitrag der allgemeinen Gruppeninteraktionen im Vergleich zur spezifischen therapeutischen Intervention zu bestimmen (Gardiner et al., 2018).

Wirkmechanismen

Bei der Frage, wie eine (psychotherapeutische) →Intervention wirkt, geht es um die Frage nach ihrem **Mechanismus** (siehe z. B. Kazdin, 2007). Tatsächlich wurden in empirischen Studien, die Interventionen gegen Einsamkeit überprüft haben, bisher noch keine Schritte unternommen, die als Mechanismus angenommenen Variablen als solche zu bestätigen (z. B. indem sowohl zu Beginn der Studie ihr Niveau und im Verlauf der Studie ihre Veränderungen gemessen und mit den Symptomveränderungen, also hier der Einsamkeit, in Beziehung gesetzt wurden). Die untenstehende Abbildung 21 verdeutlicht diesen Gedanken. Deshalb bleibt die genaue Wirkungsweise der einzelnen Interventionen ungeklärt.

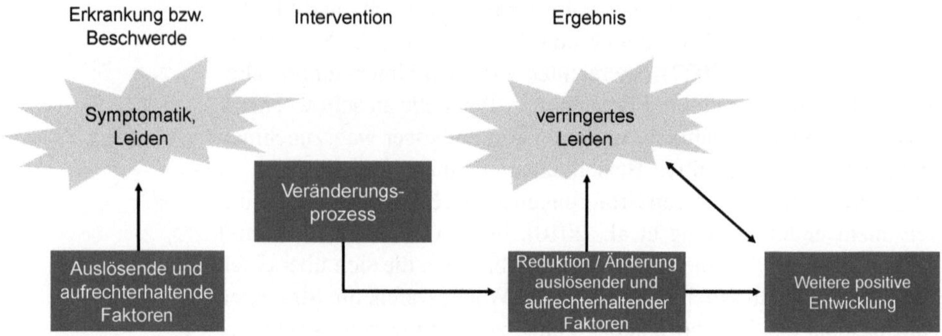

Abb. 21: Grundelemente einer allgemeinen psychologisch-psychotherapeutischen Erkrankungs- und Veränderungstheorie

Aus Sicht psychologisch-psychotherapeutischer Interventionen besteht bereits vor der Behandlung eine gewisse Theorie darüber, wie die jeweils vorliegende Erkrankung bzw. das Leiden zustande gekommen ist und aufrechterhalten wird. Bezogen auf die Einsamkeit haben Sie in Kapitel 3 verschiedene Modelle kennengelernt. Die Komponenten der Modelle (z. B. ein unsicherer Bindungsstil, negative Verzerrungen der →sozialen Kognition) sind hier sehr simplifiziert als auslösende und aufrechterhaltende Faktoren zusammengefasst. Bezogen auf den Einzelfall (z. B. in Abhängigkeit der Demographie, Biographie, Persönlichkeit u. v. m.) können unterschiedliche Risiko- und Schutzfaktoren im Fokus stehen.

Das Ziel einer direkten, mechanismenbasierten Intervention besteht nun darin, die theoretisch implizierten Prozesse zu adressieren und gezielt zu verändern, um in der Folge auch das Leiden (hier die Einsamkeit) an sich zu reduzieren. Ausgehend von der Empirie zu Wechselwirkungen und Modellen wie der →Aufwärtsspirale aus der Einsamkeit heraus sowie der → „Broaden-and-Build"-Theorie ist über den konkreten Interventionszeitraum hinaus zu erwarten, dass eine Stabilisierung oder sogar weitere Verbesserung zu beobachten ist, insofern die zugrunde liegenden Mechanismen modifiziert wurden, die für die Perpetuierung der Einsamkeit verantwortlich waren.

Angenommene Wirkmechanismen auch empirisch nachzuweisen ist nicht trivial. So müssen neben der theoretischen Plausibilität und der bereits angesprochenen zeitlichen Abfolge von Veränderungen der als Mechanismus angenommenen Variable und Veränderungen auf Symptomebene noch weitere Kriterien erfüllt sein (Kazdin, 2007), damit ein Mechanismus als bestätigt gelten kann: Dazu gehören das

Vorliegen kontrollierter →Interventionsstudien, die zu konsistenten Ergebnissen kommen (d. h., dass der Wirkmechanismus in mehreren voneinander unabhängigen Studien bestätigt wird), der Wirkmechanismus sollte spezifisch für die psychotherapeutische Intervention sein und sich von den Effekten anderer Faktoren unterscheiden. Es sollte zudem eine Dosis-Wirkungs-Beziehung zwischen dem vermuteten Wirkmechanismus und den Therapie-Outcomes geben, d. h., dass eine stärkere Veränderung des Wirkmechanismus zu größeren positiven Symptomveränderungen führen sollte.
Die Erforschung von Wirkmechanismen ist ein lohnendes Anliegen, da durch dieses Wissen („Was wirkt eigentlich?") Interventionen effizienter gestaltet werden können und auch Fragen der differenziellen Indikation untersucht werden können („Was wirkt für wen?"), die letztlich eine gezieltere Anbringung der Intervention erlauben und so die Wahrscheinlichkeit, dass die jeweilige Zielgruppe von ihr profitieren wird, erhöhen. Für die Evidenzbasis für psychologisch-psychotherapeutische Interventionen bei Einsamkeit, die insgesamt gesehen noch in den Kinderschuhen steckt (obwohl sie die am besten untersuchte Interventionsart darstellen), sind dies zukünftige Bestrebungen.

Ermöglichung von mehr sozialen Kontakten

Da →soziale Isolation ein bedeutsamer Risikofaktor für Einsamkeit ist, versucht diese Kategorie von direkten Interventionen die Einsamkeit dadurch zu lindern, dass betroffene Personen mit anderen in Kontakt gebracht werden.

Befriending

→Befriending (etwa: Freundschaften schließen) wird als eine Form der →sozialen Unterstützung mit dem Ziel des Aufbaus neuer Freundschaften definiert. Befriending-Maßnahmen waren in Studien in der Regel individuelle Interventionen, an denen Freiwillige beteiligt waren. Sie unterscheiden sich von Maßnahmen zur sozialen Unterstützung dadurch, dass das primäre Ziel darin besteht, die einsame Person zu unterstützen, und nicht darin, eine für beide Seiten vorteilhafte Beziehung zu fördern (auch wenn dies ein wichtiger Nebeneffekt sein kann).

Ein Beispiel ist das **„Call in Time"-Programm**, ein nationales Pilotprojekt für telefonische Befriending-Maßnahmen (v. a. für Menschen des höheren und hohen Lebensalters) in England, Schottland, Wales und Nordirland. Organisationen, die sich bei Call in Time anmelden, ermöglichen ihren Mitarbeiter:innen, in der Regel während der Arbeitszeit eine halbe Stunde pro Woche ehrenamtlich mit einer älteren Person in Kontakt zu kommen und eine Beziehung aufzubauen. Dieser telefonische, ortsunabhängige Freiwilligendienst soll spezifisch dort Lücken füllen, wo nur geringe Strukturen für persönliche Kontakte gegeben sind (z. B. in dünn besiedelten Regionen). Durch die Unterstützung auf Arbeitgeber:innenseite kann das Programm für die betroffenen Personen kostenlos angeboten werden.

Einsame Menschen können selbst anrufen oder von kooperierenden Agenturen zugeleitet werden. Die Anrufe werden zunächst zentral koordiniert, so dass ein geschultes Team die Betroffenen hinsichtlich ihrer Passung zum Programm screent und anschließend persönliche Informationen (wie z. B. Interessen) erhebt, um sie einem/r möglichst gut zu ihnen passenden Freiwilligen zuzuordnen. Diese ersten Kontakte (ein bis zwei kurze Anrufe über einen Zeitraum von sechs bis acht Wochen hinweg) sind gleichzeitig eine gute Gelegenheit, Personen mit besonders hohem Leidensdruck sowie vielen psychischen und körperlichen Risiko- und wenigen Schutzfaktoren zu identifizieren, die andere Hilfen benötigen (z. B. professionelle psychotherapeutische oder ärztliche Unterstützung). Die Teammitglieder können in diesen Fällen entsprechende Zugänge bahnen, auch zu lokalen Gesundheitsdienstleister:innen bzw. Angeboten.

Kommen sie für „Call in Time" infrage, werden die Betroffenen nach dieser Anfangsphase an eine/n freiwillige/n „Befriender" überwiesen. Von dieser Person erhalten sie dann einen wöchentlichen Anruf, um sich auch über oberflächlichen Smalltalk hinaus zu unterhalten und ggf. Freundschaft zu schließen. Die Befriender haben ebenfalls eine Schulung erhalten, so dass sie evtl. aufkommende ernsthafte Schwierigkeiten (wie psychische Krisen) erkennen und sensibel explorieren können, um bei Bedarf auch an Spezialist:innen weiterleiten zu können. Sie haben jederzeit Zugang zu einem E-Mail-Benachrichtigungssystem, über das sie solche Unterstützungsbedarfe an das Projektteam weiterleiten können, das nicht nur bei einer Einschätzung der Situation helfen, sondern bei Bedarf auch direkt die weitere Betreuung übernehmen kann. Dies trägt auch aufseiten der Befriender zu einer Entlastung bei.

Eine unabhängige Evaluation zeigte, dass dieses Programm bei den Teilnehmer:innen erfolgreich zur Linderung von Einsamkeit beitrug und weitere positive Folgen wie die Erhöhung des Aktivitätsniveaus hatte.

Diese Effekte wurden sogar auch bei Personen beobachtet, die zu Beginn des Programms von psychischen Erkrankungen berichteten (z. B. chronischer →Depression). Als Gründe für die wahrgenommenen Verbesserungen nannten Betroffene, die den Dienst genutzt hatten, dass sie das Leben lebenswerter machen, ein Gefühl der Zugehörigkeit vermittelten und das „Wissen, dass es einen Freund gibt“ (Cattan et al., 2011). Die qualitativen Ergebnisse von Befriending-Projekten zeigen jedoch auch eine Reihe von Herausforderungen auf, die es zu bewältigen gilt, darunter die Rekrutierung von Freiwilligen.

Andere evaluierte Programme zielten in erster Linie darauf ab, die soziale Interaktion mit Gleichaltrigen oder anderen Menschen, die möglicherweise einsam sind, zu fördern.

Social Facilitation

Solche →„Social Facilitation“-Programme (etwa: soziale Erleichterung) setzten im Allgemeinen ein gewisses Maß an Gegenseitigkeit voraus, so dass alle Beteiligten einen Nutzen davontragen sollten (im Kontrast zu einer Anbahnung von Beziehungen ungleicher Paare Betroffener und Freiwilliger). Bei vielen dieser →Interventionen handelte es sich um gruppenbasierte Aktivitäten, z. B. von Wohlfahrtsverbänden finanzierte Freundschaftsclubs oder Themengruppen mit gemeinsamen Interessen. Spezifische Programme konzentrierten sich besonders auf die Rolle soziokultureller Identität in Beziehungen sowie auf technologiebasierte Lösungen (z. B. ein Videokonferenzprogramm, das den Kontakt zwischen einer älteren Person und ihrer Familie erleichtern sollte).

Die meisten dieser Ansätze brachten einen gewissen Erfolg bei der Verringerung der Einsamkeit. Neben der statistisch-quantitativen Evaluation lieferten qualitative Studien(anteile) darüber hinaus Ansatzpunkte zur Identifizierung von Faktoren, die mit dem Erfolg der jeweiligen Intervention assoziiert wurden. Dazu gehörten z. B. ein unterstützendes Umfeld, ein Gefühl von Zugehörigkeit und Beschäftigung.

In der Übersichtsarbeit von Masi et al. (2011) wurden solche kontaktfördernden Interventionen jedoch als weniger wirksam eingestuft als kognitive Interventionen. Dies erscheint nachvollziehbar angesichts der Tatsache, dass eine große Anzahl von Kontakten nicht mit qualitativ hochwertigen Beziehungen gleichzusetzen ist – eine durch eine Intervention etwas höhere Anzahl hat somit vermutlich bei den wenigsten Teilnehmenden große Effekte auf ihre Einsamkeit. Interventionen, die mehr soziale Kontakte anbahnten, konzentrierten sich somit auf die äußere Umgebung und weniger auf die innere Welt einsamer Menschen (d. h., was sie wahrnehmen, was sie denken). Dabei tragen zur Entstehung der Einsamkeit wesentlich entsprechende innere Prozesse bei, die sowohl bewusst als auch unbewusst ablaufen können und durch kognitive Interventionsansätze verändert werden sollen.

Tobias Krieger und Noëmi Seewer beschreiben anhand der aktuellen psychologischen Evidenz die Wege in die Einsamkeit und vor allem auch aus ihr heraus. Dabei liegt ein Schwerpunkt auf psychotherapeutischen Interventionen, die von der Psychoedukation bis zur kognitiven Umstrukturierung gemäß eines zugrunde liegenden modularen Modells flexibel kombiniert werden können.
Krieger, T. & und Seewer, N. (2022). Einsamkeit. Fortschritte der Psychotherapie, 85. Göttingen: Hogrefe.

Weitere Interventionsformen auf Individual- oder Gruppenebene

Indirekte psychologisch orientierte Ansätze

Diese →Interventionen umfassten Programme, die nicht auf die direkt bei der Entstehung der Einsamkeit implizierten Prozesse (wie Wahrnehmungsverzerrungen) abzielten, sondern auf breitere Kompetenzen wie z. B. Emotionsregulation und Achtsamkeit.

Achtsamkeit Achtsamkeit wird gemeinhin definiert als das Gewahrsein, das entsteht, wenn man absichtlich im gegenwärtigen Moment und ohne zu urteilen aufmerksam ist (z. B. Kabat-Zinn, 2015). Sie kann durch das Praktizieren bestimmter Meditationstechniken erfahren werden, die im Wesentlichen die Konzentration auf ein Meditationsobjekt, in der Regel den Atem, beinhalten. Die Erfahrung des Versuchs, sich auf diese Weise zu konzentrieren, ermöglicht es zu erkennen, inwiefern Gedanken aufkommen, die man sich nicht bewusst ausgesucht hat, die sich oft wiederholen und die auch schwer beherrschbar sein können. Ein wichtiger Aspekt der Meditation besteht dann darin, sich innerlich zu distanzieren und die Aufmerksamkeit wieder auf den Gegenstand der Meditation zu lenken. Hilfreiche Effekte auf die psychische Gesundheit bestehen hierbei darin, dass man lernen kann, auch angesichts herausfordernder Situationen die Fähigkeit zu einer gewissen Metakognition nicht zu verlieren (also zum *Nachdenken über* die kreisenden Gedanken, ihre Gültigkeit und Nützlichkeit). Achtsamkeit schafft einen Abstand zwischen dem

Ereignis, das einen Gedanken hervorruft, und der Reaktion, die jemand daraufhin wählt. Dies wird auch als Dezentrierung bezeichnet.

Im Zusammenhang mit Einsamkeit könnten diese Fähigkeiten hilfreich sein, negative Gedankenschleifen zu durchbrechen und auch den Teufelskreis der Einsamkeit zu verlassen. Es gibt mittlerweile erste Evidenz, die darauf hindeutet, dass Achtsamkeit eine wirksame Strategie gegen Einsamkeit sein kann, z. B. basierend auf Untersuchungen mit Teilnehmer:innen, die sich selbst als psychisch belastet einschätzten (Lindsay et al., 2019).

Positive Psychologie

Ein weiterer Ansatz besteht in der Anwendung von Strategien der positiven Psychologie auf Einsamkeit. Wie bereits in Kapitel 5 angesprochen wurde, sollen positiv-psychologische Zugänge zu einem besseren Wohlbefinden verhelfen, indem sie sich auf die Kultivierung positiver Emotionen, persönlicher Stärken und sinnerfüllter Lebensaspekte konzentrieren. Diese Interventionen streben danach, psychopathologische Zustände zu mildern und die individuelle Selbstverwirklichung anzustreben. Im Fokus steht die Aktivierung von Ressourcen, die Erweiterung der psychologischen Flexibilität sowie die Steigerung der subjektiven Lebenszufriedenheit. Einzelne Konstrukte, auf die sie abhebt, umfassen z. B.:

1. Erfahrungen wie Glück, Freude, Inspiration und Liebe,
2. Zustände und Eigenschaften wie Dankbarkeit, Resilienz und (Selbst-)Mitgefühl,
3. Themen wie persönliche Stärken, Optimismus, Lebenszufriedenheit, Wohlbefinden, →Selbstwertgefühl, →Selbstvertrauen und Hoffnung.

Eine Studie (Lim et al., 2019) untersuchte die Wirksamkeit einer auf Basis von positiv-psychologischen Prinzipien entwickelten app-basierten Intervention gegen Einsamkeit bei Jugendlichen und jungen Erwachsenen. Etwa die Hälfte der Stichprobe war mit Sozialphobie diagnostiziert worden. Die Forscher:innen testeten auch, welche Arten der Einbindung der Proband:innen bzw. der Darbietung des (zuvor partizipativ entwickelten) Materials am besten angenommen wurden. Dazu gehörten Videos, in denen junge Menschen mit Einsamkeitserfahrungen zu Wort kamen (welche bei den Proband:innen am beliebtesten waren), Expert:innenvideos und Videos mit Schauspieler:innen. Thematisch fokussierten die Module z. B. auf persönliche Stärken, die Förderung positiver Emotionen im Alltag, Lebenssinn und Lebensziele. Abgesehen von einer guten Akzeptanz der Inhalte zeigten sich Verringerungen der Einsamkeit und von →Depressionssymptomen. Die Teilnehmenden berichteten, dass sie durch die Intervention erreichte Erfolge neuen Lernerlebnissen, Gelegenheiten zur Reflexion und der Übertragbarkeit der Inhalte und Übungen in ihren Alltag zuschrieben.

Technologiebasierte Interventionen

Manche der bereits unter den anderen Überschriften genannten Interventionsstrategien könnten auch hier verortet werden, insofern sie z. B. app-basiert oder über das Telefon durchgeführt wurden. Gleichzeitig waren technologische Lösungen eine oft genannte eigene Gruppe in früheren Übersichtsarbeiten. Forscher:innen testeten auch, ob die Art des Mediums in relevanter Weise mit dem (Miss-)Erfolg einer Intervention assoziiert war, weshalb sie hier gesondert aufgeführt werden. Digitale Interventionen sind von besonderem Interesse, da sie während der COVID-19-Pandemie verstärkt eingesetzt wurden und die Rolle der Technologie – insbesondere von Smartphones und sozialen Medien – bei der Vermittlung sozialer Beziehungen seit den 2010er Jahren rapide zugenommen hat, gerade auch im hohen und höheren Lebensalter. Zudem sind beispielsweise app-basierte Interventionen wesentlich leichter skalierbar als andere in diesem Kapitel dargestellte Programme, die z. B. auf der bereitgestellten Zeit freiwilliger Helfer:innen und ihrer jeweils individuellen Betreuung basierten. So ermöglicht die digitale Bereitstellung von Interventionen eine nahezu unbegrenzte Reproduzierbarkeit und Verteilung ohne signifikante zusätzliche Ressourcen. Zudem können digitale Interventionen perspektivisch durch Datenanalyse und Algorithmen personalisierte Ansätze liefern, um individuelle Bedürfnisse Betroffener besser zu erfüllen.

Technologiebasierte Interventionen bieten den Vorteil, potentiell sehr viele Teilnehmer:innen erreichen zu können, laufen aber Gefahr, vulnerable Gruppen auszuschließen.

Nachteile digitaler Interventionen

Digitale Interventionen erfordern jedoch noch mehr als andere Herangehensweisen eine Auseinandersetzung mit verschiedenen ethischen Überlegungen, z. B. der potentiellen Verletzung der Privatsphäre, der informierten Zustimmung und der Autonomie sowie möglichen Disparitäten bezogen auf den Zugang, auch für ältere Menschen und Menschen mit Behinderungen.

Darüber hinaus ist derzeit noch unzureichend erforscht, inwieweit Online-Beziehungen die Interaktionen von Angesicht zu Angesicht ergänzen oder gar ersetzen können und welche potentiell schädlichen Auswirkungen digitale Interventionen haben, insbesondere hinsichtlich des Risikos einer verstärkten Isolation bereits sehr zurückgezogen lebender Menschen. Die World Health Organization (2021) weist an dieser Stelle auf das Recht hin, offline zu bleiben, und auf die Notwendigkeit, Alternativen für diejenigen zu entwickeln, die sich nicht digital vernetzen können oder wollen.

Zudem zeigten sich in der Praxis auch Schwierigkeiten, z.B. Teilnehmende langfristig an das Programm zu binden bzw. bei denjenigen, die vorzeitig ausscheiden, herauszufinden, woran es liegt – haben sie vielleicht zwischenzeitlich (durch die Hilfe der Intervention oder durch eine andere Lebensveränderung) ihre Einsamkeit überwunden? Hatten sie nur keine Lust mehr teilzunehmen? Oder haben sie eine weitere Verschlechterung erlebt und andere Hilfen benötigt?

Zu bisher evaluierten digitalen Interventionen gehörten z.B. Schulungen zur Nutzung von Internet und Computern, Unterstützung bei der Videokommunikation, Nutzung von Messaging-Diensten, Online-Diskussionsgruppen und Foren, Chatbots und virtuelle künstliche Intelligenz als „Begleiter:in“. Trotz Hinweisen auf die Wirksamkeit einzelner Ansätze kann auf Basis des bisherigen Forschungsstandes nicht geschlossen werden, dass digitale Interventionen anderen grundsätzlich über- oder unterlegen sind. Tatsächlich scheint auch nicht das genutzte Medium ausschlaggebend für erzielte Linderungen der Einsamkeit zu sein, sondern eher positive Effekte auf psychologische und soziale Variablen, wie die Erleichterung des Kontakts zum sozialen Umfeld, Stärkung der sozialen Unterstützung und eine Steigerung des Selbstbewusstseins (Chen & Schulz, 2016).

An dieser Stelle soll vertiefend auf zwei psychologisch basierte Online-Interventionsprogramme eingegangen werden, die (erste) vielversprechende Erfolge gezeigt haben. Eine Lösung mancher der angesprochenen Schwierigkeiten (wie Verlust von Teilnehmenden über die Zeit und ein unzureichendes Engagement, z.B. nur anteilige Bearbeitung gestellter Aufgaben) besteht darin, angeleitete bzw. therapeutisch begleitete Programme anzubieten. Ein solches wurde von Käll, Jägholm et al. (2020) in einem Pilot-RCT (randomized controlled trial, mehr dazu im Exkurs unten) evaluiert. Die angebotenen Module orientierten sich am kognitiv-behavioralen Modell chronischer Einsamkeit, das Sie in Kapitel 3.1 kennengelernt haben. Insgesamt nahmen 73 Personen teil, von denen 36 die Intervention erhielten und 37 als Kontrollgruppe dienten (d. h., sie kamen auf eine Warteliste). Sie waren im Mittel knapp 50 Jahre alt (47.2, Standardabweichung 17.63) Die Teilnehmenden erhielten Zugang zu insgesamt acht Modulen, die über acht Wochen hinweg bearbeitet werden sollten. Jede Woche wurde ein weiteres freigeschaltet, auch wenn die Teilnehmenden das vorherige Modul vielleicht noch nicht ganz abgeschlossen hatten. Die Module waren vor allem textbasiert, enthielten →Psychoedukation und weitere Aufgaben, wie Verhaltensexperimente. Darüber hinaus bekamen die Teilnehmenden Anleitungen sowie Rückmeldungen zu den einzelnen Modulen und konnten über die Behandlungsplattform auch Fragen stellen. Therapeutisches Feedback bzw. andere Antworten wie technische Hilfe wurden unter der Woche, jeweils innerhalb von 24 Stunden, gegeben. Insgesamt zeigte sich nach Ende der Interventionsphase, dass Personen in der Interventionsgruppe im Vergleich zur Wartelistengruppe deutlich weniger Einsamkeit berichteten. Dieser Unterschied (Cohen's d = 0.77) wurde statistisch als mittelgroßer Effekt eingestuft. (Cohen's d drückt den Unterschied zwischen den Gruppen in Standardabweichungseinheiten aus, d. h., dass die durchschnittliche Veränderung in der Einsamkeit in der Interventionsgruppe etwa 0,77 Standardabweichungseinheiten über der durchschnittlichen Veränderung in der Kontrollgruppe liegt. Die Standardabweichung beschreibt die Streuung von Daten in einer Stichprobe und zeigt an, wie weit die einzelnen Punkte in einem Datensatz im Durchschnitt vom Mittelwert abweichen.) Diese erzielten Erfolge waren auch nachhaltig, wie eine weitere Auswertung zwei Jahre nach der Beendigung der Online-Intervention zeigte (Käll, Backlund et al., 2020). Tatsächlich waren die Einsamkeitswerte noch weiter zurückgegangen.

Auch in einer deutschsprachigen Adaptation des Programms bei 243 Erwachsenen (im Mittel um die 46 Jahre alt) zeigten sich gute Effekte. Hier wurden eine begleitete und unbegleitete Variante verglichen, zusammengenommen erreichten diese eine Verringerung um d = 0.57 nach dem zehnwöchigen Interventionszeitraum. Die Publikation befindet sich derzeit unter Begutachtung, ist aber bereits als Preprint veröffentlicht (Seewer et al., 2023).

Ein anderes Programm, das von einer niederländischen Arbeitsgruppe um Bouwman et al. (2017) entwickelt worden war, zielte direkt auf →Copingstrategien ab (zusammengefasst als Entwicklung des →sozialen Netzwerks, Anpassung der eigenen Erwartungen an Beziehungen und Verringerung der Bedeutung der Diskrepanz zwischen den tatsächlich vorhandenen und den gewünschten Beziehungen). Im Kontrast zu →Befriending-Programmen, die mehr Kontakte schaffen sollen, ging es dabei um „Friendship enrichment“, also die Bereicherung bzw. Verbesserung bestehender sozialer Beziehungen. Die Autor:innen beziehen sich in der Studienpublikation auf die Diskrepanztheorie von Perlman und Peplau (1981) und möchte Einsamkeit auf dem Wege vermindern, dass Teilnehmer:innen ermutigt werden, sich ihrer eigenen sozialen Bedürfnisse und Wünsche bewusst zu werden und ihr bestehendes soziales Netzwerk zu analysieren. Sie sollen über ihre Erwartungen an Freundschaften nachdenken, ob sie die Qualität bestehender Freundschaften verbessern können und aus eher losen Kontakten neue Freundschaften entwickeln möchten. Das Programm kombinierte das Training sozialer Fertigkeiten mit angeleiteten Diskussionen, die den Teilnehmer:innen die Möglichkeit gaben, unangemessene und nicht hilfreiche →soziale Kognitionen und Verhaltensweisen bei sich festzustellen und zu verändern. Es wurde an 239 Teilnehmenden im Alter von 50–86 Jahren evaluiert (es gab keine Vergleichsgruppe), deren Einsamkeit im Verlauf der fünfwöchigen Studie abnahm. Dies betraf jedoch nicht alle Maße: Ein täglich eingesetztes, direktes Item zur Messung der Einsamkeit zeigte keinen solchen Trend. Zudem hatte nur etwas mehr als ein Drittel der Teilnehmenden tatsächlich alle Bestandteile des Programms durchgeführt.

Die Hierarchie der Evidenz und die Überprüfung der Wirksamkeit von Interventionen

Es ist allgemein anerkannt, dass einige Forschungsdesigns besser geeignet sind als andere, um Forschungsfragen zur Wirksamkeit von Interventionen zu beantworten. Dies kommt im Kontext der evidenzbasierten Medizin zum Tragen im Konzept der „Hierarchie der Evidenz", die einen Rahmen für die Einstufung der vorliegenden empirischen Ergebnisse und damit zur Bewertung von verschiedensten Maßnahmen im Gesundheitswesen bildet. Ihr lässt sich entnehmen, welche Arten von Studien bei der Suche nach Antworten auf eine wissenschaftliche Frage mehr oder weniger Gewicht erhalten sollten. Abbildung 22 veranschaulicht eine solche Hierarchie. Die Rangfolge ist gewissermaßen forschungsevolutionär angelegt (ein neues Feld wird in der Regel zunächst durch Berichte/Meinungen einzelner Expert:innen und unsystematische Beobachtungsstudien erschlossen) und reicht von singulären Fallbeschreibungen (am unteren Ende) bis hin zu zunehmend strengeren Methoden (an der Spitze der Pyramide). Angelehnt an Djulbegovic und Guyatt (2017) wird die Pyramidenform verwendet, um das zunehmende Risiko von Verzerrungen zu veranschaulichen, das mit den verschiedenen Studiendesigns einhergeht, je weiter man in der Pyramide nach unten geht. Die randomisierte kontrollierte Studie (RCT) gilt als der zuverlässigste Nachweis für die Wirksamkeit von Maßnahmen, da die bei der Durchführung einer RCT angewandten Verfahren das Risiko von Störfaktoren, die die Ergebnisse beeinflussen, minimieren. Aus diesem Grund sind die Ergebnisse von RCTs wahrscheinlich näher an der tatsächlichen Wirkung als die Ergebnisse anderer Forschungsmethoden.

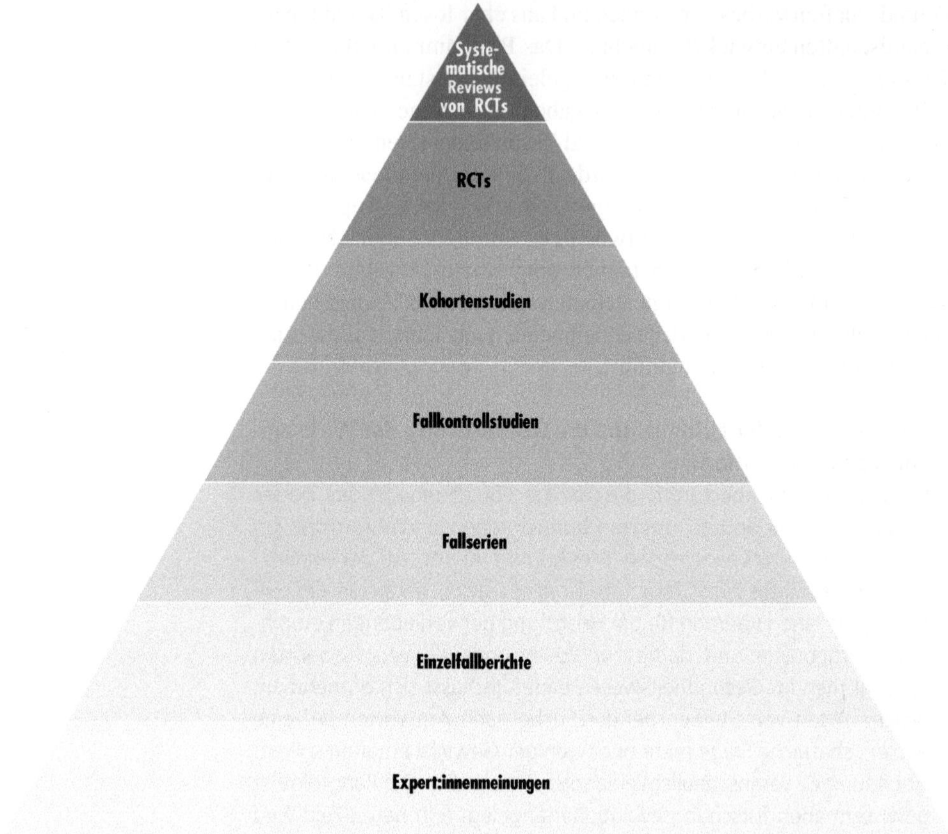

Abb. 22: Darstellung der Hierarchie der Evidenz im Sinne der evidenzbasierten Medizin (angepasst nach Djulbegovic und Guyatt (2017)

Die Hierarchie besagt, dass bei der Suche nach Belegen für die Wirksamkeit von Interventionen ordnungsgemäß durchgeführte systematische Reviews von RCT-Studien mit oder ohne →Meta-Analyse und nachgeordnet (oder in Ermangelung dieser) RCTs für sich genommen die aussagekräftigste und hochwertigste Form von wissenschaftlichen Belegen darstellen. RCTs gelten als der Goldstandard für die Bewertung der Wirksamkeit von Maßnahmen.

Randomisierte, kontrollierte Studien (RCTs) sind eine besondere Art eines experimentellen Versuchsplans, bei dem die Teilnehmer:innen nach dem Zufallsprinzip einer von zwei oder mehr klinischen Interventionen zugewiesen werden. Die zufällige Zuteilung der Teilnehmenden zu den Behandlungsgruppen soll dafür sorgen, dass sich individuelle Eigenschaften, die nicht erfasst werden (auch weil sie bisher unbekannt sind), die aber möglicherweise einen Einfluss auf das Behandlungsergebnis haben, stochastisch ausgleichen. Das „kontrolliert" bezieht sich – vor allem – auf das Vorhandensein einer Kontroll- bzw. Vergleichsgruppe. In pharmakologischen Wirksamkeitsstudien besteht die Vergleichsgruppe aus Patient:innen, die mit einem Placebo behandelt werden (und/oder mit einem bereits etablierten Medikament), wobei die Verabreichung doppelt verblindet erfolgt, d. h., dass weder Patient:in noch Behandler:in wissen, ob es sich bei der verabreichten Substanz um ein Placebo oder den zu testenden Wirkstoff handelt. Eine solche Versuchsanlage ist nicht in allen Kontexten möglich, in der Psychotherapieforschung beispielsweise muss mindestens der/die Behandler:in wissen, was er/sie gerade tut. Deshalb wird dieser Aspekt in RCTs mittlerweile nicht mehr nur auf das Vorhandensein einer Kontrollgruppe bezogen, sondern auch darauf, dass nach randomisierter Zuteilung eine statistische Kontrolle der Gleichverteilung von erfassten Kovariaten (Alter, Geschlecht, Bildungsniveau etc.) erfolgen sollte. In der Folge könnte z. B. eine Gruppe ein psychotherapeutisches Angebot gegen Einsamkeit erhalten und die andere Gruppe landet zunächst auf einer Warteliste. Gleichermaßen könnten zwei (oder mehr) therapeutische Interventionen hinsichtlich ihrer Wirksamkeit gegeneinander getestet werden (z. B. eine Online-Intervention gegen Einsamkeit, in der einen Gruppe mit und in der anderen Gruppe ohne therapeutische Begleitung). Beide Gruppen werden über einen bestimmten Zeitraum weiterverfolgt. Abgesehen von den zu vergleichenden Interventionen werden die beiden Gruppen auf die gleiche Art und Weise behandelt und beobachtet, sie füllen z. B. in denselben Abständen dieselben Fragebögen aus. Am Ende der Studie werden die Gruppen im Hinblick auf die zu Beginn festgelegten interessierenden Variablen analysiert (z. B. Einsamkeit, operationalisiert als der Summenwert der →UCLA Loneliness Scale)

und ihre Ergebnisse miteinander verglichen. Da die Gruppen abgesehen von der erhaltenen Intervention identisch behandelt werden, wird die Wahrscheinlichkeit als hoch angesehen, dass etwaige Unterschiede in den Ergebnissen (z. B. die Reduktion von Einsamkeitswerten) auf die angewendete Intervention zurückgeführt werden können. RCTs gelten somit als Voraussetzung für eine hohe interne Validität, also die Gültigkeit der aus ihnen abgeleiteten Schlussfolgerungen in Bezug auf die Ursache-Wirkungs-Beziehung.
Zumindest muss auch auf die Kritik an RCT-Studien eingegangen werden, die vor allem im Bereich der Psychotherapieforschung, aber auch abseits dieser zugenommen hat. So ist die Übertragung der RCT-Ergebnisse auf den klinischen Alltag (also ihre externe Validität) oft nur eingeschränkt gegeben, beispielsweise aufgrund selektiver Patient:innenstichproben und einem Studienprozedere, das deutlich von der Regelversorgung abweicht. Darüber hinaus ist die Gültigkeit der Annahmen, auf denen RCTs (oft unhinterfragt) beruhen fraglich, beispielsweise dürfte die Herstellung äquivalenter Gruppen durch Randomisierung nur bei sehr großen Stichprobenumfängen gelingen. Eine umfassendere Auseinandersetzung mit den Limitationen und Schwierigkeiten von RCT-Studien findet sich beispielsweise bei Orlinsky (2008).

Tiergestützte Interventionen

Die Motivation, tiergestützte Interventionen (meist mit Hunden oder Katzen) gegen Einsamkeit zu testen, entstand aus zunächst querschnittlichen Beobachtungsstudien, die gezeigt hatten, dass Haustiere die Einsamkeit lindern können, vor allem bei psychisch erkrankten oder vulnerablen Personen.

Gleichzeitig sind tiergestützte Interventionen auch in der Psychotherapie verschiedener psychischer Erkrankungen mittlerweile etabliert. Im Kontext der Einsamkeit kommt hinsichtlich der Auswertung der Effekte von tiergestützten Interventionen jedoch die Schwierigkeit hinzu, dass auch noch eine weitere Person teilnimmt, die z. B. als Psychotherapeut anleitet.

In einer randomisiert-kontrollierten Studie wurde deshalb versucht festzustellen, ob es die Tier-Mensch-Interaktion oder eine anschließende Mensch-Mensch-Interaktion war, die für die Verringerung der Einsamkeit die größere Bedeutung hatte. Die Forscher:innen kamen zu dem Schluss, dass die tiergestützte Therapie im Einzelsetting effektiver war und daher die Mensch-Tier-Interaktion am stärksten für die Verringerung der Einsamkeit verantwortlich ist. Auch verglichen sie die Interaktion mit einem echten Hund mit der Interaktion mit einem Roboterhund und stellten fest, dass Proband:innen nach dem Kontakt mit dem echten Tier zwar ein höheres Maß an Bindung an dieses berichteten, beide Interventionsgruppen jedoch eine signifikante Verringerung der Einsamkeit aufwiesen. Das Ausmaß der Verringerung unterschied sich nicht zwischen den Gruppen (Banks et al., 2008).

Aufnahme neuer Hobbies und Erlernen neuer Fähigkeiten

Eine letzte Kategorie von →Interventionen konzentriert sich auf den Aufbau von Freizeitaktivitäten und/oder die Entwicklung von Fähigkeiten.

Diese Aktivitäten können sehr vielfältig sein. In empirischen Studien umfassten sie z. B. Gartenarbeit, Computer-/Internetnutzung, Freiwilligenarbeit, Urlaub und Sport. Die Ergebnisse waren jedoch uneinheitlich, wobei qualitative Auswertungen Einblicke gaben, aus welchen Gründen diese Programme bei Personen, denen sie halfen, nützlich waren, zum Beispiel durch die Aufrechterhaltung sozialer Kontakte, konstruktive Zeitgestaltung und Interaktion mit anderen. Toepoel (2013) unterschied zwischen produktiven Aktivitäten, die mit einer Verringerung der Einsamkeit einhergingen (z. B. Lesen oder Hobbys), und passiven, „konsumierenden" Aktivitäten, die dies nicht taten (z. B. fernsehen oder Radio hören).

(Lokale) Gemeinschaftsinterventionen und gruppenbasierte Unterstützungsformate

Mehrere Studien haben lokale Gruppeninterventionen mit spezifischen Zielsetzungen hinsichtlich ihrer Effekte auf die Einsamkeit untersucht.

Zurückkommend auf das in Abbildung 20 dargestellte Dreieck geht es hier also nun um die mittlere Schicht. Mehrere Strategien auf dieser Gemeinschaftsebene haben bisher Potential gezeigt, zur Verringerung von Einsamkeit (vor allem im mittleren, höheren und hohen Erwachsenenalter) beizutragen. Einige beziehen sich auf die Infrastruktur – wie Verkehr (insbesondere gut ausgebaute und erschwingliche Angebote des öffentlichen Nahverkehrs), digitale Integration und die bauliche Umwelt –, die erforderlich ist, damit die vor Ort lebenden Menschen sowohl ihre bestehenden Beziehungen pflegen als auch neue Kontakte knüpfen können. Obwohl es nur wenige empirische Belege für die Auswirkungen der Verkehrspolitik auf →soziale Isolation und Einsamkeit gibt, zeigte beispielsweise eine Studie aus England, dass die Einführung kostenloser Busfahrten für Menschen ab 60 Jahren Einsamkeit und depressive Symptome reduzieren konnte (Reinhard et al., 2018). Auch die bauliche Umgebung in Gemeinden kann soziale Bindungen entweder fördern oder behindern. Die Gestaltung von Wohnanlagen (z. B. zugängliche und einladende Gemeinschaftsbereiche), öffentlichen Räumen (z. B. Beleuchtung, Sitzgelegenheiten, öffentliche Toiletten) und von Restaurants, Geschäften und kulturellen Einrichtungen wie Bibliotheken und Museen (z. B. Zugänglichkeit, Preisgestaltung und Inklusivität) kann sich auf soziale Isolation und Einsamkeit auswirken (World Health Organization, 2021). Mehrere weitere Strategien auf lokaler bzw. Gemeindeebene, die sich erfolgreich gezeigt haben, waren Freiwilligenarbeit sowie gezielte Unterstützungsprogramme für potentiell vulnerable Gruppen. Als Teil letzterer wurden z. B. im Vereinigten Königreich die „Transitions in Later Life"-Pilotprojekte als hilfreich evaluiert (Evans et al., 2019).

Die insgesamt sieben Projekte des **„Transitions in Later Life"-Programms** im Vereinigten Königreich (gefördert von der Calouste Gulbenkian Foundation und wissenschaftlich evaluiert in Zusammenarbeit mit dem Centre for Ageing Better) verfolgten das Ziel, die Veränderungen, Herausforderungen und Chancen zu erforschen und zu verstehen, die mit Lebensübergängen im Alter verbunden sind. Die betroffenen Personen wurden dabei durch Beteiligte aus allen Lebensbereichen unterstützt, z. B. Arbeitgeber:innen, Gesundheitsdienstleister:innen, Freiwilligengruppen, lokalen Vereinen und Glaubensgemeinschaften.

Die Interventionsstrategien waren in zwei Hauptgruppen untergliedert:

1. **Initiativen:** Diese umfassten Maßnahmen zur Unterstützung der Arbeitnehmer:innen, den emotionalen/mentalen Umgang mit Veränderungen und die Planung des weiteren Lebens, den Aufbau einer Arbeitgeber:innengruppe zum Austausch über die am besten geeigneten/wirksamsten Unterstützungsmöglichkeiten und generationsübergreifende Unterstützungsmodelle.
2. **Unterstützung:** Diese umfasste die Schaffung neuen Wissens (durch Datenerhebung, den Austausch im gemeinsamen Netzwerk, Evaluation, Publikation und Ergebniskommunikation) sowie Einflussnahme (z. B. durch eine Arbeitgeber:innengruppe).

Methodisch wurde eine multidisziplinäre Herangehensweise gewählt, die qualitative und quantitative Forschungsmethoden kombinierte.
Die Ergebnisse der Evaluation zeigten, dass Lebensübergänge im späteren Lebensalter wie der Eintritt in den Ruhestand, der Verlust eines Partners/einer Partnerin oder der Umzug in eine Pflegeeinrichtung erhebliche Auswirkungen auf das Einsamkeitsempfinden älterer Menschen hatten. Während einige Personen diese Übergänge gut bewältigten und soziale Unterstützung aus ihrem Netzwerk erhielten, berichteten andere von verstärkter Einsamkeit und sozialer Isolation.
In Bezug auf Einsamkeit zeigte sich, dass präventive Maßnahmen, die soziale Unterstützung, Beratung (allgemeiner zu den Faktoren, die eine gelingende Anpassung an veränderte Lebensumstände fördern und spezifischer zu psychologischen und sozialen Ressourcen) und die Förderung interaktiver Aktivitäten sowie den Aufbau eines Netzwerks von Personen in ähnlichen Lebensumständen umfassten, Einsamkeitsgefühle älterer Menschen während dieser Lebensübergänge reduzieren konnten. Insbesondere die Bereitstellung von Kommunikationsmöglichkeiten über digitale Plattformen oder Gemeinschaftszentren erwies sich als wirksame Strategie, um soziale Verbindungen aufrechtzuerhalten oder zu stärken und ggf. wegfallende (z. B. durch das Ausscheiden aus dem Beruf) zu kompensieren. Teilnehmer:innen identifizierten als Teil der qualitativen Evaluation der Programme verschiedene Elemente als hilfreich, z. B. die konstruktive Diskussion und das gemeinsame Nachdenken in einer sicheren, produktiven Gruppenatmosphäre sowie die Gewinnung einer neuen Perspektive auf Übergänge im höheren Lebensalter als etwas Positives und als Chancen, Kontrolle zu übernehmen (im Kontrast zu gängigen Altersstereotypen, die Passivität und Verlusterfahrungen betonen).

Was macht Interventionen erfolgreich?

Einige Autor:innen haben versucht, die Merkmale derjenigen Interventionen zu extrahieren, die die besten Erfolge zeigten. Bezogen auf ältere Erwachsene waren dies z. B. folgende:

- gruppenbasierte Interventionen, die sich auf Aktivitäten und/oder das Erlernen von etwas Neuem konzentrierten (im Sinne von →Psychoedukation, aber auch Strategien, z. B. zur Emotionsregulation – solange die Interventionen über reinen Input hinausgingen und die Proband:innen mehr taten als einfach nur zuzuhören),

- Interventionen, die auf spezifische Zielgruppen fokussierten, sowie
- Interventionen, die einen partizipativen Ansatz hatten und Teilnehmer:innen beispielsweise eine gewisse Kontrolle über die Aktivitäten oder deren Reihenfolge gaben.

Darüber hinaus handelte es sich bei den unwirksamen Interventionen hauptsächlich um individuelle Maßnahmen (in verschiedenen Settings, inklusive zu Hause).

Umgekehrt gibt es Hinweise auf Barrieren, die es einsamen Personen erschweren, von angebotenen Interventionen zu profitieren. Im Kontext rein digitaler Angebote berichteten beispielsweise viele Forscher:innen über Schwierigkeiten, Teilnehmer:innen zu halten und sie zu motivieren, über längere Zeit ein Programm durchzuführen (gerade bei nicht angeleiteten Selbsthilfeprogrammen). Bezogen auf Gruppenangebote wurden z. B. das Unwohlsein in der Gruppe, Gefühle fehlender Zugehörigkeit, Schwierigkeiten, mit anderen in Kontakt zu kommen und Hemmnisse, zu vertrauen als negative Erlebnisse genannt (Stuart et al., 2022). Zu dieser Erhebung ist jedoch einschränkend anzumerken, dass sie subjektive Einschätzungen dessen aggregierte, was Studienteilnehmer:innen in der Vergangenheit unangenehm gewesen war bzw. ihnen schwerfiel. Die Forscher:innen konnten nicht (statistisch) untersuchen, ob diese Eindrücke tatsächlich mit einem früheren Abbruch einer Intervention oder weniger Erfolg hinsichtlich der Linderung der Einsamkeit nach Interventionsteilnahme assoziiert waren. Dieser Einwand soll nicht argumentieren, dass die Äußerungen der Studienteilnehmer:innen nicht wichtig sind, aber dass ihre Implikationen nicht direkt auf der Hand liegen: Grundsätzlich ist nämlich auch denkbar, dass aus zunächst irritierenden und verunsichernden Erfahrungen (auch, weil sie etwas Neues, Ungewohntes darstellen) letztlich gute Erfolge erwachsen können, wenn Interventionsteilnehmer:innen eben nicht mit Vermeidung oder Rückzug reagieren, sondern sich dem Wagnis stellen und z. B. weiterhin an einer Gruppe teilnehmen, sich mit anderen austauschen, auch wenn es sie Überwindung kostet und emotional anstrengend ist, sie den anderen zunächst nicht leicht vertrauen können usw.

Weiterhin einschränkend argumentierten Gardiner et al. (2018), dass auch deshalb unklar bleibt, welche Faktoren für die Wirksamkeit der Interventionen wichtig sind, weil die meisten Interventionen verschiedene Aspekte miteinander vermischen, deren jeweilige Effekte nicht klar trennbar sind. Um also die mehr bzw. weniger hilfreichen Aspekte von Interventionen gegen Einsamkeit zu bestimmen, ist noch strategischere Forschung notwendig.

Strategien auf gesellschaftlicher Ebene

Die zunehmende Anerkennung von Einsamkeit als Risiko für die Gesundheit und den sozialen Zusammenhalt der Gesellschaft hat auch politische Aktivitäten befördert, ihr entgegenzutreten.

Diese beziehen sich auf die breiteste Ebene des Dreiecks in Abbildung 20 und tragen der Erkenntnis Rechnung, dass viele Faktoren, die zur Einsamkeit beitragen, außerhalb der Kontrolle des Einzelnen liegen und damit zur Förderung der Gesundheit aller Veränderungen im gesamten Geltungsbereich des →sozial-ökologischen Modells (siehe Kapitel 2.4) erforderlich sind. Entsprechend haben Expert:innen nicht nur Empfehlungen dafür entwickelt, wie die einzelne Person Gefühle von Einsamkeit reduzieren kann, sondern auch, welche Maßnahmen von der Politik ergriffen werden können, um die Entwicklung von Einsamkeit in der Gesellschaft weniger wahrscheinlich zu machen bzw. einsame Menschen darin zu unterstützen, wieder in Kontakt zu kommen. So verwies die Mental Health Foundation (2022) des Vereinigten Königreichs auf fünf Punkte:

1. Einen strategischen, nationalen Ansatz zur Bekämpfung der Einsamkeit verfolgen
2. Entwicklung entsprechender gesellschaftlicher Ressourcen (auch im Sinne von Wissen, →Präventions- und →Interventionsstrukturen)
3. Verstärkter Ausbau bzw. Neugestaltung begrünter Wohnumgebungen, die für alle zugänglich sind und soziale Kontakte fördern
4. Potentiell vulnerable Gruppen durch gezielte Interventionen unterstützen (z. B. indem diese für Kinder und Jugendliche in die Schulumgebung implementiert werden)
5. Sicherstellung, dass alle Mitglieder der Gesellschaft Zugang zu digitalen Kommunikationstechnologien haben sowie die Fähigkeiten besitzen, sie in selbstgesteuerter, hilfreicher Art und Weise zu benutzen bei gleichzeitiger Berücksichtigung eventueller Vorlieben und der Bereitstellung von Möglichkeiten für nicht-digitale Formen der Kommunikation

Internationale Initiativen und Kampagnen

Gesamtgesellschaftliche Strategien umfassen große Aufklärungskampagnen, die beispielsweise Informationen zur Verbreitung von Einsamkeit transportieren und praktische Hinweise geben, wie man der Einsamkeit selbst begegnen kann. Sie sind somit als niedrigschwellige Präventionsansätze zu sehen.

Die im Folgenden als Beispiele aufgeführten nationalen Initiativen haben sich (gemeinsam mit weiteren wie der US-amerikanischen „Coalition to End Social Isolation and Loneliness“, dem kanadischen „Genwell Project“, „Conquering Loneliness in New Zealand“, der finnischen „Helsinki Missio“, dem brasilianischen „Instituto Dara“ und der dänischen „Mary Foundation“) in der 2021 gegründeten „Global Initiative on Loneliness and Connection“ (GILC) zusammengeschlossen, die eine globale Sensibilisierung für das Thema Einsamkeit und → soziale Verbundenheit anstrebt, den globalen Wissensaustausch fördern und dadurch die Reichweite von Forschung und Innovation verbessern sowie übergreifende Strategien zur Unterstützung sozialer Verbundenheit begleiten möchte.

Australien In Australien wurde 2016 die Initiative „Ending Loneliness Together“ (Gemeinsam die Einsamkeit beenden) ins Leben gerufen, um das öffentliche Bewusstsein für Einsamkeit zu stärken, standardisierte Maßstäbe für Erhebung und Erforschung von Einsamkeit einzuführen, Gesundheitsdienstleister:innen evidenzbasierte Ansätze zur Linderung von Einsamkeit bei gefährdeten Patient:innen bereitzustellen und nicht zuletzt auch Politiker:innen zu beraten und politische Strategien zur Verringerung der Einsamkeit zu erarbeiten. Als Ziel ihrer Bemühungen nennen die Leiter:innen die Halbierung der Einsamkeit (im Vergleich zum Referenzjahr 2019) in Australien bis zum Jahr 2030.

Japan In Japan wurde 2021 (vor dem Hintergrund der COVID-19 Pandemie und beobachteten Anstiegen der Suizidraten) ein Einsamkeitsminister benannt und 2022 die „Public-Private Collaboration Platform for Tackling Loneliness and Isolation” gegründet. Vulnerable Gruppen, für die Unterstützungsprogramme erarbeitet wurden, umfassten neben vereinsamten Menschen im hohen und höheren Lebensalter, die gefährdet sind, einen tragischen, einsamen Tod zu sterben (→ Kodoku-Shi), junge Frauen sowie von Armut betroffene Kinder.

Der Einsatz eines Einsamkeitsministers folgte dabei dem Vorbild eines solchen Postens im Ministerium für Kultur, Digitales, Medien und Sport im Vereinigten Königreich im Jahr 2018.

Vereinigtes Königreich Die „Campaign to End Loneliness” umfasst seit 2012 ein großes Netzwerk nationaler, regionaler und lokaler Organisationen sowie Freiwilliger, die durch Maßnahmen auf allen Ebenen, deren Evaluation und Stärkung des Austauschs von Forschung und Politik im Sinne der Prävention und Intervention, gegen Einsamkeit tätig sind. Der Fokus bisheriger Tätigkeiten lag dabei vor allem auf dem hohen und höheren Lebensalter.

Als Konsequenz des langen Bestehens und des vielfältigen Engagements der „Campaign to End Loneliness“ gibt es mittlerweile umfassende Forschungserkenntnisse zur Bedingtheit, Verbreitung und Entwicklung der Einsamkeit in England, Schottland, Wales und Nordirland, auch basierend auf einem verstetigten, jährlich durchgeführten nationalen Monitoring.

Ein Beispiel für eine breit sichtbare öffentliche Kommunikationskampagne, die über die Verbreitung von Einsamkeit aufklären und sie gleichermaßen „normalisieren" wie auch auf Hilfsangebote hinweisen wollte, war die **#LetsTalkLoneliness Campaign** (etwa: Lass uns über Einsamkeit reden).

Ein Ziel der Einsamkeitsstrategie für England bestand darin, das Stigma der Einsamkeit zu bekämpfen und mehr Bewusstsein für die Bedeutung sozialer Beziehungen zu schaffen. Im Juni 2019 wurde deshalb die Kampagne #LetsTalkLoneliness ins Leben gerufen. Auf der Website der Kampagne heißt es: „Jede/r von uns kann irgendwann in seinem Leben von Einsamkeit betroffen sein. Es ist an der Zeit, dass wir darüber sprechen. Die Kampagne will jeden dazu ermutigen, das Gespräch zu beginnen und zu sagen, dass es in Ordnung ist, sich einsam zu fühlen, und dass es in Ordnung ist, darüber zu sprechen" (Übersetzung der Autorin). Im Mittelpunkt der Kampagne stand ihre Website, die Organisationen, Ressourcen und Berichte von Betroffenen zusammenbringt, alles im Sinne der übergeordneten Zielsetzung, Menschen dazu zu ermutigen, (offener) über Einsamkeit zu sprechen. Die Kampagne wurde dabei von mehreren Partner:innen getragen, darunter auch das Britische Rote Kreuz und die britische Regierung. Ein Teil der Kampagne war explizit auf Jugendliche und junge Erwachsene ausgerichtet. Neben der Vermittlung allgemeinerer Informationen über Einsamkeit und der Illustration von Risiko- und Schutzfaktoren sowie individuellen Handlungsmöglichkeiten am Beispiel von echten Fallgeschichten Betroffener wurden auch neue Ressourcen erstellt und verbreitet, z. B. regionale Landkarten von verfügbaren (Gemeinschafts-) Angeboten zur Einsamkeitsbekämpfung. Die Kampagne ermutigte Betroffene aus allen gesellschaftlichen Gruppen und Schichten sich zu beteiligen, indem sie ihre Geschichten online teilen, um zu zeigen, wie normal es ist, sich einsam zu fühlen und um zu betonen, dass niemand sich seiner Gefühle schämen sollte. Der Hashtag #LetsTalkLoneliness fand auf Facebook, Twitter und TikTok große Verbreitung und wurde auch in den folgenden Jahren immer wieder aufgegriffen. Eine Google-Suche nach ihm erbringt aktuell 134.000 Ergebnisse (Stand: 27.08.2023) und führt nun nicht nur zu den ursprünglichen Kampagnenmaterialien, sondern liefert auch zahlreiche Videos, Tweets und andere Beiträge betroffener Menschen aus England und der ganzen Welt.

Konkrete Maßnahmen gegen die Einsamkeit bestehen darüber hinaus z. B. in der Implementierung eines →„Social Prescribing"-Ansatzes (auf Deutsch etwa: soziale Verordnung) durch den National Health Service, bei dem Ärzte/Ärztinnen, Therapeut:innen und andere Gesundheits-dienstleister:innen Patient:innen, die informell als einsam identifiziert wurden, Teilnahmen an sozialen Aktivitäten zusammen mit anderen (zu einem subventionierten Tarif) verschreiben können.

Social Prescribing

Es geht hierbei also explizit um nicht-pharmazeutische, nicht-klinische Maßnahmen. Der Fokus liegt auf individuell zugeschnittenen Empfehlungen, die den Bedürfnissen und Präferenzen der betroffenen Personen entsprechen.

Beispiele für Social Prescribing umfassen eine Vielzahl von Aktivitäten und Ressourcen, die auf sozialen Interaktionen und Gemeinschaftsaufbau abzielen. Dies kann die Teilnahme an Gruppenaktivitäten wie Kunst- oder Musikworkshops, Sportgruppen, gemeinnützigen Projekten oder Bildungsveranstaltungen umfassen. Weiterhin können kulturelle Veranstaltungen, Freiwilligenarbeit oder der Zugang zu Selbsthilfegruppen und Unterstützungsnetzwerken empfohlen werden.

Wissenschaftliche Evaluationen von „Social Prescribing"-Interventionen fanden insgesamt positive Effekte (im Sinne von einer Verringerung der Einsamkeit und einer Zunahme der sozialen Verbundenheit). Es gibt auch Hinweise darauf, dass ältere Menschen (oberhalb von 60 Jahren) mehr profitieren konnten als jüngere, wobei die Studienlage auch hier noch recht heterogen ist und Schlussfolgerungen mit Vorsicht gezogen werden müssen. Vor allem bedarf es weiterer Forschung, um die langfristigen Auswirkungen, die Effektivität in verschiedenen Populationen und die optimalen Implementierungsstrategien zu prüfen.

Deutschland

In Deutschland gab es lange keine groß angelegten Strategien bzw. eigene Initiativen gegen Einsamkeit. In den letzten Jahren hat sich aber auch hier viel getan. Den Beginn machte der Landtag Nordrhein-Westfalen in 2020 mit einer fraktionsübergreifenden Enquetekommission. Ihr Abschlussbericht listet sowohl regionale Perspektiven als auch allgemeinere Folgen der Einsamkeit für die körperliche und seelische Gesundheit auf, wobei Arbeits- und Sozialpolitik, Stadtplanung und Infrastruktur sowie gesellschaftliche Partizipation und Teilhabe als wichtige Aspekte der Entstehung und auch bezogen auf Möglichkeiten der Bekämpfung von Einsamkeit identifiziert wurden (Enquetekommission, Der Landtag Nordrhein-Westfalen, 2022).

Seit 2022 besteht das Kompetenznetzwerk Einsamkeit (KNE) (lokalisiert am Frankfurter Institut für Sozialarbeit und Sozialpädagogik e. V.), welches durch das Bundesministerium für Familie, Frauen, Senioren und Jugend (BMFSFJ) gefördert wird. Das KNE treibt sowohl Gesundheitskommunikation und Wissenstransfer als auch eigene, praktisch orientierte Forschungsprojekte voran. Aktuelle Publikationen des KNE umfassen z. B. Systematisierungen von Präventions- und Interventionsmaßnahmen, eine Landkarte der in Deutschland vorhandenen Angebote gegen Einsamkeit und Zusammenstellungen der internationalen Evidenz in Expertisen. Regelmäßige Veranstaltungen (mit politischen Entscheidungsträger:innen) ermöglichen zudem Austausch und Diskussion sowie die Weitergabe von Wissen an die allgemeine Öffentlichkeit und Fachpersonen.

Die Webseite des KNE stellt vielfältige Informationen zu den Ursachen und Folgen von Einsamkeit sowie Strategien zu ihrer Bekämpfung in Deutschland bereit. Durchgeführte Veranstaltungen (wie der KNE Salon zu verschiedenen Themen, am 21.09.2023 beispielsweise zu „Soziale Orte und Nachbarschaften gegen Einsamkeit", Arbeitstagungen und partizipative Gespräche, z. B. mit Bundesfamilienministerin Lisa Paus, sowie Podiumsdiskussionen) lassen sich im Videoformat nachschauen:
Kompetenznetz Einsamkeit am Institut für Sozialarbeit und Sozialpädagogik e. V. (2023). Aktuelles. https://kompetenznetz-einsamkeit.de/aktuelles-archiv (Abgerufen am 25.01.2024)

Einen bedeutsamen Meilenstein stellte die am 13.12.2023 beschlossene Strategie der Bundesregierung gegen Einsamkeit dar. In ihr wird festgehalten, dass Einsamkeit als intersektionales Problem zu sehen ist, das zudem Personen aller Altersgruppen betreffen kann. Zu den Zielen gehören die Etablierung eines Einsamkeitsbarometers, d. h. ein qualitativ hochwertiges Monitoring des Niveaus der Einsamkeit in der Bevölkerung, sowie die Förderung weiterer Forschung, die evidenzbasiert Einblick in mit Einsamkeit assoziierte Risiko- und Schutzfaktoren im deutschen Kontext geben soll. Darüber hinaus soll die Öffentlichkeit für das Thema sensibilisiert werden, Einsamkeit „besprechbar" gemacht, d. h., entstigmatisiert werden, und für Betroffene mehr niedrigschwellige Zugänge zu Hilfsangeboten gebahnt werden. Die Publikation einer Strategie gegen Einsamkeit ist ein starkes Signal, es ist jedoch noch nicht absehbar, inwiefern sie eine Wirkung entfalten wird, zumal keine zusätzlichen finanziellen Mittel für die Umsetzung der beschriebenen Maßnahmen in Aussicht gestellt wurden.

Ein Beispiel für eine Hashtagkampagne im deutschsprachigen Raum, die nicht von einer bestimmten Organisation bzw. mit einer Kampagne im Hintergrund lanciert wurde, die aber dennoch sehr erfolgreich war, ist **#keinerbleibtallein**. Sie zeigt anschaulich, wie auf einer höheren Ebene wirksame Bewegungen auch aus der Gesellschaft bzw. (Online-)Communities selbst heraus entstehen können. Sie begann an Weihnachten 2016 mit dem Impuls, Menschen, die an Weihnachten ungewollt allein waren, miteinander zu verbinden. Der Initiator der Kampagne war selbst aufgrund einer Trennung an Weihnachten allein und überlegte, wie er damit einen guten Umgang finden konnte. Sein Tweet inspirierte weitere und damit eine Vielzahl spontaner Einladungen und Zusammenkünfte, alle von der Community selbst organisiert.

In den nächsten Jahren wurde das niedrigschwellige Vernetzungsangebot auch auf weitere Plattformen ausgeweitet und erreichte beispielsweise im Jahr 2020 die Vermittlung von 2.500 Treffen. Insgesamt wird geschätzt, dass in Deutschland, Österreich und der Schweiz insgesamt 140.000 Menschen animiert wurden, ihre Gastfreundschaft anzubieten. Mittlerweile ist unter dem Kampagnennamen ein Verein entstanden und ganzjährig ein Team aktiv, das einzelne Projekte und eine Präventions- und Interventionsplattform vorantreibt. Diese zielen vor allem auf junge Menschen und Menschen im mittleren Erwachsenenalter. Bezogen auf die Vermittlung von Treffen sortieren sie Angebote und Nachfragen und bringen Menschen zusammen – wenn auch nur für einen Tag. Sie überprüfen, wer ähnliche Vorstellungen und Interessen hat, in der Nähe wohnt oder bestimmte Wünsche hat, schauen sich die Profile in den sozialen Netzwerken an und vermitteln. Zudem erhielt die Initiative kürzlich finanzielle Förderung, um lokale Vermittlungsangebote (insbesondere für Armutsbetroffene) zu unterstützen.

Auch vergleichsweise am Anfang der Arbeit des 2014 gegründeten Silbernetz e. V. stand eine Hashtagkampagne, hier gegen Einsamkeit im Alter (#GEiA). Das mittlerweile fest etablierte Hauptangebot besteht nun in einer kostenfreien Telefonnummer, die einsame Menschen ab 60 Jahren anrufen können, um anonym und vertraulich mit jemandem zu sprechen. Bei Bedarf und Wunsch gibt es (ähnlich zu Angeboten aus dem Vereinigten Königreich, die als Vorbild dienten) auch das Angebot der „Silbernetz-Freundschaft", in deren Rahmen man regelmäßig mit derselben Person spricht. Positive Erfahrungen Betroffener lesen sich z. B. so: „Sehr gute Erfahrung dort gemacht. Habe sogar eine Silber Netz Freundin mit der ich einmal in der Woche fest telefoniere. Mit der verstehe ich mich so gut wie mit einer richtigen Freundin. Es ist gut mal jemanden zum Reden zu haben, wenn man sich einsam fühlt."

Darüber hinaus gibt es das „GenerationenTandem", als Teil dessen jüngere Freiwillige mit Menschen aus Seniorenheimen zusammengebracht werden. Die Webseite des Projekts hält zudem Informationen über lokale Angebote (spezifisch für Senior:innen) vor.

Eine übergreifende Plattform, die global agiert und von Deutschland aus koordiniert wird, ist der Togetherness Hub. Der Togetherness Hub besteht seit Frühjahr 2021 und schließt insgesamt 15 Länder zusammen. Er bildet eine global zugängliche Plattform (erreichbar unter https://www.togethernesshub.com/), deren Hauptziel in der Stärkung der internationalen Zusammenarbeit besteht, konkret in der Vernetzung verschiedener Akteur:innen, die sich der Bekämpfung der Einsamkeit verschrieben haben – von Privatpersonen über Expert:innen bis zu Organisationen, Unternehmen und Vereinen aus der ganzen Welt. Ein Mediencenter informiert über Projekte gegen Einsamkeit (inkl. wissenschaftlich evaluierter Programme sowie Projektankündigungen, die zur Unterstützung einladen). Zusätzlich gibt es die Möglichkeit, sich in Gruppen über diese, aber auch über aktuelle Nachrichten und andere Themen auszutauschen und Fragen an die internationale Community zu stellen. Dabei arbeiten die Gründer:innen des Togetherness Hub eng mit Initiativen aus anderen Ländern zusammen, z. B. aus dem Vereinigten Königreich, den USA und Australien.

8.3 Zusammenfassung

Kapitel 8 widmete sich den Maßnahmen und Strategien zur Bewältigung von Einsamkeit und unterschied dabei sowohl verschiedene Ebenen (von der einzelnen Person bis hin zu gesamtgesellschaftlichen Strategien) sowie differenzierte informelle, oft selbsthilfebasierte Ansätze sowie evidenzbasierte, theoretisch begründete Programme, die in randomisiert-kontrollierten Studien untersucht wurden.

Die wissenschaftliche Grundlage für letztere ist in den letzten Jahren deutlich gestärkt wurden, dennoch gibt es gegenwärtig noch eine überschaubare Anzahl als wirksam bestätigter →Interventionen. Untersuchte Strategien (die teilweise auch in Kombination erforscht wurden) umfassten →Psychoedukation, die Verbesserung sozialer Fertigkeiten, die Bahnung von mehr sozialen Kontakten und kognitiv orientierte Interventionen, die z. B. auf die Korrektur maladaptiver Selbst- und Beziehungswahrnehmungen sowie Erwartungen an andere Personen. Letztgenannte Interventionen zeigten sich dabei als die vergleichsweise erfolgreichsten bezogen auf die Verringerung der Einsamkeit, allerdings steht die Erforschung der angenommenen Wirkmechanismen noch am Anfang.

Auch auf gesellschaftlicher Ebene wurden zuletzt viele Programme ins Leben gerufen, die die Einsamkeit in der Bevölkerung verringern sollen, z. B. über Aufklärungs- und Informationskampagnen, die etablierte Kanäle sowie soziale Medien nutzten. Bei der Entwicklung dieser verschiedenen Ansätze spielte international die aktive Mitarbeit betroffener Personen eine große Rolle.

8.4 Fragen zu Kapitel 8

1. Was bedeutet „Lived Experience"?
2. Was ist mit partizipativer Forschung gemeint? Nennen Sie verschiedene Beispiele dafür.
3. Warum sind partizipative Ansätze in der Einsamkeitsforschung wichtig und nützlich?
4. Auf welchen Ebenen können Interventionen gegen Einsamkeit angesiedelt sein?
5. Was ist der Unterschied zwischen direkten und indirekten Interventionsansätzen?
6. Für welche Art von Interventionen gegen Einsamkeit ist die Evidenzlage derzeit am besten zu bewerten?
7. Beschreiben Sie eine beispielhafte psychologisch-psychotherapeutische Intervention gegen Einsamkeit und erklären Sie auch den dabei angenommenen Wirkmechanismus.
8. Was ist damit gemeint, wenn Interventionen darauf abzielen, die sozialen Fähigkeiten der von Einsamkeit betroffenen Personen zu verbessern? Haben diese Interventionen in der Vergangenheit Erfolge gezeigt?
9. Was ist mit „Social Prescribing" gemeint?

10. Was ist das Ziel von Befriending-Interventionen? Wo liegen die Grenzen dieser Art von Interventionen gegen Einsamkeit?

11. Nennen Sie eine Strategie bzw. Initiative gegen Einsamkeit auf gesellschaftlicher Ebene.

Glossar

Ablehnung: Eine direkte Form sozialen Ausschlusses als Teil derer der betroffenen Person kommuniziert wird, dass sie nicht erwünscht ist.
Abwärtsspirale, Aufwärtsspirale: Beschreibung des Weges in bzw. aus der Einsamkeit, die durch sich jeweils gegenseitig verstärkende Prozesse charakterisiert sind, die sich wie ein Sog (nach oben bzw. nach unten) auswirken.
Ängste (Angst, Angsterkrankungen, Angststörungen): Gefühle wahrgenommener Bedrohungen oder Gefahren. Angsterkrankungen sind psychische Störungen, bei denen Ängste übermäßig intensiv, anhaltend oder unangemessen sind, was das tägliche Leben beeinträchtigen kann.
Anomie: Durkheim zufolge ein Zustand sozialer Unordnung, in dem traditionelle Normen und Werte geschwächt sind, was zu einem Gefühl der Orientierungslosigkeit und Entfremdung führen kann und Suizidalität begünstigt.
Ausgrenzung: Eine subtilere Form sozialen Ausschlusses, charakterisiert durch ein Ignorieren der betroffenen Person.
Befriending: Maßnahme gegen Einsamkeit, die einsame Personen mit anderen (z. B. Freiwilligen) zusammenbringt, um sozialen Austausch und das Entstehen von Freundschaften zu fördern.
Big Five (OCEAN-Modell der Persönlichkeit): einflussreiches Persönlichkeitsmodell, das die Eigenschaften von bzw. Unterschiede von Menschen anhand von fünf Dimensionen (Offenheit für Erfahrungen, Gewissenhaftigkeit, Extraversion/Introversion, Verträglichkeit, Neurotizismus/emotionale Stabilität) beschreibt, auf die sich vom Verhalten der Person schließen lässt.
Bindungstheorie: entwickelt von Bowlby; beschreibt, wie frühe Beziehungen, besonders zu den Eltern, die Entwicklung und das Verhalten im späteren Leben beeinflussen.
Bindungssystem: biologisch verankertes System, das Menschen dazu veranlasst, enge Beziehungen zu suchen, insbesondere bei Stress oder Bedrohung.
„Broaden-and-Build"-Theorie: beschreibt, wie positive Emotionen den Denk- und Handlungsspielraum einer Person erweitern und ihre Ressourcen aufbauen.

Coping, Copingstile: Strategien und Mechanismen, die Menschen nutzen, um mit Stress und Herausforderungen umzugehen; umfasst adaptive (positive) und maladaptive (negative) Ansätze zur Stressbewältigung.
Cyberball-Spiel: Experimentelles Ballspielparadigma mit in der Regel drei Spieler:innen, in dem Teilnehmer:innen ohne Vorwarnung eine Phase erleben, in der sie nicht aktiv am Spiel teilnehmen. Das Spiel dient der Untersuchung der Effekte sozialen Ausschlusses.
Depressionen: psychische Erkrankungen, die durch anhaltende Niedergeschlagenheit, Interessenverlust und weitere Symptome gekennzeichnet sind; beeinflussen das Wohlbefinden und tägliche Funktionieren erheblich.
Diskrepanzdefinition: Auffassung der Einsamkeit als ein aversives Gefühl, das aus der Diskrepanz zwischen den gewünschten sozialen Beziehungen und den tatsächlich vorhandenen entsteht.
Emotionsfokussierte Psychotherapie (EFT): therapeutische Methode, die sich darauf konzentriert, emotionale Prozesse zu erkunden, zu verstehen und zu transformieren, inkl. der Art und Weise, wie Menschen auf ihre Gefühle reagieren.
Evolutionäre Theorie der Einsamkeit: entworfen von Cacioppo, enthält die Theorie die Annahme, dass Einsamkeit in der Entwicklungsgeschichte des Menschen als ursprünglich adaptive Reaktion auf einen bedrohlichen Zustand entstanden ist.
Fähigkeit, allein zu sein („Capacity to be alone"): von Winnicott geprägter Begriff, der beschrieb, wie diese Fähigkeit in den frühesten Beziehungen erworben wird; im Laufe des Lebens bleibt sie relevant als Schutz gegenüber Einsamkeit.
Geschlechterrollen: gesellschaftliche Erwartungen und Normen, die definieren, welche Verhaltensweisen und Eigenschaften als typisch für Männer und Frauen gelten.
Gesundheitsverhalten: Individuelle Handlungen, Entscheidungen und Gewohnheiten einer Person, die Einfluss auf ihre Gesundheit haben (z.B. Ernährung, körperliche Aktivität, Alkohol- und Tabakkonsum).
Hikikomori: japanischer Begriff für Menschen, die sich über einen längeren Zeitraum von der Gesellschaft zurückziehen und soziale Aktivitäten vermeiden; oft mit psychischer Belastung verbunden.
Intervention(-smaßnahmen, -strategien): gezielte Maßnahmen, Strategien oder Eingriffe, die ergriffen werden, um einen positiven Einfluss auf eine Situation, ein Verhalten oder einen Zustand zu nehmen.

Kausalattribuierung: Prozess, durch den Menschen Ursachen oder Erklärungen für Ereignisse, Handlungen oder Ergebnisse zuschreiben.
Kodoku-shi: japanischer Begriff, der auf Menschen verweist, die alleine leben und möglicherweise einen isolierten Lebensstil führen, alleine versterben und ggf. lange nicht aufgefunden werden.
Lived Experience: persönliche Erfahrungen und Perspektiven einer Person, die auf ihren individuellen Lebensweg, ihre Empfindungen, und ihre subjektiven Wahrnehmungen zurückgehen; auch im Zusammenhang mit ihrer Betroffenheit von psychischen Erkrankungen oder Einsamkeit.
Medikalisierung: Prozess, bei dem Verhaltens- oder Erlebensweisen als medizinische Probleme betrachtet werden und somit medizinische Interventionen oder Behandlungen erhalten.
Megatrends: langfristige, tiefgreifende Veränderungen oder Entwicklungen, die breite Auswirkungen auf Gesellschaft, Wirtschaft, Technologie und Kultur haben; erstrecken sich oft über mehrere Jahrzehnte und prägen die Art und Weise, wie Menschen leben, arbeiten und miteinander interagieren.
Meta-Analyse: statistische Methode, die Daten aus mehreren Studien kombiniert, um umfassendere und genauere Schlussfolgerungen über einen bestimmten Effekt oder Zusammenhang zu ziehen.
Messinvarianz: psychometrische Konsistenz von Messungen über verschiedene Gruppen oder Bedingungen hinweg; sie muss empirisch überprüft werden, um sicherzustellen, dass die Ergebnisse vergleichbar und gültig sind.
Minderheitenstress: spezifische Stressoren, die Mitglieder von Minderheitsgruppen aufgrund ihrer Identität erleben können und die zu psychischen Belastungen und Gesundheitsrisiken beitragen.
Need Threat Scale: Fragebogen, der nach dem Cyberball-Spiel eingesetzt wird und erhebt, wie es erlebt wurde, vor allem mit Bezug auf die Bedrohung sozialer Grundbedürfnisse.
Ozeanische Gefühle: von Freud geprägter Begriff, der sich auf ein Gefühl der Verbundenheit oder Verschmelzung mit der Welt bezieht.
Pathologisierung: Prozess, bei dem bestimmte Verhaltensweisen, Zustände oder Merkmale als krankhaft oder abnormal betrachtet und in den Kontext von medizinischen oder psychologischen Diagnosen eingeordnet werden
Perfektionismus (Selbstgerichteter; Sozial vorgeschriebener; Auf andere gerichteter): Verschiedene Ausprägungen hoher Standards bzw. Erwartungen (inkl. einer kritischen Reaktion, wenn diese nicht erfüllt werden), die eine Person an sich selbst stellt (selbst-

gerichtet), als Druck der sozialen Umgebung wahrnimmt (sozial vorgeschrieben), bzw. auf diese bezieht (auf andere gerichtet).

Persönlichkeitsstörungen: langfristige Muster des Denkens, Fühlens und Verhaltens, die zu Beeinträchtigungen im persönlichen und sozialen Funktionieren führen; betreffen die Art und Weise, wie eine Person mit sich selbst, anderen und der Umwelt interagiert.

Positive Psychologie: ist die Lehre von dem, was das Leben lebenswert macht und Wohlbefinden fördert, z. B. Glück, Optimismus, Hoffnung und Kreativität.

Posttraumatische Belastungsstörung (PTBS): psychische Erkrankung, die als Reaktion auf extrem belastende oder traumatische Ereignisse entstehen kann; Symptome können Flashbacks, Albträume, intensive Angstzustände und emotionale Betäubung beinhalten.

Prävention (Primär-, Sekundär- und Tertiärprävention): Maßnahmen, die darauf abzielen, die Entstehung, Verschlimmerung und/oder Chronifizierung von Krankheiten oder Gesundheitsprobleme zu verhindern bzw. ihre Auswirkungen zu minimieren und Rückfälle zu verhindern.

Psychache: Kaum zu ertragendes quälendes psychisches Leiden, zentrales Element der Suizidtheorie von Shneidman.

Psychoedukation: Bereitstellung von Informationen und Wissen über psychische Gesundheit und psychische Störungen, um das Verständnis, die Selbsthilfe und die Bewältigungsfähigkeiten von Menschen zu verbessern.

Psychose: Verlust des Realitätsbezugs (z. B. Halluzinationen, Wahnvorstellungen). Betroffene, z. B. an Schizophrenie erkrankte Personen, erleben in diesen Zuständen schwerwiegende Denkstörungen und massive Ängste.

Psychodynamik: Psychoanalytisch fundierte Zugänge zur Entwicklung, zum Verhalten und Erleben einer Person. Die Psychodynamik beinhaltet die Berücksichtigung unbewusster inneren Dynamiken, einen Fokus auf Beziehungen und die Bedeutung früherer Erfahrungen.

Rasch-Type Loneliness Scale: Ein geläufiger Name für die De Jong-Gierveld Loneliness Scale, ein etabliertes Einsamkeitsmaß, das im Selbstbericht erhoben wird und zwischen emotionaler und sozialer Einsamkeit differenziert

Reaffiliation Motive (RAM) / Reaffiliationsmotiv: beschrieben von Qualter als Motivation von Menschen, soziale Bindungen und Beziehungen zu suchen und aufrechtzuerhalten.

Schizophrenie: schwere psychische Erkrankung, die durch gestörtes Denken, Wahrnehmungsveränderungen, Desorganisation der Gedanken und sozialen Rückzug gekennzeichnet ist.
Separation Distress: Trennungsschmerz bzw. -stress, konzeptualisiert als die Kehrseite der Bindung an andere.
Selbstvertrauen: Vertrauen und die Überzeugung in die eigenen Fähigkeiten, Kompetenzen und Wert.
Selbstwertgefühl: Bewertung und das Gefühl von Wertschätzung, die eine Person gegenüber sich selbst hat.
Selbstwirksamkeit: Vertrauen einer Person in die eigene Fähigkeit, bestimmte Aufgaben zu bewältigen, Herausforderungen zu meistern und Einfluss auf das eigene Leben zu nehmen.
Social Facilitation: Unterstützungsangebote für einsame Menschen, die ihnen die Bahnung und Aufrechterhaltung von Kontakten zu anderen erleichtern sollen.
Social Network Index: Maß, das die Anzahl der Kontakte im Netzwerk, nicht die wahrgenommene Qualität dieser Verbindungen fokussiert.
Social Prescribing: Praxis, bei der Gesundheitsdienstleister:innen nicht nur medizinische Behandlungen, sondern auch soziale Aktivitäten, Gemeinschaftsressourcen oder unterstützende Programme zur Verbesserung des Wohlbefindens und der Gesundheit verschreiben.
Social Skills: soziale Fähigkeiten, z. B. der Kommunikation, die es Menschen ermöglichen, effektiv und angemessen in sozialen Situationen zu interagieren.
Solitude: Alleinsein, das als angenehm wahrgenommen wird, z. B. entspannend und anregend und auch selbst aufgesucht wird.
Sozial-ökologische Modelle: theoretische Rahmen, die menschliches Verhalten und Wohlbefinden im Kontext ihrer engeren und weiteren (sozialen und strukturellen) Umgebung betrachten.
Soziale Ängste: Ängste oder Befürchtungen im sozialen Kontext, z. B. Angst vor negativem Urteil oder Ablehnung durch andere.
Soziale Exklusion: Ausschluss aus der Gruppe, beinhaltet sowohl Ablehnung als auch Ausgrenzung und ist ein starker Stressfaktor.
Soziale Isolation: Objektive Beschreibung der Situation, in der eine Person wenige soziale Kontakte bzw. Interaktionen hat.
Soziale Kognition: umschreibt, wie Menschen Informationen über sich selbst und andere verarbeiten, interpretieren und darauf reagieren; umfasst die Wahrnehmung sozialer Signale, das Verstehen sozialer Situationen, die Interpretation von Emotionen und die Bildung sozialer Urteile.

Soziale Verbundenheit: Gefühl der emotionalen Nähe, Zugehörigkeit zu anderen Menschen.

Sozialer Schmerz: Emotionale Reaktion auf soziale Exklusion, die auf neuronaler Ebene dem Erleben physischer Schmerzen ähnelt.

Soziales Netzwerk: Gesamtheit der zwischenmenschlichen Beziehungen und Verbindungen, die eine Person zu anderen Menschen hat.

Soziometer: Konzept aus der Sozialpsychologie, das von Leary entwickelt wurde; beschreibt metaphorisch ein internes Messgerät, das das Gefühl der sozialen Akzeptanz oder Ablehnung misst.

Stress: aus psychologischer Sicht (im Sinne des Modells von Lazarus) erwächst Stress aus der subjektiven Wahrnehmung, dass eine Person an sie gestellte Anforderungen primär herausfordernd wahrnimmt. Im nächsten Schritt geht es auch um den Abgleich mit den individuell vorhandenen Ressourcen (Fähigkeiten, aber auch Unterstützungsmöglichkeiten im Umfeld), die zur Bewältigung bereitstehen.

Stressreaktion: physiologische und psychologische Reaktion auf Anforderungen oder Belastungen, die als herausfordernd oder bedrohlich wahrgenommen werden. Die Stressreaktion umfasst eine komplexe Reihe von körperlichen, emotionalen und Verhaltensveränderungen, die darauf abzielen, mit der Belastung umzugehen.

Strukturniveau: Das Strukturniveau ist ein Begriff aus der psychodynamischen Theorie. Er beschreibt, wie gut eine Person in der Lage ist, ihre Bedürfnisse zu regulieren, mit Konflikten umzugehen und Beziehungen zu gestalten, was wiederum Einfluss auf ihre psychische Stabilität, Gesundheit und Anpassungsfähigkeit hat.

Stigmatisierung: Prozess, bei dem Menschen aufgrund bestimmter Merkmale, Eigenschaften oder Zustände von anderen abgelehnt, diskriminiert oder negativ bewertet werden.

Suchterkrankungen: Zustand, bei dem eine Person durch wiederholten Konsum von Substanzen oder das Ausüben bestimmter Verhaltensweisen eine Abhängigkeit entwickelt.

Suizid; Suizidgedanken: Selbsttötung bzw. Gedanken, dass man nicht mehr leben möchte bzw. sich das Leben nehmen möchte.

Teufelskreismodell: Cacioppo beschreibt, inwiefern Einsamkeit und Veränderungen der sozialen Kognition einander verstärken können, so dass der Ausstieg aus dem Teufelskreis der Einsamkeit Betroffenen nur noch schwer gelingt.

Theorie der latenten Vulnerabilität: Annahme, dass bestimmte Personen aufgrund nicht direkt beobachtbarer Faktoren (z. B. Prozesse im Nachgang früher Traumatisierungen) anfälliger für die Entwicklung bestimmter psychischer Belastungen sind.

Thwarted Belongingness: auf Deutsch etwa: vereitelte Zugehörigkeit, ein Konstrukt innerhalb der Interpersonellen Theorie suizidalen Verhaltens von Joiner, das der Einsamkeit sehr ähnlich ist.

Toxische Positivität: übermäßige Betonung von positiven Denkweisen und das Unterdrücken oder Ignorieren von negativen Emotionen oder Herausforderungen.

Transaktionales Stressmodell: entwickelt von Lazarus und Folkman; beschreibt Stress als ein Ergebnis der Interaktion zwischen einer Person und ihrer Umwelt; betont die subjektive Bewertung von Stressoren durch eine Person und ihre Fähigkeit, mit diesen umzugehen.

UCLA Loneliness Scale: Instrument zur Messung von Einsamkeit; entwickelt von Russell an der University of California, Los Angeles (UCLA) entwickelt.

Vereinsamung: Zusammenspiel und gegenseitige Verstetigung von Einsamkeit und sozialer Isolation.

Verhaltensprävention: Maßnahmen, die darauf abzielen, unerwünschtes Verhalten zu verhindern oder zu reduzieren, um Gesundheitsrisiken zu minimieren.

Verhältnisprävention: Strategien, die auf die Veränderung von Rahmenbedingungen, Strukturen oder Umgebungen abzielen, um gesundheitsförderndes Verhalten zu erleichtern und Risikofaktoren zu reduzieren.

(Wahrgenommene) soziale Unterstützung: Hilfe, Unterstützung oder emotionale Zuwendung, die eine Person von anderen in ihrem sozialen Netzwerk erfährt; Wahrgenommene soziale Unterstützung bezieht sich darauf, wie eine Person die Verfügbarkeit und Qualität der Unterstützung von anderen subjektiv wahrnimmt.

Zwangsstörungen: Zwangsstörungen sind psychische Erkrankungen, bei denen Menschen wiederkehrende, unerwünschte Gedanken haben und/oder ritualisierte Verhaltensweisen (Zwangshandlungen) durchführen. Betroffene erleben dabei oft einen erheblichen inneren Drang bzw. Gefühle von Bedrohung, Anspannung und Unruhe beim Versuch, die Gedanken zu unterdrücken/Handlungen zu unterlassen. Zwangsstörungen können zu immensen Beeinträchtigungen im täglichen Leben führen.

Literatur

Arendt, H. (1973). *The Origins of Totalitarianism.* New York: Houghton Mifflin Harcourt.

Arnett, J. J. (2007). Emerging adulthood: What is it, and what is it good for? *Child Development Perspectives, 1*(2), 68–73.

Asher, S. R., Hymel, S. & Renshaw, P. D. (1984). Loneliness in children. *Child Development, 55*(4), 1456–1464.

Badcock, J. C., Shah, S., Mackinnon, A., Stain, H. J., Galletly, C., Jablensky, A. & Morgan, V. A. (2015). Loneliness in psychotic disorders and its association with cognitive function and symptom profile. *Schizophrenia Research, 169*(1–3), 268–273.

Banks, M. R., Willoughby, L. M. & Banks, W. A. (2008). Animal-assisted therapy and loneliness in nursing homes: use of robotic versus living dogs. *Journal of the American Medical Directors Association, 9*(3), 173–177.

Barreto, M., Van Breen, J., Victor, C., Hammond, C., Eccles, A., Richins, M. T. & Qualter, P. (2022). Exploring the nature and variation of the stigma associated with loneliness. *Journal of Social and Personal Relationships, 39*(9), 2658–2679.

Barreto, M., Victor, C., Hammond, C., Eccles, A., Richins, M. T. & Qualter, P. (2021). Loneliness around the world: Age, gender, and cultural differences in loneliness. *Personality and Individual Differences,* 169, 110066.

Batsleer, J. & Duggan, J. (2020). *Young and lonely: The social conditions of loneliness.* Bristol: Policy Press.

Baumeister, R. F., DeWall, C. N., Ciarocco, N. J. & Twenge, J. M. (2005). Social exclusion impairs self-regulation. *Journal of Personality and Social Psychology, 88*(4), 589–604.

Baumeister, R. F. & Leary, M. R. (1995). The need to belong: desire for interpersonal attachments as a fundamental human motivation. *Psychological Bulletin, 117*(3), 497–529.

Beckers, A., Buecker, S., Casabianca, E. J. and Nurminen, M (2022). *Effectiveness of interventions tackling loneliness (JRC130944).* Publications Office of the European Union.

Beierlein, C., Kovaleva, A., Kemper, C. J. & Rammstedt, B. (2014). Allgemeine Selbstwirksamkeit Kurzskala (ASKU). In *Zusammenstellung sozialwissenschaftlicher Items und Skalen (ZIS)* (Vol. 10).

Beller, J. & Wagner, A. (2018). Disentangling loneliness: Differential effects of subjective loneliness, network quality, network size, and living alone on physical, mental, and cognitive health. *Journal of Aging and Health, 30*(4), 521–539.

Berkman, L. F. & Syme, S. L. (1979). Social networks, host resistance, and mortality: a nine-year follow-up study of Alameda County residents. *American Journal of Epidemiology, 109*(2), 186–204.

Berscheid, E. (1984). Interpersonal attraction. In G. Lindzey & E. Aronson (Eds.), *Handbook of Social Psychology* (3rd ed.). Reading, MA: Addison-Wesley.

Beutel, M. E., Brähler, E., Wiltink, J., Michal, M., Klein, E. M., Jünger, C., Wild, P. S., Münzel, T., Blettner, M., Lackner, K., Nickels, S. & Tibubos, A. N. (2017). Emotional and tangible social support in a German population-based sample: Development and validation of the Brief Social Support Scale (BS6). PloS One, 12(10).

Beutel, M. E., Hettich, N., Ernst, M., Schmutzer, G., Tibubos, A. N., & Brähler, E. (2021). Mental health and loneliness in the German general population during the COVID-19 pandemic compared to a representative pre-pandemic assessment. *Scientific reports, 11*(1), 14946.

Beutel, M. E., Klein, E. M., Brähler, E., Reiner, I., Jünger, C., Michal, M., Wiltink, J., Wild, P. S., Münzel, T., Lackner, K. J. & Tibubos, A. N. (2017). Loneliness in the general population: prevalence, determinants and relations to mental health. *BMC Psychiatry, 17*(1), 1–7.

Beutel, T., Weiser, P., Zwerenz, R., Wiltink, J., Subic-Wrana, C. & Michal, M. (2014). Ungesunder Lebensstil bei Patienten einer psychosomatischen Poliklinik und Konsilambulanz. *PPmP – Psychotherapie Psychosomatik Medizinische Psychologie, 64*(09/10), 378–383.

Birken, M., Chipp, B., Shah, P., Olive, R. R., Nyikavaranda, P., Hardy, J., Chhapia, A., Barber, N., Lee, S., Pearce, E., Lloyd-Evans, B., Perkins, R., McDaid, D., Stefanidou, T., Shafran, R., Pitman, A. & Johnson, S. (2023). Exploring the experiences of loneliness in adults with mental health problems: A participatory qualitative interview study. *Plos One,* 18(3), e0280946.

Bouwman, T. E., Aartsen, M. J., van Tilburg, T. G. & Stevens, N. L. (2017). Does stimulating various coping strategies alleviate loneliness? Results from an online friendship enrichment program. *Journal of Social and Personal relationships, 34*(6), 793–811.

Bowlby, J. (1982). Attachment and loss: retrospect and prospect. *American Journal of Orthopsychiatry, 52*(4), 664–678.

Buecker, S., Denissen, J. J. & Luhmann, M. (2021a). A propensity-score matched study of changes in loneliness surrounding major life events. *Journal of Personality and Social Psychology, 121*(3), 669–690.

Buecker, S., Ebert, T., Götz, F. M., Entringer, T. M. & Luhmann, M. (2021b). In a lonely place: Investigating regional differences in loneliness. *Social Psychological and Personality Science, 12*(2), 147–155.

Buecker, S., Mund, M., Chwastek, S., Sostmann, M. & Luhmann, M. (2021c). Is loneliness in emerging adults increasing over time? A preregistered cross-temporal meta-analysis and systematic review. *Psychological Bulletin, 147*(8), 787–805.

Bundesministerium für Gesundheit (2023). Prävention. https://www.bundesgesundheitsministerium.de/service/begriffe-von-a-z/p/praevention.html (Abgerufen am 28.09.2023)

Cacioppo, S. & Cacioppo, J. T. (2012). Decoding the invisible forces of social connections. *Frontiers in Integrative Neuroscience,* 6, 51.

Cacioppo, J. T. & Cacioppo, S. (2018). Loneliness in the modern age: An evolutionary theory of loneliness (ETL). In J. M. Olson (Ed.), *Advances in experimental social psychology* (Vol. 58, pp. 127–197). Amsterdam: Elsevier Academic press.

Cacioppo, S., Capitanio, J. P. & Cacioppo, J. T. (2014). Toward a neurology of loneliness. *Psychological Bulletin, 140*(6), 1464–1504.

Cacioppo, S., Grippo, A. J., London, S., Goossens, L. & Cacioppo, J. T. (2015). Loneliness: Clinical import and interventions. *Perspectives on Psychological Science, 10*(2), 238–249.

Cacioppo, J. T., Hawkley, L. C. & Thisted, R. A. (2010). Perceived social isolation makes me sad: Five year cross-lagged analyses of loneliness and depressive symptomatology in the Chicago Health, Aging, and Social Relations Study. *Psychology and Aging, 25*(2), 453–463.

Cacioppo, J. T., Hughes, M. E., Waite, L. J., Hawkley, L. C. & Thisted, R. A. (2006). Loneliness as a specific risk factor for depressive symptoms: Cross-sectional and longitudinal analyses. *Psychology and Aging, 21*(1), 140–151.

Cacioppo, J. T. & Patrick, W. (2008). *Loneliness: Human nature and the need for social connection*. New York: WW Norton & Company.

Campaign to End Loneliness (2020). *The psychology of loneliness: why it matters and what we can do*. https://www.campaigntoendloneliness.org/wp-content/uploads/Psychology_of_Loneliness_FINAL_REPORT.pdf (Abgerufen am 28.09.2023)

Casabianca, E. J. & Kovacic, M. (2022). Loneliness and health of older adults: The role of cultural heritage and relationship quality. *JRC Working Papers in Economics and Finance, 2022*(5).

Caspi, A., Harrington, H., Moffitt, T. E., Milne, B. J. & Poulton, R. (2006). Socially isolated children 20 years later: risk of cardiovascular disease. *Archives of Pediatrics & Adolescent Medicine, 160*(8), 805–811.

Cattan, M., Kime, N. & Bagnall, A. M. (2011). The use of telephone befriending in low level support for socially isolated older people – an evaluation. *Health & Social Care in the Community*, 19(2), 198–206.

Chen, Y. R. R. & Schulz, P. J. (2016). The effect of information communication technology interventions on reducing social isolation in the elderly: a systematic review. *Journal of Medical Internet Research, 18*(1), e18.

Chiang, K. J., Chu, H., Chang, H. J., Chung, M. H., Chen, C. H., Chiou, H. Y. & Chou, K. R. (2010). The effects of reminiscence therapy on psychological well-being, depression, and loneliness among the institutionalized aged. *International Journal of Geriatric Psychiatry, 25*(4), 380–388.

Christensen, P. N. & Kashy, D. A. (1998). Perceptions of and by lonely people in initial social interaction. *Personality and Social Psychology Bulletin, 24*(3), 322–329.

Cohen, S., Doyle, W. J., Skoner, D. P., Rabin, B. S. & Gwaltney, J. M. (1997). Social ties and susceptibility to the common cold. *Journal of the American Medical Association, 277*(24), 1940–1944.

Cohen-Mansfield, J., Hazan, H., Lerman, Y. & Shalom, V. (2016). Correlates and predictors of loneliness in older-adults: A review of quantitative results informed by qualitative insights. *International Psychogeriatrics, 28*(4), 557–576.

Costa, P. T., Jr. & McCrae, R. R. (2008). The Revised NEO Personality Inventory (NEO-PI-R). In G. J. Boyle, G. Matthews & D. H. Saklofske (Eds.), *The SAGE handbook of personality theory and assessment, Vol. 2. Personality measurement and testing* (pp. 179–198). London: Sage Publications, Inc.

Dahlberg, L., & McKee, K. J. (2014). Correlates of social and emotional loneliness in older people: evidence from an English community study. *Aging & Mental Health, 18*(4), 504–514.

Dahlberg, L., Andersson, L., McKee, K. J. & Lennartsson, C. (2015). Predictors of loneliness among older women and men in Sweden: A national longitudinal study. *Aging & Mental Health, 19*(5), 409–417.

Dahlberg, L., McKee, K. J., Frank, A. & Naseer, M. (2022). A systematic review of longitudinal risk factors for loneliness in older adults. *Aging & Mental Health, 26*(2), 225–249.

Dalgard, O. S., Dowrick, C., Lehtinen, V., Vazquez-Barquero, J. L., Casey, P., Wilkinson, G., Ayuso-Mateos, J. L., Page, H., Dunn, G. & Odin Group. (2006). Negative life events, social support and gender difference in depression: a multinational community survey with data from the ODIN study. *Social Psychiatry and Psychiatric Epidemiology, 41*, 444–451.

Deckx, L., van den Akker, M., Buntinx, F. & van Driel, M. (2018). A systematic literature review on the association between loneliness and coping strategies. *Psychology, Health & Medicine, 23*(8), 899–916.

De Heer, C., Bi, S., Finkenauer, C., Alink, L. & Maes, M. (2022). The association between child maltreatment and loneliness across the lifespan: a systematic review and multilevel meta-analysis. *Child Maltreatment*, 10775595221103420.

De Jong-Gierveld, J. & Kamphuis, F. (1985). The development of a Rasch-type loneliness scale. *Applied Psychological Measurement, 9*(3), 289–299.

Diener, E., Seligman, M.E., Choi, H. & Oishi, S. (2018). Happiest people revisited. *Perspectives on Psychological Science, 13*(2), 176–184.

DiTommaso, E. & Spinner, B. (1993). The development and initial validation of the Social and Emotional Loneliness Scale for Adults (SELSA). *Personality and Individual Differences, 14*(1), 127–134.

Djulbegovic, B. & Guyatt, G.H. (2017). Progress in evidence-based medicine: a quarter century on. *The Lancet, 390*(10092), 415–423.

Donovan, N.J., Wu, Q., Rentz, D.M., Sperling, R.A., Marshall, G.A. & Glymour, M.M. (2017). Loneliness, depression and cognitive function in older US adults. *International Journal of Geriatric Psychiatry, 32*(5), 564–573.

Durkheim, E. (1897). *Le suicide: étude de sociologie*. Paris: Alcan.

Ehrenthal, J.C., Dinger, U., Schauenburg, H., Horsch, L., Dahlbender, R.W. & Gierk, B. (2015). Development of a 12-item version of the OPD-Structure Questionnaire (OPD-SQS). *Zeitschrift für Psychosomatische Medizin und Psychotherapie, 61*(3), 262–274.

Ehrenthal, J.C., Zimmermann, J., Brenk-Franz, K., Dinger, U., Schauenburg, H., Brähler, E., & Strauß, B. (2021). Evaluation of a short version of the Experiences in Close Relationships-Revised questionnaire (ECR-RD8): results from a representative German sample. *BMC psychology, 9*(1), 1–11.

Eisenberger, N.I., Lieberman, M.D. & Williams, K.D. (2003). Does rejection hurt? An fMRI study of social exclusion. *Science, 302*(5643), 290–292.

Elmer, E.M., van Tilburg, T. & Fokkema, T. (2022). Minority stress and loneliness in a global sample of sexual minority adults: The roles of social anxiety, social inhibition, and community involvement. *Archives of Sexual Behavior, 51*(4), 2269–2298.

Elovainio, M., Hakulinen, C., Pulkki-Råback, L., Virtanen, M., Josefsson, K., Jokela, M., Vahtera, J. & Kivimäki, M. (2017). Contribution of risk factors to excess mortality in isolated and lonely individuals: an analysis of data from the UK Biobank cohort study. *The Lancet Public Health, 2*(6), e260–e266.

Ending Loneliness Together (2023). *Lived and Living Experience*. https://endingloneliness.com.au/lived-experience-advisory-panel/ (Abgerufen am 28.09.2023)

Engel, G.L. (1977). The need for a new medical model: a challenge for biomedicine. *Science, 196*(4286), 129–136.

Enquetekommission, Der Landtag Nordrhein-Westfalen, (2022). *Abschlussbericht der Enquetekommission zum Thema „Einsamkeit" – Bekämpfung sozialer Isolation in Nordrhein-Westfalen und der daraus resultierenden physischen und psychischen Folgen auf die Gesundheit.* https://www.landtag.nrw.de/portal/WWW/dokumentenarchiv/Dokument/MMD17-16750.pdf (Abgerufen am 28.09.2023)

Entringer, T.M. & Gosling, S.D. (2022). Loneliness during a nationwide lockdown and the moderating effect of extroversion. *Social Psychological and Personality Science, 13*(3), 769–780.

Entringer, T.M. & Kröger, H. (2020). Einsam, aber resilient: Die Menschen haben den Lockdown besser verkraftet als vermutet, *DIW aktuell, 46.*

Ernst, M., Brähler, E., Kampling, H., Kruse, J., Fegert, J.M., Plener, P.L. & Beutel, M.E. (2022). Is the end in the beginning? Child maltreatment increases the risk of non-suicidal self-injury and suicide attempts through impaired personality functioning. *Child Abuse & Neglect, 133*, 105870.

Ernst, M., Brähler, E., Kruse, J., Kampling, H. & Beutel, M.E. (2023). Does loneliness lie within? Personality functioning shapes loneliness and mental distress in a representative population sample. *Journal of Affective Disorders Reports, 12*, 100486.

Ernst, M., Klein, E.M., Beutel, M.E. & Brähler, E. (2021). Gender-specific associations of loneliness and suicidal ideation in a representative population sample: young, lonely men are particularly at risk. *Journal of Affective Disorders, 294*, 63–70.

Ernst, M., Niederer, D., Werner, A.M., Czaja, S.J., Mikton, C., Ong, A.D., Rosen, T., Brähler, E. & Beutel, M.E. (2022). Loneliness before and during the COVID-19 pandemic: A systematic review with meta-analysis. *American Psychologist, 77*(5), 660–677.

Ernst, M., Tibubos, A.N., Kubiak, T., O'Connor, R.C. & Beutel, M.E. (2022). Study Protocol for an Ecological Momentary Assessment Study: TempRes „Temporal Variability of Risk and Resilience Factors for Suicidal Ideation". *Frontiers in Psychiatry, 13*, 877283.

Ettema, E.J., Derksen, L.D. & van Leeuwen, E. (2010). Existential loneliness and end-of-life care: A systematic review. *Theoretical Medicine and Bioethics, 31*, 141–169.

Eurofound (2023). *European Quality of Life Survey (EQLS).* https://www.eurofound.europa.eu/en/surveys/european-quality-life-surveys-eqls (Abgerufen am 28.09.2023)

Evans, E., Hyde, M., Davies, J., Moffatt, S., O'Brien, N. & Windle, G. (2019). Navigating later life transitions: An evaluation of emotional and psychological interventions.

Fiorillo, D. & Sabatini, F. (2011). Quality and quantity: the role of social interactions in self-reported individual health. *Social Science & Medicine, 73*(11), 1644–1652.

Fischer, G., Riedesser, P. (2020). *Lehrbuch der Psychotraumatologie*. München: Ernst Reinhardt Verlag.

Floyd, K. (2017). Loneliness corresponds with politically conservative thought. *Research in Psychology and Behavioral Sciences, 5*(1), 13–21.

Ford, B. & Mauss, I. (2014). The paradoxical effects of pursuing positive emotion. In J. Gruber & J. Moskowitz (Eds.), *Positive emotion: Integrating the light sides and dark sides* (pp. 363–382). Oxford: Oxford University Press

Fox, R., Power, J.M., Coogan, A.N., Beekman, A.T., van Tilburg, T.G. & Hyland, P. (2021). Posttraumatic stress disorder and loneliness are associated over time: A longitudinal study on PTSD symptoms and loneliness, among older adults. *Psychiatry Research, 299*, 113846.

Fredrickson, B.L. (2004). The broaden–and–build theory of positive emotions. *Philosophical Transactions of the Royal Society of London. Series B: Biological Sciences, 359*(1449), 1367–1377.

Freud, S. & Strachey, J. (1939). *Civilization and its Discontents*. London: Hogarth Press.

Fromm-Reichmann, F. (1959). Loneliness. *Psychiatry, 22*(1), 1–15.

Gallagher, S. (2023). A Critique of Existential Loneliness. *Topoi*, 1–9.

Gardiner, C., Geldenhuys, G. & Gott, M. (2018). Interventions to reduce social isolation and loneliness among older people: an integrative review. *Health & Social Care in the Community, 26*(2), 147–157.

Goodman, R. J., Samek, D. R., Wilson, S., Iacono, W. G. & McGue, M. (2019). Close relationships and depression: A developmental cascade approach. *Development and Psychopathology, 31*(04), 1451–1465.

Goodman, W. (2022). *Toxic Positivity: Keeping It Real In A World Obsessed With Being Happy*. London: Penguin.

Greenberg, L. S. (2004). Emotion–focused therapy. *Clinical Psychology & Psychotherapy: An International Journal of Theory & Practice, 11*(1), 3–16.

Hackett, R. A., Hudson, J. L. & Chilcot, J. (2020). Loneliness and type 2 diabetes incidence: findings from the English Longitudinal Study of Ageing. *Diabetologia, 63*, 2329–2338.

Hawkley, L. C. & Cacioppo, J. T. (2003). Loneliness and pathways to disease. *Brain, Behavior, and Immunity, 17*(1), 98–105.

Hawkley, L. C. & Cacioppo, J. T. (2010). Loneliness matters: A theoretical and empirical review of consequences and mechanisms. *Annals of Behavioral Medicine, 40*(2), 218–227.

Hawkley, L. C., Gu, Y., Luo, Y. J. & Cacioppo, J. T. (2012). The mental representation of social connections: Generalizability extended to Beijing adults. *PLoS ONE 7*(9), e44065.

Hawkley, L. C., Hughes, M. E., Waite, L. J., Masi, C. M., Thisted, R. A. & Cacioppo, J. T. (2008). From social structural factors to perceptions of relationship quality and loneliness: the Chicago health, aging, and social relations study. *The Journals of Gerontology Series B: Psychological Sciences and Social Sciences, 63*(6), S375–S384.

Hawkley, L. C., Preacher, K. J. & Cacioppo, J. T. (2010). Loneliness impairs daytime functioning but not sleep duration. *Health Psychology, 29*(2), 124–129.

Hawkley, L. C., Wroblewski, K., Kaiser, T., Luhmann, M. & Schumm, L. P. (2019). Are US older adults getting lonelier? Age, period, and cohort differences. *Psychology and Aging, 34*(8), 1144–1157.

Hesse, H. (1977). *Die Gedichte*. Berlin: Suhrkamp.

Hettich, N., Beutel, M. E., Ernst, M., Schliessler, C., Kampling, H., Kruse, J. & Brähler, E. (2022). Conspiracy endorsement and its associations with personality functioning, anxiety, loneliness, and sociodemographic characteristics during the COVID-19 pandemic in a representative sample of the German population. *PLoS One, 17*(1), e0263301.

Heu, L. C., Hansen, N., van Zomeren, M., Levy, A., Ivanova, T. T., Gangadhar, A. & Radwan, M. (2021). Loneliness across cultures with different levels of social embeddedness: A qualitative study. *Personal Relationships, 28*(2), 379–405.

Hewitt, P. L., Flett, G. L. & Mikail, S. F. (2017). *Perfectionism: A relational approach to conceptualization, assessment, and treatment*. New York: Guilford Publications.

Hofer, A., Kachel, T., Plattner, B., Chernova, A., Conca, A., Fronthaler, M., … & Frajo-Apor, B. (2022). Mental health in individuals with severe mental disorders during the covid-19 pandemic: a longitudinal investigation. *Schizophrenia, 8*(1), 17.

Holt-Lunstad, J., Smith, T. B., Baker, M., Harris, T. & Stephenson, D. (2015). Loneliness and social isolation as risk factors for mortality: a meta-analytic review. *Perspectives on Psychological Science, 10*(2), 227–237.

Holt-Lunstad, J. (2021). The major health implications of social connection. *Current Directions in Psychological Science, 30*(3), 251–259.

Holwerda, T. J., Deeg, D. J., Beekman, A. T., Van Tilburg, T. G., Stek, M. L., Jonker, C. & Schoevers, R. A. (2014). Feelings of loneliness, but not social isolation, predict dementia onset: results from the Amsterdam Study of the Elderly (AMSTEL). *Journal of Neurology, Neurosurgery & Psychiatry, 85*(2), 135–142.

Hom, M. A., Chu, C., Rogers, M. L. & Joiner, T. E. (2020). A meta-analysis of the relationship between sleep problems and loneliness. *Clinical Psychological Science, 8*(5), 799–824..

Hsueh, Y.-C., Chen, C.-Y., Hsiao, Y.-C. & Lin, C.-C. (2019). A longitudinal, cross-lagged panel analysis of loneliness and depression among community-based older adults. *Journal of Elder Abuse & Neglect, 31*(4–5), 281–293.

Hughes, K., Bellis, M. A., Hardcastle, K. A., Sethi, D., Butchart, A., Mikton, C., Jones, L. & Dunne, M. P. (2017). The effect of multiple adverse childhood experiences on health: a systematic review and meta-analysis. *The Lancet Public Health, 2*(8), e356–e366.

Huxhold, O. & Henning, G. (2023). The risks of experiencing severe loneliness across middle and late adulthood. *The Journals of Gerontology: Series B*, 1668–1675.

Jowell, R., Roberts, C., Fitzgerald, R. & Eva, G. (Eds.) (2007). *Measuring Attitudes Cross-Nationally: Lessons from the European Social Survey,* 1. London: Sage Publications, Inc.

Kabat-Zinn, J. (2015). Mindfulness. *Mindfulness, 6*(6), 1481–1483.

Käll, A., Backlund, U., Shafran, R. & Andersson, G. (2020). Lonesome no more? A two-year follow-up of internet-administered cognitive behavioral therapy for loneliness. *Internet Interventions, 19*, 100301.

Käll, A., Jägholm, S., Hesser, H., Andersson, F., Mathaldi, A., Norkvist, B. T., Shafran, R. & Andersson, G. (2020). Internet-based cognitive behavior therapy for loneliness: a pilot randomized controlled trial. *Behavior Therapy, 51*(1), 54–68.

Käll, A., Shafran, R., Lindegaard, T., Bennett, S., Cooper, Z., Coughtrey, A. & Andersson, G. (2020). A common elements approach to the development of a modular cognitive behavioral theory for chronic loneliness. *Journal of Consulting and Clinical Psychology, 88*(3), 269–282.

Kaspar, R., Wenner, J. & Tesch-Römer, C. (2023). Einsamkeit in der Hochaltrigkeit. In R. Kaspar, J. Simonson, C. Tesch-Römer, M. Wagner, S. Zank (Hrsg.), *Hohes Alter in Deutschland* (S. 89–118). Berlin, Heidelberg: Springer.

Kato, T. A., Shinfuku, N., Sartorius, N. & Kanba, S. (2017). Loneliness and single-person households: Issues of kodokushi and hikikomori in Japan. In N. Okkels, C. B. Kristiansen & P. Munk-Jørgensen (Eds.), *Mental health and illness in the city* (pp. 205–219). Singapore: Springer Science + Business Media.

Kazdin, A. E. (2007). Mediators and mechanisms of change in psychotherapy research. *Annual Review of Clinical Psychology, 3*, 1–27.

Kernberg, O. F. (1970). A psychoanalytic classification of character pathology. Journal of the American Psychoanalytic Association, 18(4), 800–822.

Kirwan, E. M., O'Súilleabháin, P. S., Burns, A., Ogoro, M., Allen, E. & Creaven, A. M. (2023). Exploring Loneliness in Emerging Adulthood: A Qualitative Study. *Emerging Adulthood.*

Klein, E. M., Zenger, M., Tibubos, A. N., Ernst, M., Reiner, I., Schmalbach, B., Brähler, E. & Beutel, M. E. (2021). Loneliness and its relation to mental health in the general population: Validation and norm values of a brief measure. *Journal of Affective Disorders Reports, 4*, 100120.

Klein, M. (2022). Einsame Menschen in der Psychotherapie – Ursachen, Zusammenhänge und Hilfen bei chronischer Einsamkeit. *PiD-Psychotherapie im Dialog, 23*(04), 37–41.

Knowles, M. L., Lucas, G. M., Baumeister, R. F. & Gardner, W. L. (2015). Choking under social pressure: Social monitoring among the lonely. *Personality and Social Psychology Bulletin, 41*(6), 805–821.

Koch, P. (1994). *Solitude: A philosophical encounter*. La Salle, Illinois: Open Court Publishing.

Krakau, L., Tibubos, A. N., Beutel, M. E., Ehrenthal, J. C., Gieler, U. & Brähler, E. (2021). Personality functioning as a mediator of adult mental health following child maltreatment. *Journal of Affective Disorders, 291*, 126–134.

Krieger, T. & Seewer, N. (2022). *Einsamkeit* (Vol. 85). Göttingen: Hogrefe Verlag GmbH & Company KG.

Kristof, N. (09.11.2019). Let's wage a war on loneliness. *The New York Times*. https://www.nytimes.com/2019/11/09/opinion/sunday/britain-loneliness-epidemic.html (Abgerufen am 28.09.2023)

La Placa, V., & Morgan, J. (2022). The social construction of loneliness and global public health. *Social Science Perspectives on Global Public Health*, 189.

Lamster, F., Lincoln, T. M., Nittel, C. M., Rief, W. & Mehl, S. (2017). The lonely road to paranoia. A path-analytic investigation of loneliness and paranoia. *Comprehensive psychiatry, 74*, 35–43.

Langenkamp, A. (2021). Lonely hearts, empty booths? The relationship between loneliness, reported voting behavior and voting as civic duty. Social Science Quarterly, 102(4), 1239–1254.

Lara, E., Martín-María, N., De la Torre-Luque, A., Koyanagi, A., Vancampfort, D., Izquierdo, A. & Miret, M. (2019). Does loneliness contribute to mild cognitive impairment and dementia? A systematic review and meta-analysis of longitudinal studies. *Ageing Research Reviews, 52*, 7–16.

Lazarus, R. S. & Folkman, S. (1984). *Stress: Appraisal and coping*. New York: Springer Publishing Company.

Leary, M. R. & Baumeister, R. F. (2000). The nature and function of self-esteem: Sociometer theory. In M. P. Zanna (Ed.), *Advances in experimental social psychology*, Vol. 32 (pp. 1–62). San Diego, CA: Academic Press.

Lee, S. L., Pearce, E., Ajnakina, O., Johnson, S., Lewis, G., Mann, F., Pitman, A., Solmi, F., Sommerlad, A., Steptoe, A., Tymoszuk, U. & Lewis, G. (2021). The association between loneliness and depressive symptoms among adults aged 50 years and older: a 12-year population-based cohort study. *The Lancet Psychiatry, 8*(1), 48–57.

LeRoy, A. S., Murdock, K. W., Jaremka, L. M., Loya, A. & Fagundes, C. P. (2017). Loneliness predicts self-reported cold symptoms after a viral challenge. *Health Psychology, 36*(5), 512–520.

Liebke, L., Bungert, M., Thome, J., Hauschild, S., Gescher, D. M., Schmahl, C., Bohus, M. & Lis, S. (2017). Loneliness, social networks, and social functioning in borderline personality disorder. *Personality Disorders: Theory, Research, and Treatment, 8*(4), 349–356.

Lim, M. H., Eres, R. & Vasan, S. (2020). Understanding loneliness in the twenty-first century: an update on correlates, risk factors, and potential solutions. *Social Psychiatry and Psychiatric Epidemiology, 55*, 793–810.

Lim, M.H., Manera, K.E., Owen, K.B., Phongsavan, P. & Smith, B.J. (2023). The prevalence of chronic and episodic loneliness and social isolation from a longitudinal survey. *Scientific Reports, 13*(1), 12453.

Lim, M.H., Rodebaugh, T.L., Eres, R., Long, K.M., Penn, D.L., & Gleeson, J.F. (2019). A pilot digital intervention targeting loneliness in youth mental health. *Frontiers in psychiatry, 10*, 604.

Lim, M.H., Rodebaugh, T.L., Zyphur, M.J. & Gleeson, J.F. (2016). Loneliness over time: The crucial role of social anxiety. *Journal of Abnormal Psychology, 125*(5), 620–630.

Lindsay, E.K., Young, S., Brown, K.W., Smyth, J.M. & Creswell, J.D. (2019). Mindfulness training reduces loneliness and increases social contact in a randomized controlled trial. *Proceedings of the National Academy of Sciences, 116*(9), 3488–3493.

Löbel, L.M., Kröger, H. & Tibubos, A.N. (2022). How Migration Status Shapes Susceptibility of Individuals' Loneliness to Social Isolation. *International Journal of Public Health, 67*, 1604576.

Long, C.R. & Averill, J.R. (2003). Solitude: An Exploration of Benefits of Being Alone. *Journal for the Theory of Social Behaviour, 33*(1), 21–44.

Lubben, J., Blozik, E., Gillmann, G., Iliffe, S., von Renteln Kruse, W., Beck, J.C. & Stuck, A.E. (2006). Performance of an abbreviated version of the Lubben Social Network Scale among three European community-dwelling older adult populations. *The Gerontologist, 46*(4), 503–513.

Luhmann, M. (2022). Einsamkeit – Erkennen, evaluieren und entschlossen entgegentreten. Schriftliche Stellungnahme zur öffentlichen Anhörung am 19.04.2021. *Deutscher Bundestag, Ausschuss für Familie, Senioren, Frauen und Jugend, Ausschussdrucksache*, 19(13)135b.

Luhmann, M. & Hawkley, L.C. (2016). Age differences in loneliness from late adolescence to oldest old age. *Developmental Psychology, 52*(6), 943–959.

Luo, Y., Hawkley, L.C., Waite, L. & Cacioppo, J.T. (2012). Loneliness, health, and morality in old age: A national longitudinal study. *Social Science Medicine, 74*(6), 907–914.

Maes, M., Qualter, P., Lodder, G.M. & Mund, M. (2022). How (not) to measure loneliness: a review of the eight most commonly used scales. *International Journal of Environmental Research and Public Health, 19*(17), 10816.

Malone, G.P., Pillow, D.R. & Osman, A. (2012). The general belongingness scale (GBS): Assessing achieved belongingness. *Personality and Individual Differences, 52*(3), 311–316.

Mann, F., Wang, J., Pearce, E., Ma, R., Schlief, M., Lloyd-Evans, B., Ikhtabi, S. & Johnson, S. (2022). Loneliness and the onset of new mental health problems in the general population. *Social Psychiatry and Psychiatric Epidemiology, 57*(11), 2161–2178.

Masi, C.M., Chen, H.Y., Hawkley, L.C. & Cacioppo, J.T. (2011). A meta-analysis of interventions to reduce loneliness. *Personality and Social Psychology Review, 15*(3), 219–266.

Maslow, A.H., Frager, R., Fadiman, J., McReynolds, C. & Cox, R. (1970). *Motivation and personality*. New York: Harper & Row

Mayerl, H., Stolz, E. & Freidl, W. (2022). Trajectories of loneliness, depressive symptoms, and anxiety symptoms during the COVID-19 pandemic in Austria. *Public Health, 212*, 10–13.

McClelland, H., Evans, J.J., Nowland, R., Ferguson, E. & O'Connor, R.C. (2020). Loneliness as a predictor of suicidal ideation and behaviour: a systematic review and meta-analysis of prospective studies. *Journal of Affective Disorders, 274*, 880–896.

McCrory, E.J. & Viding, E. (2015). The theory of latent vulnerability: Reconceptualizing the link between childhood maltreatment and psychiatric disorder. *Development and Psychopathology, 27*(2), 493–505.

McLennan, A.K. & Ulijaszek, S.J. (2018). Beware the medicalisation of loneliness. *The Lancet, 391*(10129), 1480.

Mental Health Foundation (2022). *All the lonely people. Loneliness and Mental Health Report – UK*. https://www.mentalhealth.org.uk/our-work/research/loneliness-and-mental-health-report-uk (Abgerufen am 28.09.2023)

Mikulincer, M., Shaver, P.R. & Gal, I. (2021). An attachment perspective on solitude and loneliness. In R.J. Coplan, J.C. Bowker & L.J. Nelson (Eds.), *The handbook of solitude: Psychological perspectives on social isolation, social withdrawal, and being alone* (pp. 31–41). Hoboken, NJ: Wiley Blackwell

Miller, C.E., Townsend, M.L., Day, N.J. & Grenyer, B.F. (2020). Measuring the shadows: A systematic review of chronic emptiness in borderline personality disorder. PLoS One, 15(7), e0233970.

Mund, M. (2022). Quantitative Messung von Einsamkeit in Deutschland. *KNE Expertise, 3*, 1–60.

Mund, M., Freuding, M.M., Möbius, K., Horn, N. & Neyer, F.J. (2020). The stability and change of loneliness across the life span: A meta-analysis of longitudinal studies. *Personality and Social Psychology Review, 24*(1), 24–52.

Murthy, V.H. (2023). *Our epidemic of loneliness and isolation: The US surgeon general's advisory on the healing effects of social connection and community*. https://www.hhs.gov/sites/default/files/surgeon-general-social-connection-advisory.pdf (Abgerufen am 28.09.2023)

Naisbitt, J. (1982). *Megatrends: Ten New Directions Transforming Our Lives*. New York: Warner Books.

National Institute for Health and Care Research (2021). *Briefing notes for researchers – public involvement in NHS, Health and Social Care Research*. https://www.nihr.ac.uk/documents/briefing-notes-for-researchers-public-involvement-in-nhs-health-and-social-care-research/27371 (Abgerufen am 28.09.2023)

Neu, C., Küpper, B. & Luhmann, M. (2023). *Extrem einsam? Die demokratische Relevanz von Einsamkeitserfahrungen unter Jugendlichen in Deutschland*. Berlin: Das Progressive Zentrum, e.V.

Niederberger, M. (2022). Qualitative Methoden – Untersuchung von Einsamkeit in Deutschland. *KNE Expertise, 2*, 1–80.

Nowland, R., Necka, E.A. & Cacioppo, J.T. (2018). Loneliness and social internet use: pathways to reconnection in a digital world? *Perspectives on Psychological Science, 13*(1), 70–87.

Nuyen, J., Tuithof, M., de Graaf, R., Van Dorsselaer, S., Kleinjan, M., & Have, M.T. (2020). The bidirectional relationship between loneliness and common mental disorders in adults: findings from a longitudinal population-based cohort study. *Social Psychiatry and Psychiatric Epidemiology, 55*, 1297–1310.

O'Sullivan, R., Lawlor, B., Burns, A. & Leavey, G. (2021). Will the pandemic reframe loneliness and social isolation? *The Lancet Healthy Longevity, 2*(2), e54–e55.

Oexle, N., Mayer, L. & Rüsch, N. (2020). Suicide stigma and suicide prevention. *Der Nervenarzt, 91*, 779–784.

Office for National Statistics (2018). *What Characteristics and Circumstances are Associated with Feeling Lonely?* https://www.ons.gov.uk/peoplepopulationandcommunity/wellbeing/articles/lonelinesswhatcharacteristicsandcircumstancesareassociatedwithfeelinglonely/2018-04-10 (Abgerufen am 28.09.2023)

Orlinsky, D. (2008). Die nächsten 10 Jahre Psychotherapieforschung. *PPmP – Psychotherapie·Psychosomatik·Medizinische Psychologie, 58*(09/10), 345–354.

Panksepp, J., Nelson, E. & Bekkedal, M. (1999). Brain systems for the mediation of social separation distress and social-reward. Evolutionary antecedents and neuropeptide intermediaries. Annals of the New York Academy of Sciences, 807, 78–100.

Papini, C., Fayad, A. A., Wang, M., Schulte, F. S., Huang, I. C., Chang, Y. P., Howell, R., Srivastava, D., Leisenring, W. M., Armstrong, G. T., Gibson, T. M., Robison, L. L., Oeffinger, K. C., Krull, K. R. & Brinkman, T. M. (2023). Emotional, behavioral, and physical health consequences of loneliness in young adult survivors of childhood cancer: Results from the Childhood Cancer Survivor Study. *Cancer, 129*(7), 1117–1128.

Park, C., Majeed, A., Gill, H., Tamura, J., Ho, R. C., Mansur, R. B., Nasri, F., Lee, Y., Rosenblat, J. D., Wong, E. & McIntyre, R. S. (2020). The effect of loneliness on distinct health outcomes: a comprehensive review and meta-analysis. *Psychiatry Research, 294*, 113514.

Pels, F. & Kleinert, J. (2016). Loneliness and physical activity: A systematic review. *International Review of Sport and Exercise Psychology, 9*(1), 231–260.

Perlman, D. & Peplau, L. A. (1981). Toward a social psychology of loneliness. *Personal Relationships, 3*, 31–56.

Pinel, E. C., Long, A. E., Murdoch, E. Q. & Helm, P. (2017). A prisoner of one's own mind: Identifying and understanding existential isolation. *Personality and Individual Differences*, 105, 54–63.

Pressman, S. D., Cohen, S., Miller, G. E., Barkin, A., Rabin, B. S. & Treanor, J. J. (2005). Loneliness, social network size, and immune response to influenza vaccination in college freshmen. *Health Psychology, 24*(3), 297–306.

Qualter, P. & Munn, P. (2002). The separateness of social and emotional loneliness in childhood. *Journal of Child Psychology and Psychiatry, 43*(2), 233–244.

Qualter, P., Vanhalst, J., Harris, R., Van Roekel, E., Lodder, G., Bangee, M., Maes, M. & Verhagen, M. (2015). Loneliness across the life span. *Perspectives on Psychological Science, 10*(2), 250–264.

Rammstedt, B., Kemper, C. J., Klein, M. C., Beierlein, C. & Kovaleva, A. (2014). Big five inventory (BFI-10). *Zusammenstellung sozialwissenschaftlicher Items und Skalen (ZIS).*

Raque-Bogdan, T. L., Lamphere, B., Kostiuk, M., Gissen, M. & Beranek, M. (2019). Unpacking the layers: A meta-ethnography of cancer survivors' loneliness. *Journal of Cancer Survivorship, 13*, 21–33.

Reiner, I., Beutel, M., Skaletz, C., Brähler, E. & Stöbel-Richter, Y. (2012). Validating the German version of the Quality of Relationship Inventory: Confirming the three-factor structure and report of psychometric properties. *PLoS One, 7*(5), e37380.

Reinhard, E., Courtin, E., Van Lenthe, F. J. & Avendano, M. (2018). Public transport policy, social engagement and mental health in older age: a quasi-experimental evaluation of free bus passes in England. *Journal of Epidemiology & Community Health, 72*(5), 361–368.

Reinwarth, A. C., Ernst, M., Krakau, L., Brähler, E. & Beutel, M. E. (2023). Screening for loneliness in representative population samples: Validation of a single-item measure. *PLoS One, 18*(3), e0279701.

Rico-Uribe, L. A., Caballero, F. F., Martin-Maria, N., Cabello, M., Ayuso-Mateos, J. L. & Miret, M. (2018). Association of loneliness with all-cause mortality: A meta-analysis. *PLoS One, 13*, e0190033.

Rokach, A., Moya, M. C., Orzeck, T. & Exposito, F. (2001). Loneliness in North America and Spain. *Social Behavior and Personality: an International Journal, 29*(5), 477–489.

Russell, D. W. (1996). UCLA Loneliness Scale (Version 3): Reliability, validity, and factor structure. *Journal of Personality Assessment, 66*(1), 20–40.

Sagan, O. & Miller, E. (Eds.). (2017). *Narratives of loneliness: Multidisciplinary perspectives from the 21st century*. London: Routledge.

Sawir, E., Marginson, S., Deumert, A., Nyland, C. & Ramia, G. (2008). Loneliness and international students: An Australian study. *Journal of Studies in International Education, 12*(2), 148–180.

Schmidt, N. & Sermat, V. (1983). Measuring loneliness in different relationships. *Journal of Personality and Social Psychology, 44*(5), 1038–1047.

Seepersad, S., Choi, M. K. & Shin, N. (2008). How does culture influence the degree of romantic loneliness and closeness? *The Journal of Psychology, 142*(2), 209–220.

Seewer, N., Skoko, A., Käll, A., Andersson, G., Luhmann, M., Berger, T. & Krieger, T. (2023). Efficacy of an Internet-based Self-help Intervention with Human Guidance or Automated Messages to Alleviate Loneliness: A Three-Armed Randomized Controlled Trial. *Research Square*, Preprint.

Seligman, M. E. P. & Csikszentmihalyi, M. (2014). Positive Psychology: An Introduction. In M. Csikszentmihalyi, *Flow and the Foundations of Positive Psychology* (pp. 279–298). Dordrecht: Springer.

Shneidman, E. S. (1998). *The suicidal mind*. Oxford: Oxford University Press.

Solmi, M., Veronese, N., Galvano, D., Favaro, A., Ostinelli, E. G., Noventa, V., Favaretto, E., Tudor, F., Finessi, M., Shin, J. I., Smith, L., Koyanagi, A., Cester, A., Bolzetta, F., Cotroneo, A., Maggi, S., Demurtas, J., De Leo, D. & Trabucchi, M. (2020). Factors associated with loneliness: An umbrella review of observational studies. *Journal of Affective Disorders, 271*, 131–138.

Spithoven, A. W., Cacioppo, S., Goossens, L. & Cacioppo, J. T. (2019). Genetic contributions to loneliness and their relevance to the evolutionary theory of loneliness. *Perspectives on Psychological Science, 14*(3), 376–396.

Statistisches Bundesamt (2023). *Anteil der Einpersonenhaushalte 2022 mit 41 % mehr als doppelt so hoch wie 1950. Pressemitteilung Nr. N037 vom 22. Juni 2023*. https://www.destatis.de/DE/Presse/Pressemitteilungen/2023/06/PD23_N037_12_63.html (Abgerufen am 28.09.2023)

Stuart, A., Stevenson, C., Koschate, M., Cohen, J. & Levine, M. (2022). 'Oh no, not a group!' The factors that lonely or isolated people report as barriers to joining groups for health and well-being. *British Journal of Health Psychology, 27*(1), 179–193.

Thomas, J. (2015). *Insights into loneliness, older people and well-being*. Office for National Statistics (ONS) release. http://www.ons.gov.uk/ons/dcp171766_418058.pdf (Abgerufen am 28.09.2023)

Thornicroft, G., Mehta, N., Clement, S., Evans-Lacko, S., Doherty, M., Rose, D., Koschorke, M., Shidhaye, R., O'Reilly, C. & Henderson, C. (2016). Evidence for effective interventions to reduce mental-health-related stigma and discrimination. *The Lancet, 387*(10023), 1123–1132.

Tibubos, A. N., Brähler, E., Ernst, M., Baumgarten, C., Wiltink, J., Burghardt, J., Michal, M., Ghaemi Kerahrodi, J., Schulz, A., Wild, P. S., Münzel, T., Schmidtmann, I., Lackner, K. J., Pfeiffer, N., Borta, A. & Beutel, M. E. (2019). Course of depressive symptoms in men and women: Differential effects of social, psychological, behavioral and somatic predictors. *Scientific Reports, 9*(1), 18929.

Tibubos, A. N., Otten, D., Ernst, M. & Beutel, M. E. (2021). A systematic review on sex- and gender-sensitive research in public mental health during the first wave of the COVID-19 crisis. *Frontiers in Psychiatry, 12*, 712492.

Tillich, P. (1963). *The eternal now*. New York: Scribner.

Toepoel, V. (2013). Ageing, leisure, and social connectedness: How could leisure help reduce social isolation of older people? *Social Indicators Research, 113*, 355–372.

Troy, A. S., Shallcross, A. J. & Mauss, I. B. (2013). A person-by-situation approach to emotion regulation: Cognitive reappraisal can either help or hurt, depending on the context. *Psychological Science, 24*(12), 2505–2514.

Turecki, G., Brent, D. A., Gunnell, D., O'Connor, R. C., Oquendo, M. A., Pirkis, J. & Stanley, B. H. (2019). Suicide and suicide risk. *Nature Reviews Disease Primers, 5*(1), 74.

Valkenburg, P. M., Meier, A. & Beyens, I. (2022). Social media use and its impact on adolescent mental health: An umbrella review of the evidence. *Current Opinion in Psychology, 44*, 58–68.

Valtorta, N. K., Kanaan, M., Gilbody, S. & Hanratty, B. (2016). Loneliness, social isolation and social relationships: what are we measuring? A novel framework for classifying and comparing tools. *BMJ open, 6*(4), e010799.

Valtorta, N. K., Kanaan, M., Gilbody, S., Ronzi, S. & Hanratty, B. (2016). Loneliness and social isolation as risk factors for coronary heart disease and stroke: systematic review and meta-analysis of longitudinal observational studies. *Heart, 102*(13), 1009–1016.

Van Orden, K. A., Witte, T. K., Cukrowicz, K. C., Braithwaite, S. R., Selby, E. A. & Joiner Jr, T. E. (2010). The interpersonal theory of suicide. *Psychological Review, 117*(2), 575–600.

Van Staden, W. C. & Coetzee, K. (2010). Conceptual relations between loneliness and culture. *Current Opinion in Psychiatry, 23*(6), 524–529.

Victor, C., Qualter, P. & Barreto, M. (2019). What is loneliness: insights from the bbc loneliness experiment. *Innovation in Aging, 3*(Suppl 1), S373.

Wang, F., Gao, Y., Han, Z., Yu, Y., Long, Z., Jiang, X., Wu, Y., Pei, B., Cao, Y., Ye, J., Wang, M. & Zhao, Y. (2023a). A systematic review and meta-analysis of 90 cohort studies of social isolation, loneliness and mortality. *Nature Human Behaviour 7*(8), 1–13.

Wang, X., Ma, H., Li, X., Heianza, Y., Fonseca, V. & Qi, L. (2023b). Joint association of loneliness and traditional risk factor control and incident cardiovascular disease in diabetes patients. *European Heart Journal, 44*(28), 2583–2591.

Wegener, B. & Jacobs, I. (2021). *Einsamkeiten*. Göttingen: Cuvillier Verlag.

Weiner, B. (1985). An attributional theory of achievement motivation and emotion. *Psychological Review, 92*(4), 548–573.

Werner, A. M., Tibubos, A. N., Mülder, L. M., Reichel, J. L., Schäfer, M., Heller, S., Pfirrmann, D., Edelmann, D., Dietz, P., Rigotti, T. & Beutel, M. E. (2021). The impact of lockdown stress and loneliness during the COVID-19 pandemic on mental health among university students in Germany. *Scientific Reports, 11*(1), 22637.

Weiss, R. S. (1974). The provisions of social relationships. In Z. Rubin (Ed.), *Doing unto others: Joining, moulding, conforming, helping, loving*. Englewood Cliffs, NJ: Prentice-Hall.

Whooley, M. A., De Jonge, P., Vittinghoff, E., Otte, C., Moos, R., Carney, R. M., Ali, S., Dowray, S., Na, B., Feldman, M. D., Schiller, N. & Browner, W. S. (2008). Depressive symptoms, health behaviors, and risk of cardiovascular events in patients with coronary heart disease. *JAMA, 300*(20), 2379–2388.

Williams, A., Hagerty, B. M., Yousha, S. M., Horrocks, J., Hoyle, K. S., & Liu, D. (2004). Psychosocial effects of the boot strap intervention in Navy recruits. *Military medicine, 169*(10), 814–820.

Williams, K. D. (2009). Ostracism: A temporal need-threat model. *Advances in Experimental Social Psychology, 41*, 275–314.

Williams, K. D. & Jarvis, B. (2006). Cyberball: A program for use in research on interpersonal ostracism and acceptance. *Behavior Research Methods, 38*, 174–180.

Wilson, G., Hill, M. & Kiernan, M. D. (2018). Loneliness and social isolation of military veterans: systematic narrative review. *Occupational Medicine, 68*(9), 600–609.

Wiltink, J., Kliem, S., Michal, M., Subic-Wrana, C., Reiner, I., Beutel, M. E., Brähler, E. & Zwerenz, R. (2017). Mini-social phobia inventory (mini-SPIN): psychometric properties and population based norms of the German version. *BMC Psychiatry, 17*(1), 1–10.

Wingenfeld, K., Spitzer, C., Mensebach, C., Grabe, H. J., Hill, A., Gast, U., Schlosser, N., Höpp, H., Beblo, T. & Driessen, M. (2010). Die deutsche Version des Childhood Trauma Questionnaire (CTQ): Erste Befunde zu den psychometrischen Kennwerten. *PPmPP – Psychotherapie·Psychosomatik·Medizinische Psychologie*, 442–450.

Winnicott, D. W. (1958). The capacity to be alone. *The International Journal of Psychoanalysis, 39*, 416–420.

World Health Organization (2021). *Social isolation and loneliness among older people: advocacy brief.*

World Health Organization (2019). *International statistical classification of diseases and related health problems* (11th ed.).

Yalom, I. D. (1980). *Existential psychotherapy*. London: Hachette UK.

Young, J. E. (1982). Loneliness, depression and cognitive therapy: Theory and application. In L. A. Peplau & D. Perlman (Eds.), *Loneliness: A Sourcebook of Current Theory, Research and Therapy* (pp. 1–18). New York: Wiley

Zick, A., Küpper, B. & Mokros, N. (2023). *Die distanzierte Mitte. Rechtsextreme und demokratiegefährdende Einstellungen in Deutschland 2022/23*. Bonn: Dietz.

Sachregister